“十二五”职业教育国家规划教材
经全国职业教育教材审定委员会审定

高等职业教育新形态一体化教材

BINGYUAN SHENGWU YU MIANYIXUE JICHU

病原生物与免疫学基础

（第3版）

肖洋 高锐 主编

高等教育出版社·北京

内容提要

本书为"十二五"职业教育国家规划教材。本书共分三篇，十四章。第一篇免疫学基础，主要阐述了免疫学基本概念、免疫系统及免疫分子的组成及功能、免疫应答的发生及免疫学临床应用知识；第二篇病原生物学，重点介绍常见病原体的生物学特性、感染方式、致病特点及特异性防治措施；第三篇实训项目，设置了8项免疫学与病原生物学常规实验项目。教材编写力求"贴近临床，贴近学生，贴近专业"，为方便学生对教学内容的理解和运用，本书增加了学习目标、知识链接与拓展及本章小结。本书是一本新形态立体教材，出版社开发了基于AR技术的动态资源，读者请参照使用说明应用。

本书可作为高职高专护理及相关医学专业教学用书，同时也可供职业岗位培训、成人教育等相关学生使用。

图书在版编目（CIP）数据

病原生物与免疫学基础 / 肖洋，高锐主编 .--3 版
.-- 北京：高等教育出版社，2014.12（2016.12 重印）
ISBN 978-7-04-041254-3

Ⅰ. ①病… Ⅱ. ①肖… ②高… Ⅲ. ①病原微生物 - 高等职业教育 - 教材 ②免疫学 - 高等职业教育 - 教材
Ⅳ. ① R37 ② R392

中国版本图书馆 CIP 数据核字（2014）第 233153 号

策划编辑 夏 宇　　责任编辑 夏 宇　　封面设计 李小璐　　版式设计 杜微言
责任校对 张小镝　　责任印制 尤 静

出版发行	高等教育出版社	咨询电话	400-810-0598
社　　址	北京市西城区德外大街4号	网　　址	http://www.hep.edu.cn
邮政编码	100120		http://www.hep.com.cn
印　　刷	北京佳信达欣艺术印刷有限公司	网上订购	http://www.landraco.com
开　　本	787mm×1092mm　1/16		http://www.landraco.com.cn
印　　张	14.75	版　　次	2005年 1 月第 1 版
字　　数	360千字		2014 年 12 月第 3 版
彩　　插	2	印　　次	2016 年 12 月第 6 次印刷
购书热线	010-58581118	定　　价	28.00元

物 料 号　41254-A0

《病原生物与免疫学基础》
第3版编写人员

主　编　肖　洋　高　锐

副主编　徐香兰　吴正吉　安　艳

编　者（以姓氏汉语拼音排序）

安　艳　廊坊卫生职业学院
高　锐　济南护理职业学院
何汉文　安徽人口职业学院
黄静芳　苏州卫生职业技术学院
孙中文　苏州卫生职业技术学院
王明跃　阜阳职业技术学院
吴正吉　重庆医药高等专科学校
肖　洋　苏州卫生职业技术学院
徐香兰　天津医学高等专科学校
杨增茹　南阳医学高等专科学校
章真真　顺德职业技术学院
张　凯　广州医科大学卫生职业技术学院

出版说明

教材是教学过程的重要载体，加强教材建设是深化职业教育教学改革的有效途径，推进人才培养模式改革的重要条件，也是推动中高职协调发展的基础性工程，对促进现代职业教育体系建设，切实提高职业教育人才培养质量具有十分重要的作用。

为了认真贯彻《教育部关于"十二五"职业教育教材建设的若干意见》(教职成〔2012〕9号)，2012年12月，教育部职业教育与成人教育司启动了"十二五"职业教育国家规划教材(高等职业教育部分)的选题立项工作。作为全国最大的职业教育教材出版基地，我社按照"统筹规划，优化结构，锤炼精品，鼓励创新"的原则，完成了立项选题的论证遴选与申报工作。在教育部职业教育与成人教育司随后组织的选题评审中，由我社申报的1 338种选题被确定为"十二五"职业教育国家规划教材立项选题。现在，这批选题相继完成了编写工作，并由全国职业教育教材审定委员会审定通过后，陆续出版。

这批规划教材中，部分为修订版，其前身多为普通高等教育"十一五"国家级规划教材(高职高专)或普通高等教育"十五"国家级规划教材(高职高专)，在高等职业教育教学改革进程中不断吐故纳新，在长期的教学实践中接受检验并修改完善，是"锤炼精品"的基础与传承创新的硕果；部分为新编教材，反映了近年来高职院校教学内容与课程体系改革的成果，并对接新的职业标准和新的产业需求，反映新知识、新技术、新工艺和新方法，具有鲜明的时代特色和职教特色。无论是修订版，还是新编版，我社都将发挥自身在数字化教学资源建设方面的优势，为规划教材开发配备数字化教学资源，实现教材的一体化服务。

这批规划教材立项之时，也是国家职业教育专业教学资源库建设项目及国家精品资源共享课建设项目深入开展之际，而专业、课程、教材之间的紧密联系，无疑为融通教改项目、整合优质资源、打造精品力作奠定了基础。我社作为国家专业教学资源库平台建设和资源运营机构及国家精品开放课程项目组织实施单位，将建设成果以系列教材的形式成功申报立项，并在审定通过后陆续推出。这两个系列的规划教材，具有作者队伍强大、教改基础深厚、示范效应显著、配套资源丰富、纸质教材与在线资源一体化设计的鲜明特点，将是职业教育信息化条件下，扩展教学手段和范围，推动教学方式方法变革的重要媒介与典型代表。

教学改革无止境，精品教材永追求。我社将在今后一到两年内，集中优势力量，全力以赴，出版好、推广好这批规划教材，力促优质教材进校园、精品资源进课堂，从而更好地服务于高等职业教育教学改革，更好地服务于现代职教体系建设，更好地服务于青年成才。

高等教育出版社

2014年7月

新形态一体化教材资源使用说明

“智慧职教”新形态一体化教材《病原生物与免疫学基础》，创造性地将 AR 技术与教材内容相结合，将纸质教材、3D 动画、随堂测试、混合式教学等多种功能融于一体，通过扫码下载 app、翻开教材、手机扫图，只需三步，即可体验增强现实带来的全新体验。

步骤一：使用手机微信扫一扫，点击手机屏幕右上角，使用浏览器打开，下载并安装“客本 AR”客户端。

步骤二：打开 APP，允许 APP 调用手机摄像头，选择《病原生物与免疫学基础》教材配套资源。

步骤三：将手机摄像头对准教材插图识别，动态资源即时呈现。

注：配套增强现实资源目前仅限附录链接索引内的插图。

第3版前言

《病原生物与免疫学基础》(第3版)是"十二五"职业教育国家规划教材。根据教育部关于"十二五"职业教育教材建设的若干意见,遵循技能型人才成长规律,我们对使用第2版教材的院校反馈意见及建议进行了充分的讨论与分析,为使教材更适合高等职业教育人才培养模式,更能充分体现职业教育特色,使职业教育教学标准、教材内容更好地衔接和贯通,突出基础课教学为专业课教学和临床实践服务的理念,本教材进行了如下修订。

1. 教材增添了第三篇实训项目。修订后教材共分三篇、十四章。

2. 在第八章细菌的基本特性中增添了人体微生态学内容。

3. 将抗体、补体及细胞因子等免疫分子内容与免疫系统归属一章,更加完善免疫系统的组成;将主要组织相容性复合体作为拓展知识。

4. 教材正文中增加"知识链接与拓展",以拓展学生的知识面。

为了帮助学生学习和教师教学,教材配有多媒体课件。本教材建议教学时数为62学时。

本书第3版由肖洋、高锐主编,徐香兰、吴正吉、安艳副主编。绪言肖洋编写,第一章吴正吉编写,第二章吴正吉、徐香兰编写,第三章孙中文编写,第四章黄静芳编写,第五章张凯编写,第六章何汉文编写,第七章章真真编写,第八章王明跃、安艳编写,第九章肖洋编写,第十章、第十一章杨增茹编写,第十二章高锐编写,第十三章、第十四章杨增茹编写。吉林大学关显智教授、山东大学于安珂教授和韩慧林老师为教材提供了部分图片。

教材编写过程中,得到了参编单位领导及高等教育出版社的大力支持,在此一并表示衷心感谢。

肖　洋

2014年7月

学时分配建议(62 学时)

章次	教学内容	学时
绪论		1
第一章	抗原	2
第二章	免疫系统	9
第三章	免疫应答	2
第四章	超敏反应	2
第五章	免疫学应用	2
第六章	病毒的基本特性	4
第七章	常见的病毒	8
第八章	细菌的基本特性	10
第九章	常见的病原菌	5
第十章	真菌	1
第十一章	人体寄生虫学概述	2
第十二章	常见人体寄生虫	4
第十三章	免疫学实训项目	2
第十四章	病原生物学实训项目	8
合计		62

第1版前言

为适应卫生事业改革和发展的需要，满足经济和社会发展对护理人才日益增长的需求，本教材根据教育部“职业院校护理专业领域技能型紧缺人才培养培训指导方案”编写而成。并决定将医学微生物学、人体寄生虫学和免疫学三方面的知识整合于一本教材，因本教材中免疫学知识所涉及的内容主要是医学免疫学基础，故定名为《病原生物与免疫学基础》。

我们在编写中充分体现职业教育、护理专业两个特性，内容贯彻“必须”“够用”的原则，并紧紧围绕高等职业教育护理专业面向城乡医疗、保健等服务机构培养高等技术应用型护理专门人才的培养目标，紧扣护理专业教学大纲、执业护师考试大纲，在集中了众多院校的职业教学经验基础上，对本教材的模式及内容做了一定的调整。本书共设两篇十二章。第一篇免疫学基础先介绍免疫系统，并将抗原、抗体、补体、细胞因子及主要组织相容性复合体列为一章即免疫物质。第二篇病原生物学按照病原体结构的复杂性及进化程度，即以非细胞（病毒）—原核细胞（细菌、衣原体等）—真核细胞（真菌）—寄生虫的框架编写。对每一章节中的内容力求删繁就简和推陈出新，以便把病原生物学的最新知识奉献给读者。例如，对细菌学总论的内容略加压缩，只设了细菌的生物学特性、细菌的致病性与免疫性以及细菌感染的检查方法与防治原则，添加了医院感染，内容简练，且与病毒学总论相对应；细菌各论中避免“按属为章”，而是根据病原微生物的传播途径分类，有利于学生记忆和理解。在病毒学各论中，按照RNA病毒—反转录病毒—肝炎病毒—DNA病毒的顺序编写；鉴于SARS冠状病毒的重要性，特将其列在流感病毒之后介绍。为了帮助学生理解和复习，每章附有思考题。建议本教材教学时数为62学时。

绪言由徐香兰、肖洋编写，第一章、第二章由徐香兰编写，第三章、第四章、第五章由吴役兵编写，第六章由丁建中编写，第七章由章真真编写，第七章第五节由肖洋、徐香兰编写，第八章由李秀丽编写，第九章、第十章由肖洋编写，第十一章、第十二章由高锐编写。在教材编写的过程中，得到了参编单位领导及众多学校的大力支持。吉林大学关显智教授审阅了稿件并提供了部分照片；山东大学于安珂教授审阅了部分稿件，韩慧林老师参与了彩页的制作；长春医学高等专科学校病原生物教研室全体教师在编写及校稿过程中给予了全力支持，在此一并表示衷心感谢。

肖　洋
2004年9月25日

目　录

第二篇　病原生物学

第三篇　实训项目

绪　　论

一、病原生物学概述

病原生物学包括医学微生物学与人体寄生虫学。

（一）医学微生物学及发展简史

微生物（microorganism）是一群个体微小、结构简单、肉眼不能直接看到的微小生物。按其结构与组成的差异可分为三大类。

1. 非细胞型微生物　体积最小，能通过滤菌器，无典型的细胞结构，必须在活的细胞内才能增殖，如病毒、亚病毒。亚病毒是近年来科学家发现的比病毒更小的传染因子，包括类病毒、拟病毒、朊病毒。

2. 原核细胞型微生物　细胞内仅有原始核质，无核膜与核仁，缺乏完整的细胞器。从广义上讲，原核细胞型微生物都可统称为细菌，均属于真细菌的范畴，包括细菌、支原体、衣原体、立克次体、螺旋体、放线菌六大类。通常讲的细菌是特指真细菌中性状最具有代表性、分布最广泛的一群单细胞微生物。

3. 真核细胞型微生物　细胞核分化程度高，有核膜、核仁和染色体，细胞质内具有完整的细胞器，如真菌。

微生物的种类繁多，至少有 10 万种，广泛存在于自然界（如土壤、空气、水及各种物品表面）、人体的体表以及与外界相通的腔道中，其中绝大多数微生物对人和动植物是有益的，甚至是必需的；只有少数能使人类、动植物致病，称病原微生物；还有一些在特定条件下可导致疾病的微生物，属于条件致病性微生物。

医学微生物学是研究与医学有关的病原微生物的生物学特性、致病性与免疫性、微生物学检查方法及特异性防治原则的一门学科。

医学微生物学发展经历了经验时期、实验时期和现代微生物学时期。古代人虽未观察到具体的微生物，但早已将微生物知识应用于工农业生产和疾病防治中。民间常用的盐腌、糖渍、烟熏、风干等方法保存食品，是为防止微生物生长而使食物变质；我国明朝隆庆年间就开始用人痘接种的方法预防天花。1676 年，荷兰人列文虎克（Leeuwenhoek）用自制的放大镜观察到微生物，揭开了微生物学时代的序幕。19 世纪 60 年代，法国人巴斯德（Pasteur）证实有机物的发酵与腐败都是由微生物引起的，建立了病菌学说，以此推翻了自然发生说，同时还创立了巴氏消毒法。德国学者柯赫（Koch，1843—1910）研制出固体培养基并分离培养出多种细菌。1892 年，俄国学者伊凡诺夫斯基（Iwanovsky）首次发现烟草花叶病毒，从此开创了病毒学的研究。1929 年，英国细菌学家弗莱明（Fleming）发现青霉素能抑制金黄色葡萄球菌的生长。随后各种抗生素的不断问世，给感染性疾病的治疗带来了一次重大的革命。1978 年，成功进行了与人密切相关的猴病毒 40(SV40)的基因克隆。1995 年，完成了流感嗜血杆菌全基因组 DNA 测序。近 20 年来不断出现的新病原体，如嗜肺军团菌、幽门螺杆菌、汉坦病毒、出血性大肠埃希菌、肺炎支原体、伯氏螺旋体、人类免疫缺陷病毒以及能引起严重急性呼吸综合征(severe acute respiratory syndrome，SARS)的冠状病毒，加上卷土重来的耐药性结核分枝杆菌等，都给传染病的预防和治疗带来了很大的困难。研究医学微生物学的目的是建立特异、快速、简便的传染病诊断方法，加强有效疫苗的研制，解决细菌的耐药性问题，寻找有效的抗病毒药物，更好地控制传染病的发生、发展，为人类造福。

（二）人体寄生虫学及发展简史

寄生虫(parasitie)是指营寄生生活的多细胞无脊椎动物和单细胞原生生物。人体寄生虫学是研究人体寄生虫及与寄生虫病传播有关的医学节肢动物的形态结构、生活史、致病机制、实验诊断、疾病流行与防治的一门学科。主要包括医学原虫学、医学蠕虫学和医学节肢动物学。

对寄生虫的认识最早起源于中国、埃及、古罗马、希腊等国家，显微镜的问世无疑对寄生虫学的研究起了很大的推动作用。1780 年前后开始了蠕虫学的研究，1820 年发现了原虫，1860 年寄生虫学开始作为一门独立的学科被研究。近 30 年来由于相关学科的发展，人体寄生虫的超微结构和生理生化、寄生虫的致病性及机体的免疫性、寄生虫病的诊断、预防和治疗等方面都取得了很大的进展。但是人体寄生虫病当前仍属严重危害人类健康的一类疾病，特别是在欠发达国家，防治工作还面临着很大的困难，因此我们绝不能忽视对人体寄生虫学的研究，同时还要认识到人体寄生虫病的防治工作是任重道远的。

二、免疫学基础概述

（一）免疫的概念与功能

免疫(immune)一词衍生自拉丁文，其原意为免除瘟疫，即对感染有抵抗力之意。人类在同疾病作斗争的过程中逐渐认识到，当机体所患的某种传染病痊愈后，即对该传染病有了不同程度的抵抗力，如患过天花并已恢复的人，则不会再患天花；患过麻疹，以后很少再次感染麻疹等，这些现象就是免疫。人们曾经片面地认为，免疫是机体对抗病原微生物感染的能力。随着免疫学的发展，人们逐渐发现一些与抗感染无关的现象，如超敏反应、输血反应及移植排斥反应等都与免疫有关，认识到机体不仅有对抗病原微生物感染的能力，对其他“非己”物质也能够识别和排斥。因此，现代免疫的概念是指机体识别和排除抗原性异物以维护自身生理平衡与稳定的功能。

免疫功能主要表现在三个方面：① 免疫防御：免疫防御是指机体识别和排斥外源性抗原的能力，此能力过高时引起超敏反应，过低或缺如时引起免疫缺陷病；② 自身稳定：自身稳定是指机体清除体内损伤、衰老、变性或死亡的细胞，维持机体生理平衡的能力，异常时可引起自身免疫病；③ 免疫监视：免疫监视是指机体清除体内突变的细胞的功能，异常时可导致肿瘤的发生。

（二）医学免疫学发展简史

免疫学(immunology)是一门新兴的边缘学科，它原属于医学微生物学的一部分，但随着科学的发展，免疫学的研究内容在不断地扩展、深入，过去仅研究对外来医学微生物所产生的抗感染免疫，研究如何提高机体的免疫功能，现在还要研究针对一切抗原（包括自身抗原）所产生的保护性及损伤性免疫，同时还要研究如何降低机体的免疫应答和诱导无反应性，如免疫耐受。因此，目前医学免疫学已成为主要研究机体免疫系统的组成和功能，免疫应答的规律和产物，以及有关疾病的免疫学发病机制、诊断和防治的一门独立的学科。医学免疫学的发展大致可分为三个时期：经验免疫学时期、科学免疫学时期和现代免疫学时期。

1. 经验免疫学时期（16—19 世纪） 16 世纪我国（明朝隆庆年间）就开始用人痘接种的方法预防天花；1798 年，英国乡村医生琴纳（Jenner）创立了用牛痘苗预防天花的方法，为安全、科学、有效地预防天花，乃至最后从地球上消灭天花病毒做出了不朽的贡献。

2. 科学免疫学时期（19 世纪中叶—20 世纪中叶）

（1）人工免疫方法的建立 1880 年，法国的巴斯德（Pasteur）制备出减毒的鸡霍乱疫苗、炭疽疫苗和狂犬疫苗等，用于传染病的预防。1890 年，德国的 Behring 等用白喉抗毒素血清治疗白喉取得成功。

（2）细胞免疫和体液免疫学派的产生 1883 年，俄国学者 Metchnikof 发现白细胞的吞噬作用并提出细胞免疫学说。1897 年，德国 Ehrlich 提出了以抗体为主的体液免疫学说。1903 年，英国学者 Wright 在研究吞噬细胞时发现了调理素，由此统一了细胞免疫学派和体液免疫学派之间的分歧。

（3）血清学方法的建立 19 世纪末，科学家先后建立了凝集反应、沉淀反应、补体结合试验、溶菌反应等，为传染病的诊断提供了依据。

（4）免疫病理学的产生 1902 年，Riohet 等给动物重复注射有毒的海葵触角的提取物时，动物出现过敏症状而死亡。1905 年，临床用马血清治疗白喉时，引起血清病。

3. 现代免疫学时期（20 世纪中叶至今）

（1）免疫耐受学说的提出 1945 年，Oven 发现异卵双生的牛进行皮肤移植时不产生移植排斥。

（2）克隆选择学说的建立 1958 年，Burnet 提出了抗体生成的细胞克隆选择学说，阐明了抗体产生的机制，并能较好地解释许多免疫学现象。

（3）免疫系统的确立 1961 年，Miller 等发现胸腺的免疫功能；1969 年，Miller、Claman 和 Mitchell 等人证实了两类小淋巴细胞的存在；并在 1965 年，Gowan 等证实了淋巴细胞的免疫功能；同年 Cooper 等发现淋巴细胞在外周淋巴组织中的分布。

（4）免疫应答的研究 1970 年，Mitchison 证明抗体的产生需要 T 细胞和 B 细胞共同参与，它们分别识别载体和半抗原。20 世纪 70 年代，巨噬细胞和 T 细胞亚群相继被发现。1973 年，Jerne 又提出免疫网络学说。1974 年，Doherty 证实免疫应答过程中免疫细胞之间的相互作用受 MHC 的限制。1983 年，Haskius 等证实并分离出 T 细胞表面的抗原受体分子。

（5）免疫球蛋白的研究 20 世纪 60 年代，免疫球蛋白的分类和命名被统一。1978 年，Tonegawa 等应用分子杂交技术证明并克隆出 Ig 分子的 *V* 区、*C* 区基因，同时阐明了 Ig 的基因结构及抗体多样性的起源。

（6）白细胞分化抗原和细胞因子的研究 白细胞分化抗原是指用单克隆抗体检测的存在于白细胞、血小板、血管内皮细胞等细胞表面不同分化阶段的抗原，目前已公布的达 350 种；细胞因子指免疫细胞和非免疫细胞合成、分泌的，能调节细胞的生理功能、介导炎症反应，参与免疫应答和组织修复等多种生物学效应的一组多肽类调节因子，其研究成果已成为

20 世纪 80 年代免疫学研究中最令人瞩目的进展之一。

（7）免疫技术的发展　1975 年，Kohler 等建立了细胞杂交瘤技术，首次制备出大量单克隆抗体。1976 年，Morgan 等创建 T 细胞克隆技术，对细胞免疫的研究起到了极大的促进作用。1980 年，Gordon 等应用转基因技术获得转基因小鼠，可使动物不经有性繁殖就获得新的基因、表达新的性状。另外，DNA 重组技术、蛋白质工程技术、核酸杂交技术等也已应用到免疫学的研究中。总之，医学免疫学理论和技术的研究已渗透到医学的各个领域，而且产生了许多分支，如免疫化学、免疫病理学、免疫遗传学、肿瘤免疫学、移植免疫学、生殖免疫学、免疫药理学、分子免疫学等，医学免疫学的进展也必将在人类消灭传染病、防治免疫性疾病、解决移植排斥、征服肿瘤等方面，为人类健康事业做出新的贡献。

（肖　洋）

第一篇　免疫学基础

第一章

抗　　原

学习目标

1. 掌握抗原、抗原决定簇的概念。
2. 熟悉决定抗原免疫原性的因素、医学上重要的抗原物质及临床意义。
3. 了解抗原的特异性、抗原的分类。

抗原(antigen,Ag)是指能够刺激机体的免疫系统发生免疫应答,并与免疫应答的产物(抗体或效应T细胞)发生特异性结合,产生免疫效应的物质。

抗原具备两个基本特性:① 免疫原性:免疫原性是指抗原能够刺激机体发生特异性免疫应答,即产生抗体或效应T细胞的能力;② 免疫反应性:免疫反应性是指抗原能够与免疫应答的产物抗体或效应T细胞发生特异性结合的能力。

第一节　决定抗原免疫原性的因素

抗原免疫原性是由许多因素决定的,首先由抗原物质自身的性质决定,其次受宿主及免疫方式等因素影响。

一、异物性

异物性是决定抗原免疫原性的首要条件。凡是胚胎时期未与免疫细胞接触过的物质,均可被免疫系统视为异物。具备异物性的物质主要有以下几种。

1. 异种物质　病原微生物及其代谢产物、动物的血清蛋白等对人体来说均是良好抗原。生物种系间亲缘关系越远,其组织结构差异越大,免疫原性就越强。

2. 同种异体物质　同种生物不同个体之间,由于遗传基因不同,其组织成分也存在着不同程度的差异。如人类红细胞表面的ABO血型抗原、有核细胞表面的组织相容性抗原等。

3. 改变和隐蔽的自身物质　正常情况下,自身成分无免疫原性,但在感染、烧伤、电离辐射、药物、外伤、手术等因素影响下可导致自身组织成分结构的改变,成为自身抗原,引起免疫系统对自身物质的排斥反应,导致自身免疫病发生。体内某些自身成分自胚胎发生时起,就处于与免疫细胞隔绝的状态,出生后一旦释放,也可被免疫系统视为“非己”物质,成为自身抗原。

二、理化性状

1. 大分子物质 抗原物质的相对分子质量通常在10 000以上，小于4 000者一般不具有免疫原性。一般来讲，抗原物质的相对分子质量愈大，其免疫原性也愈强。

2. 化学组成与结构 大分子物质并非都具有良好的免疫原性，如明胶的相对分子质量高达100 000，但由直链氨基酸组成，在体内易被降解，故免疫原性弱。胰岛素相对分子质量为5 700，但组成中含芳香族氨基酸，使其结构复杂，具有免疫原性。上述情况表明，免疫原性除与物质分子大小有关外，还与其化学组成和结构密切相关，通常结构越复杂免疫原性越强。大多数蛋白质结构都较复杂，是良好的抗原。复杂的多糖也具有免疫原性，核酸及脂质的免疫原性均较弱，但若与蛋白质结合，其免疫原性则明显增强。

3. 立体构象与易接近性 抗原分子中一些特殊化学基团的立体构象是决定抗原分子能否与免疫活性细胞的受体结合，引起免疫应答的关键。若抗原分子的构象发生改变，就可导致其免疫原性改变或丧失。易接近性是指抗原分子中某些特殊化学基团与免疫活性细胞表面相应的受体相互接触的难易程度。

4. 物理状态 抗原的物理状态对免疫原性也有一定影响，通常聚合状态的蛋白质较其单体免疫原性强，颗粒性抗原较可溶性抗原免疫原性强。因此，人们通常将免疫原性弱的抗原物质吸附在某些大分子颗粒表面，增强其免疫原性。

三、宿主因素

1. 遗传因素 机体对抗原物质的免疫应答受遗传因素的控制。不同个体因遗传基因的差异，对同一抗原的应答程度不同。

2. 宿主的生理状态 抗原刺激机体产生免疫应答受宿主生理状态的影响。正常情况下，青壮年个体对抗原的免疫应答能力强于幼年和老年个体，如新生儿对多糖类抗原不应答，成年后才产生应答。动物实验发现，雌性动物产生抗体的能力高于雄性动物。健康状态不佳时，机体对抗原的应答能力也会下降。

四、免疫方法

抗原的剂量、免疫途径、免疫次数等也可影响机体对抗原的免疫应答能力。抗原剂量过高或过低则不产生应答。人工免疫注射抗原途径一般以皮内最佳，皮下次之，腹腔和静脉注射效果差。抗原初次进入体内产生的抗体明显低于再次应答反应。

第二节 抗原的特异性和交叉反应

一、抗原的特异性

抗原的特异性指抗原诱导机体产生免疫应答及其与免疫应答的产物相互作用的高度专一性。抗原的特异性是免疫应答的根本特征，也是免疫学诊断、防治的理论依据。

决定抗原特异性的结构基础是抗原决定簇。抗原决定簇是指抗原分子中决定抗原特异性的特殊化学基团，又称表位。一般由5~7个氨基酸、单糖或核苷酸组成。抗原通过决定簇与相应淋巴细胞表面的抗原受体特异性结合引起免疫应答，同时也依靠其决定簇与相应抗体或效应T细胞发生特异性结合。一个抗原分子可具有一种或多种不同的抗原决定簇。抗原决定簇的性质、数目、位置和空间构象决定着抗原的特异性。例如，利用人工抗原技术，将某些特殊化学基团结合在同一种载体蛋白上组合成人工抗原，免疫动物产生抗体，再将产生的抗体与这些化学基团进行反应。其结果显示，各种带有不同化学基团的半抗原只能与其相应的抗体结合（表1-1），抗原决定簇的化学组成相同，但空间构型不同，其特异性也不同（表1-2）。

表1-1 抗原决定簇的性质对抗原特异性的影响

		苯胺	对氨基苯甲酸	对氨基苯磺酸	对氨基苯砷酸
半抗原		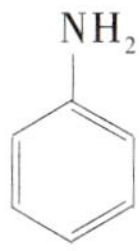	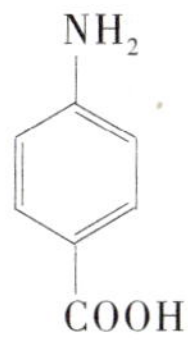	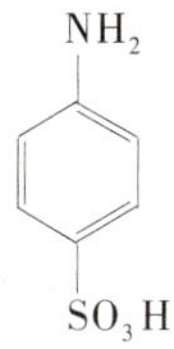	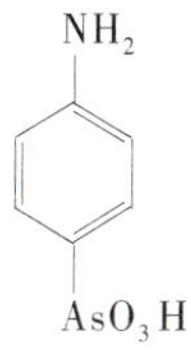
抗体	苯胺抗体	+++	—	—	—
	对氨基苯甲酸抗体	—	++++	—	—
	对氨基苯磺酸抗体	—	—	++++	—
	对氨基苯砷酸抗体	—	—	—	++++

表1-2 抗原决定簇的位置对抗原特异性的影响

		苯胺	对氨基苯甲酸	间氨基苯甲酸	邻氨基苯甲酸
半抗原		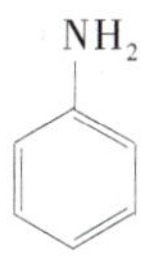	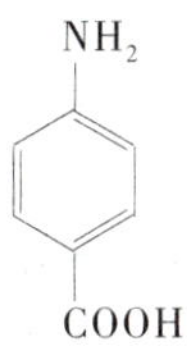	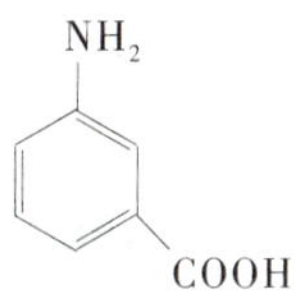	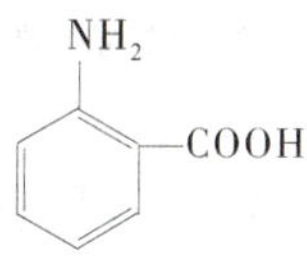
抗体	苯胺抗体	+++	—	—	—
	对氨基苯甲酸抗体	—	++++	±	±
	间氨基苯甲酸抗体	—	±	++++	±
	邻氨基苯甲酸抗体	—	±	±	++++

二、交叉反应

交叉反应是由于两种抗原分子中具有相同的抗原决定簇引起的，带有这种决定簇的抗原称为共同抗原。同一种属生物间存在的共同抗原称为类属抗原；不同种属生物间存在的共同抗原称为异嗜性抗原。由共同抗原刺激机体产生的抗体可以和两种抗原（共同抗原）结合发生反应，此反应称为交叉反应。

交叉反应不仅在两种抗原决定簇构型完全相同时发生，也可在两种抗原决定簇构型相似时发生，但后者只能引起微弱的交叉反应。

第三节 抗原的分类

抗原种类繁多，可根据不同的标准进行分类，一般有以下几种。

一、根据抗原特性分类

根据抗原的基本特性，将抗原分为完全抗原和半抗原两类。

1. 完全抗原 完全抗原是指具有免疫原性和免疫反应性的抗原，如微生物、异种蛋白等。

2. 半抗原 半抗原又称不完全抗原，是指无免疫原性，仅有免疫反应性的抗原，如多糖、类脂和某些药物。半抗原本身不能诱发免疫应答，但是一旦与载体蛋白结合，就具有免疫原性而成为完全抗原诱发免疫应答，且免疫应答的产物能与半抗原特异性结合。

二、根据抗原来源分类

根据抗原的来源，将抗原分为外源性抗原和内源性抗原。

1. 外源性抗原 外源性抗原是指抗原提呈细胞通过吞噬、吞饮等方式从细胞外部摄取的抗原，如各种病原微生物等。

2. 内源性抗原 内源性抗原是指在细胞内合成的抗原，病毒感染细胞合成的病毒抗原或肿瘤抗原等。

三、根据产生抗体时是否需 Th 细胞辅助分类

根据抗原刺激机体产生抗体时是否需 Th 细胞辅助，将抗原分为胸腺依赖性抗原和胸腺非依赖性抗原。

1. 胸腺依赖性抗原（thymus dependent antigen，TD－Ag） TD－Ag 是指在刺激 B 细胞产生抗体时需 Th 细胞协助的抗原。绝大多数蛋白质抗原（如病原微生物、血清蛋白等）属于此类。TD－Ag 刺激机体产生 IgG、IgM 和 IgA 类抗体，并可产生免疫记忆和引起细胞免疫。

2. 胸腺非依赖性抗原（thymus independent antigen，TI－Ag） TI－Ag 是指刺激 B 细胞产生抗体时不依赖 Th 细胞协助的抗原。主要为多糖类抗原，如细菌脂多糖、荚膜多糖等。TI－Ag 刺激机体产生的抗体仅为 IgM 类，且无免疫记忆，不引起细胞免疫。

四、根据抗原与机体的亲缘关系分类

根据抗原与机体的亲缘关系可分为异种抗原、同种异型抗原和自身抗原。

第四节 医学上重要的抗原物质

一、病原微生物及其代谢产物

1. 病原微生物 细菌、病毒等病原微生物虽然结构简单，但其化学组成相当复杂，具有多种抗原成分，如某些细菌具有菌体抗原、荚膜抗原、鞭毛抗原及菌毛抗原等。病原微生物一旦侵入人体，它们的相应抗原就能刺激机体的免疫系统引起免疫应答，使机体获得特异性抗感染的能力。因此利用病原微生物制成疫苗进行预防接种，可提高人群免疫力，控制传染病的流行。另外可根据病原微生物抗原的特异性，结合免疫学原理诊断传染病。

2. 细菌外毒素和类毒素 细菌外毒素大多是由某些细菌合成并分泌到菌体外的有毒物质。外毒素是蛋白质，免疫原性强，能刺激机体产生相应抗体，该抗体具有中和毒素、避免机体感染的作用，称这种抗体为抗毒素。外毒素经0.3%～0.4%甲醛处理后，失去毒性而仍然保留原有的免疫原性，被称为类毒素。

二、动物免疫血清

动物免疫血清是指含有特异性抗体的动物血清制剂。免疫血清种类很多，主要包括抗毒素、抗菌血清、抗病毒血清等。抗毒素用于治疗或紧急预防细菌外毒素所致疾病，注入人体时具有双重性：一方面它是抗体，可以中和外毒素，起到防治疾病的作用；另一方面它对人体而言又是异种蛋白，具有免疫原性，可刺激机体产生相应的抗体，可导致超敏反应的发生。

三、同种异型抗原

同种异型抗原是指同一种属生物不同个体间所具有的抗原性物质。人类同种异型抗原主要包括：

1. 红细胞血型抗原 红细胞血型抗原是指红细胞膜表面的特异性抗原。根据其抗原种类不同，可将红细胞血型分为25个系统，其中最重要的是ABO血型系统和Rh血型系统。红细胞血型不合的个体间相互输血，可引起严重输血反应，因此输血前供血者和受血者应进行配血试验；母亲与胎儿的血型不符，可引起新生儿溶血症。

2. 人类主要组织相容性抗原 主要组织相容性抗原是同种生物不同个体间进行组织器官移植时，能引起强烈排斥反应的抗原。人类主要组织相容性抗原是人类白细胞抗原(human leucocyte antigen，HLA)。HLA分布于机体所有有核细胞表面，是最复杂的同种异型抗原系统。除同卵双生外，不同个体的组织相容性抗原不相同，在组织器官移植时可引起排斥反应。临床上为了防止过强的移植排斥反应，必须在供者和受者之间进行组织配型，HLA相近者才能移植。

四、异嗜性抗原

异嗜性抗原是一类与种属无关的，存在于人、动物、植物和微生物之间的共同抗原。某些病原微生物与人体组织之间存在的异嗜性抗原是引起免疫性疾病的原因之一。如A族溶血性链球菌的表面成分与人肾小球基底膜和心肌组织之间有异嗜性抗原存在，因此感染该菌后，机体对其所产生的抗体不但能与链球菌的表面成分结合，还可与肾小球基底膜和心肌组织结合，引起肾小球肾炎和风湿性心肌炎。此外，利用异嗜性抗原也可辅助诊断某些疾病。

知识链接与拓展

大肠埃希菌 O_{14} 菌株的脂多糖与人结肠黏膜之间具有异嗜性抗原，大肠埃希菌 O_{14} 菌株刺激机体产生的抗菌抗体与结肠黏膜结合，导致结肠黏膜发生免疫性损伤，引起溃疡性结肠炎。

五、自身抗原

1. 隐蔽的自身抗原 体内某些自身成分自胚胎发生时起就处于与免疫细胞隔绝的状态，称为隐蔽的自身抗原。外伤、感染或手术不慎等原因可使其进入血液循环则引起自身免疫病。如甲状腺球蛋白释放引起超敏反应性甲状腺炎、眼葡萄膜色素蛋白释放引起交感性眼炎、精子释放引起男性不育症等。

2. 修饰的自身抗原 在病原微生物感染、电离辐射或化学药物等影响下，自身物质成分的分子结构发生改变，产生新的抗原决定簇成为自身抗原，刺激机体引起免疫性疾病。例如，有的患者服用氨基比林或甲基多巴后，可使粒细胞或红细胞抗原发生改变，诱发自身免疫，损伤粒细胞或红细胞，引起粒细胞减少症或自身免疫性溶血性贫血。

六、肿瘤抗原

肿瘤抗原是细胞在癌变过程中出现的新抗原物质的总称。一般分为两大类：

1. 肿瘤特异性抗原(tumor specific antigen，TSA) TSA 是仅存在于某种肿瘤细胞表面的抗原，宿主免疫系统可将其识别为异种抗原，而对其产生免疫应答。目前，应用单克隆抗体、分子生物学等技术已在人类黑色素瘤、结肠癌和乳腺癌等肿瘤细胞表面鉴定出此类抗原。

2. 肿瘤相关抗原(tumor associated antigen，TAA) TAA 是存在于非肿瘤细胞中的抗原分子，正常细胞微量表达，但在细胞癌变过程中含量明显增多。TAA 有两类：① 与肿瘤相关的病毒抗原：人类某些肿瘤与病毒感染密切相关，如鼻咽癌与 EB 病毒，宫颈癌与人类单纯疱疹病毒，在这些癌症患者的癌组织中有相关病毒基因及抗原存在，血清中能测到较高滴度的相关病毒抗体；② 与肿瘤有关的胚胎性抗原：有些肿瘤细胞能产生一些机体在胚胎期合成的大分子物质，即胚胎性抗原。临床上最具有诊断意义的是甲胎蛋白(alpha fetoprotein，AFP)，AFP 是胎儿肝细胞合成的一种糖蛋白，胚胎中 AFP 含量高，但出生后血清中 AFP 含量极微，低于 20 ng/mL，但在原发性肝癌患者血清中 AFP 高达 300 ng/mL。AFP 检测已广泛用于原发性肝癌的诊断和普查。

七、超抗原

超抗原(super antigen，SAg)是一类只需极低浓度(1 ~ 10 ng/mL)即可激活 T 细胞，产生强烈免疫应答的抗原。与普通蛋白质抗原不同，SAg 不需抗原提呈细胞处理即可直接激活 T 细胞，不受 MHC 限制，也无严格的抗原特异性。

目前，已知的 SAg 主要有细菌外毒素和反转录病毒蛋白。SAg 可能参与机体的多种生理和病理效应，与许多微生物毒素的致病作用、机体的抗肿瘤免疫及自身免疫病的发生均有密切关系。

八、变应原

变应原是引起超敏反应的抗原。变应原种类甚多，可以是完全抗原(如鱼、虾、蛋、乳制品、植物花粉、动物皮毛等蛋白质)，也可以是半抗原(如青霉素等药物分子或化妆品等化学物质)。

本章小结

抗原是指能够刺激机体的免疫系统发生免疫应答，并与免疫应答的产物发生特异性结合，产生免疫效应的物质。抗原具备两个基本特性，即免疫原性和免疫反应性。具有免疫原性和免疫反应性的抗原称为完全抗原，而仅有免疫反应性的抗原称为半抗原。

决定抗原免疫原性的因素有异物性、理化性状、宿主因素和免疫方法。抗原具有特异性，决定抗原特异性的基础是抗原决定簇，即暴露在抗原物质分子表面的特殊化学基团，又称表位。若两种抗原间存在相同的抗原决定簇，称其为共同抗原，可引起交叉反应。医学上重要的抗原物质有病原微生物及其代谢产物、动物免疫血清、同种异型抗原、异嗜性抗原、自身抗原、肿瘤抗原、变应原等。

思考题

1. 比较完全抗原与半抗原的区别。
2. 分析决定抗原免疫原性的因素。
3. 叙述医学上重要的抗原及其意义。

(吴正吉)

第二章

免疫系统

学习目标

1. 掌握T、B淋巴细胞的表面标志、亚群及功能；掌握抗体、免疫球蛋白、补体、细胞因子的概念；掌握免疫球蛋白、补体的生物学作用。

2. 熟悉免疫器官的组成和功能；熟悉抗原提呈细胞概念和种类；熟悉免疫球蛋白的结构、各类免疫球蛋白的特性。

3. 了解其他免疫细胞的种类和功能；了解抗体的制备、补体的激活。

免疫系统是机体产生免疫应答的物质基础，由免疫器官、免疫细胞、免疫分子组成（图2-1）。免疫器官包括中枢免疫器官和外周免疫器官，多能造血干细胞在中枢免疫器官发育为成熟免疫细胞，经血液循环运送至外周免疫器官，定居并接受抗原刺激发生免疫应答。免疫细胞种类繁多，在免疫应答中起主导作用。免疫分子包括抗体、补体以及细胞因子等，它们参与免疫效应的发挥和具有调节免疫细胞活性的作用。

- 免疫系统
  - 免疫器官
    - 中枢免疫器官
      - 胸腺
      - 骨髓、法氏囊(禽类)
    - 外周免疫器官
      - 淋巴结
      - 脾
      - 黏膜相关淋巴组织
  - 免疫细胞
    - 造血干细胞
    - 淋巴细胞
    - 单核-巨噬细胞
    - 粒细胞
  - 免疫分子
    - 体液中：免疫球蛋白、补体、细胞因子等
    - 细胞膜表面：CD抗原、黏附因子、受体等

图2-1 免疫系统的组成

第一节　免疫器官

免疫器官是指机体执行免疫功能的器官和组织，按其功能不同分为中枢免疫器官和外周免疫器官。二者通过血液循环和淋巴循环相互联系。

一、中枢免疫器官

中枢免疫器官是免疫细胞发生、分化、发育和成熟的场所。人和其他哺乳动物的中枢免疫器官由骨髓和胸腺组成。

（一）骨髓

骨髓是人和其他哺乳动物的造血器官，是各种血细胞包括免疫细胞发生的场所。骨髓的多能干细胞首先增殖、分化为髓样干细胞和淋巴样干细胞，前者进一步分化、发育成熟为红细胞、粒细胞、血小板、单核细胞、树突细胞，后者则分化为淋巴细胞。

骨髓也是人类和其他哺乳动物 B 细胞分化成熟的场所。始祖 B 细胞在骨髓微环境和激素样物质作用下发育为成熟的 B 细胞后离开骨髓进入外周免疫器官定居。

骨髓还是发生再次体液免疫应答的主要部位。记忆性 B 细胞在外周免疫器官接受抗原再次刺激后被活化，活化的记忆性 B 细胞经淋巴液和血液返回骨髓，在骨髓中分化成熟为浆细胞，持久地产生大量抗体，并释放至血液中，成为血清抗体的主要来源。

（二）胸腺

胸腺位于胸骨后，是 T 细胞成熟的器官。胸腺的大小和结构随年龄的不同而有差异。胸腺发生于胚胎期第 5 周，20 周左右发育成熟。正常新生儿的胸腺重约 20 g，随机体发育逐渐增大，至青春期可达 30 ~ 40 g，以后胸腺随年龄增长而逐渐退化萎缩。老年人因胸腺退化导致免疫功能降低，易发生感染和肿瘤。

胸腺的主要功能是：① T 细胞分化、发育的场所：在骨髓中淋巴样干细胞发育为始祖 T 细胞，后者离开骨髓经血液进入胸腺成为胸腺细胞，在胸腺素和胸腺微环境诱导下，迅速增殖分化成为许多小型胸腺细胞，经过复杂的选择性发育（阳性选择和阴性选择），绝大多数小型胸腺细胞死亡，只有少数胸腺细胞（ < 5% ）继续分化发育成为具有免疫应答能力的成熟 T 细胞。发育成熟的 T 细胞离开胸腺到外周免疫器官定居。实验证明，新生期切除胸腺的动物，可导致 T 细胞缺乏而使其细胞免疫功能缺陷；② 自身耐受的建立和维持：T 细胞在胸腺微环境的发育过程中，通过阴性选择清除自身反应性 T 细胞，而形成自身耐受。

二、外周免疫器官

外周免疫器官包括淋巴结、脾和黏膜相关淋巴组织等，是成熟淋巴细胞（主要为 T 细胞、B 细胞）定居的场所，也是机体接受抗原刺激发生免疫应答的场所。

（一）淋巴结

淋巴结是结构最完备的外周免疫器官。正常人体全身有 500 万 ~600 万个淋巴结，它们沿淋巴管道遍布全身各处。

1. 淋巴结的结构　淋巴结是由致密的结缔组织被膜包被的实质性器官，可分为皮质和髓质两部分（图 2 - 2）。靠近被膜的皮质称浅皮质区，在该区内有大量 B 细胞与巨噬细胞、滤泡树突细胞聚集形成的初级淋巴滤泡，或称淋巴小结。受抗原刺激后，淋巴小结内的B细胞转化为淋巴母细胞并不断分裂而形成生发中心，称次级滤泡。然后淋巴母细胞向内转移至淋巴结中心的髓质，分化为浆细胞并产生抗体。浅皮质区的内侧为深皮质区(也称副皮质区)，主要是T细胞定居的部位，又称胸腺依赖区。副皮质区还含有部分由组织迁移而来的树突细胞。淋巴结皮质区的巨噬细胞和树突细胞具有摄取、加工处理抗原并提呈给T、B细胞，以诱发免疫应答的作用。淋巴结的髓质包括髓索和髓窦。髓索中主要有B细胞和浆细胞，也含部分T细胞和巨噬细胞；髓窦中含有大量巨噬细胞，可清除进入淋巴液中的细菌等异物，发挥强的滤过作用。

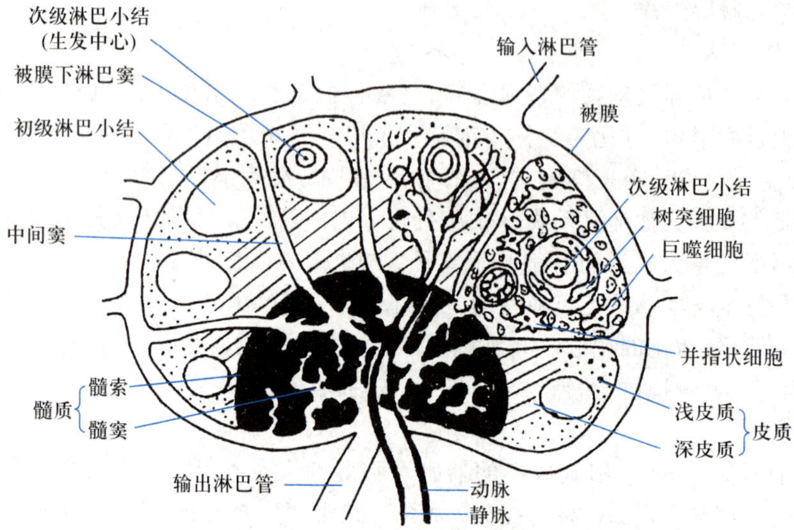

图2－2　淋巴结的结构及细胞组成示意图

2. 淋巴结的主要功能　淋巴结的主要功能有：① 成熟T细胞和B细胞的主要定居部位；② 免疫应答发生的场所；③ 参与淋巴细胞再循环；④ 过滤淋巴液。

(二) 脾

1. 脾的结构　脾是体内最大的外周免疫器官。脾实质分红髓和白髓(图2－3)。白髓是淋巴细胞聚集部位，沿中央小动脉周围分布的淋巴鞘是T细胞定居的区域，称为胸腺依赖区；动脉周围淋巴鞘旁侧的脾小结是B细胞定居的区域。红髓在白髓周围，分为脾索和脾窦。脾索中主要含B细胞、浆细胞和巨噬细胞。脾窦内充满了血液，含大量巨噬细胞。

2. 脾的功能　① 各种成熟淋巴细胞定居的场所；② 免疫应答发生的场所；③ 具有造血功能；④ 具有过滤血液的作用。

(三) 黏膜相关淋巴组织

黏膜相关淋巴组织主要包括扁桃体、阑尾、肠集合淋巴结以及分布在消化道、呼吸道和泌尿生殖道黏膜固有层和黏膜下层的弥散淋巴组织，它们和皮肤共同构成机体抗感染的第一道防线。当病原微生物等抗原性异物从黏膜局部侵入机体时，可刺激黏膜相关淋巴组织内的B细胞活化、增殖、分化为浆细胞，并产生分泌型IgA(sIgA)，在黏膜局部发挥特异性的抗感染作用。

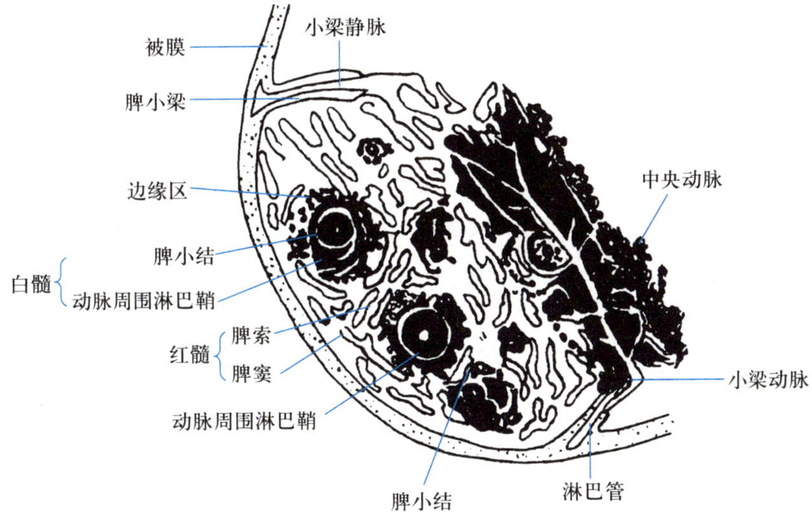

图 2-3　脾的结构示意图

第二节　免疫细胞

参与免疫应答或与免疫应答有关的细胞统称免疫细胞，各种免疫细胞均由骨髓造血干细胞分化而来，故认为来源于骨髓的细胞均可视为免疫细胞。根据免疫细胞参与的免疫应答类型分为固有免疫细胞和适应性免疫细胞。固有免疫细胞参与固有免疫应答，主要包括 NK 细胞、单核-巨噬细胞、树突细胞、粒细胞和肥大细胞等。适应性免疫细胞是指执行适应性免疫应答的细胞，主要包括 T 淋巴细胞和 B 淋巴细胞，它们能特异性识别抗原，在抗原刺激下活化、增殖和分化，介导适应性免疫应答，又称免疫活性细胞。适应性免疫细胞是构成机体免疫系统的主要细胞群，在机体免疫应答中起核心作用。

淋巴细胞及其他免疫细胞在分化的不同阶段或处于不同功能状态下，其细胞膜上可表达不同的分子，称这些膜分子为白细胞分化抗原。20 世纪 80 年代，随着单克隆抗体技术的发展，全球许多实验室制备出了鉴定白细胞分化抗原的单克隆抗体，人们开始应用单克隆抗体对这些分子进行鉴定，将来自不同实验室的单克隆抗体所识别的同一种分化抗原归为同一个分化群，简称 CD（cluster of differentiation），并以序号表示不同的分化群。迄今为止，人 CD 已从 CD1 命名至 CD350。

细胞黏附分子（cell adhesion molecules，CAM）是细胞表面表达的一些介导细胞间或细胞与细胞外基质间相互接触和结合的分子统称。黏附分子以受体-配体结合的形式发挥作用，参与细胞的识别、细胞的活化和信号转导、细胞的增殖与分化、细胞的伸展与移动，是免疫应答、炎症、凝血、肿瘤转移及创伤愈合等一系列重要生理和病理过程的分子基础。黏附分子与 CD 分子是从不同角度来命名的，大部分黏附分子已有 CD 的编号。

一、T 淋巴细胞

T 淋巴细胞因其在胸腺内分化成熟，故称为胸腺依赖性淋巴细胞（thymus dependent lymphocyte），简称 T 细胞。成熟 T 细胞经血流分布到外周免疫器官的胸腺依赖区定居，并通过淋巴细胞再循环游走于全身，具有介导细胞免疫和调节体液免疫的作用。T 细胞在外周血中占淋巴细胞总数的 65% ~80% 。

（一）T 细胞的分化发育

骨髓淋巴样干细胞分化发育为始祖 T 细胞，该细胞被胸腺上皮细胞分泌的趋化因子吸引入胸腺，刚进入胸腺的始祖 T 细胞不表达 CD4 和 CD8，为 T 细胞的双阴性阶段，在胸腺微环境影响下表达 CD3、CD4 和 CD8 分子，发育成 $CD4^+$、$CD8^+$ 双阳性的前 T 细胞，前 T 细胞需要经过阳性选择和阴性选择才能发育为成熟 T 细胞。① 阳性选择是指双阳性前 T 细胞，如与胸腺上皮细胞表面 MHC Ⅱ 或 MHC Ⅰ 类分子发生有效结合时被选择，而继续发育分化为 $CD4^+$ 或 $CD8^+$ 的单阳性 T 细胞，而未能有效结合的大多数双阳性前 T 细胞则发生细胞凋亡；② 阴性选择是指 $CD4^+$ 或 $CD8^+$ 的单阳性 T 细胞如能通过表面 TCR、CD4 或 TCR、CD8 分子与胸腺巨噬细胞、树突细胞表面的自身抗原肽——MHC Ⅱ 类或 Ⅰ 类分子复合物结合，则发生死亡或停止发育，而未结合的 T 细胞继续分化发育为成熟的 $CD4^+$ 或 $CD8^+$ 的单阳性 T 细胞。通过阴性选择清除了自身反应性 T 细胞克隆，保证进入外周免疫器官的 T 细胞不含有针对自身抗原成分的 T 细胞，实现自身免疫耐受。

（二）T 细胞的表面标志

T 细胞具有许多重要的表面标志，包括表面受体和表面抗原。它们是 T 细胞识别抗原、活化、增殖、分化以及发挥效应作用的分子基础，有些表面标志是鉴定 T 细胞及 T 细胞亚群的重要标志。

1. T 细胞抗原受体 T 细胞抗原受体（T cell antigen receptor，TCR）是指 T 细胞表面能特异性识别和结合抗原的结构，它是所有 T 细胞表面的特征性标志，以非共价键方式与 CD3 分子结合，形成 TCR－CD3 复合体。

（1）TCR 的结构和功能 TCR 的作用是特异性识别抗原。TCR 是由两条不同肽链构成的异二聚体，构成 TCR 的肽链有 α、β、γ、δ 四种。但大多数成熟 T 细胞的 TCR 分子（图 2－4）是由 α 和 β 两条肽链组成的异二聚体。两条肽链都由膜外区、跨膜区及胞质区三个部分组成。膜外区又折叠形成可变区（V 区）和恒定区（C 区）各一个。两条肽链的 V 区共同构成 TCR 识别抗原表位的功能区。不同 T 细胞表面的 TCR 两条肽链的 V 区不同，从而结合不同的抗原表位。因此，每一个 T 细胞克隆只能识别一种抗原表位，具有很强的特异性，且 TCR 只能识别抗原提呈细胞或靶细胞表面的抗原肽——MHC 分子复合物，不能直接识别抗原表面的表位。

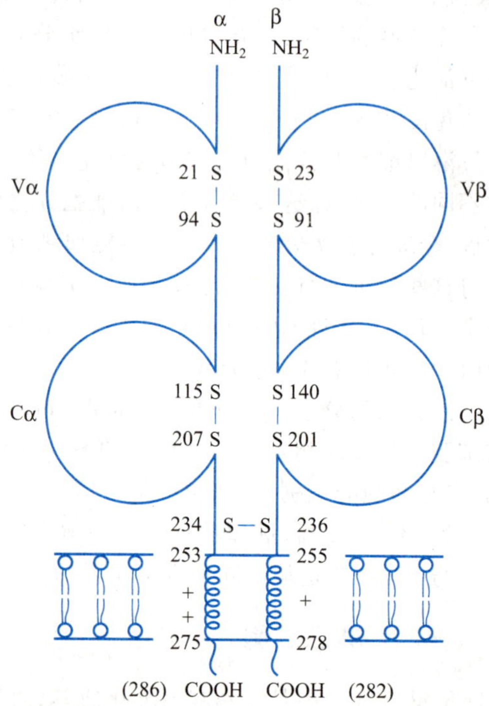

图 2－4 TCR 结构模式图

（2）CD3 分子的结构和功能 CD3 分子存在于所有成熟 T 细胞表面，为跨膜蛋白，其跨膜区与 TCR 的跨膜区形成盐桥而紧密结合在一起。CD3 分子具有稳定 TCR 结构和转导 TCR 识别抗原所产生的活化信号的作用。

2. CD4 和 CD8 分子 CD4 和 CD8 分子在成熟 T 细胞上是互相排斥的，即同一 T 细胞表面只表达其中一种，据此可将 T 细胞分为两大亚群，即 $CD4^+$ 的 T 细胞和 $CD8^+$ 的 T 细胞。CD4 和 CD8 的主要功能是辅助 TCR 识别抗原和参与 T 细胞活化信号的转导。CD4 和 CD8 分子分别与 MHC Ⅱ类分子和Ⅰ类分子结合，从而促进 T 细胞与抗原提呈细胞或靶细胞之间的相互作用并辅助 TCR 识别抗原。所以 CD4 和 CD8 分子又称为 T 细胞的辅助受体。另外，CD4 和 CD8 分子分别与 MHC Ⅱ类分子和Ⅰ类分子的结合也是 $CD4^+$T 细胞和 $CD8^+$T 细胞识别抗原时具有自身 MHC Ⅱ类和Ⅰ类限制性的原因。

CD4 分子还是人类免疫缺陷病毒（HIV）包膜糖蛋白 gp120 的受体。因此，与 CD4 分子结合是 HIV 特异性感染 $CD4^+$T 细胞或巨噬细胞的机制之一。

3. 共刺激分子 在免疫应答发生时，T 细胞的活化需要两种活化信号的协同作用。第一信号由 TCR 识别抗原产生，第二信号为共刺激信号，由 T 细胞表面的共刺激分子与抗原提呈细胞或靶细胞表面的相应共刺激分子相互作用而产生。T 细胞表面具有多种共刺激分子，主要介绍几种起重要作用的刺激分子。

（1）CD28　表达于 90% $CD4^+$T 细胞和 50% $CD8^+$T 细胞表面。CD28 是 B 细胞或其他抗原提呈细胞表面的共刺激分子 B7 的受体，CD28 分子和 B7 分子结合产生的共刺激信号在 T 细胞的活化中发挥重要作用。

（2）CD2　因能与绵羊红细胞结合，又称绵羊红细胞受体，简称 E 受体。人的 CD2 分子表达于绝大多数成熟 T 细胞表面。CD2 分子的配体是 CD58 分子，CD2 分子的功能是介导 T 细胞与抗原提呈细胞或靶细胞之间的黏附，并提供 T 细胞活化的共刺激信号。在体外若将人的淋巴细胞与绵羊红细胞混合，可见绵羊红细胞结合在 T 细胞周围，形似玫瑰花环，称 E 花环试验。临床上常用此实验检测人外周血中的 T 细胞数量，以辅助判断细胞免疫功能。

4. 有丝分裂原受体 有丝分裂原受体是淋巴细胞表面能与有丝分裂原结合的结构。有丝分裂原是指能非特异性地激活淋巴细胞转化为母细胞，使其 DNA 合成增加，发生有丝分裂的物质。T 细胞表面具有植物血凝素（PHA）、刀豆蛋白 A（ConA）及美洲商陆（PWM）受体。接受相应有丝分裂原刺激后，T 细胞可以转化为淋巴母细胞。在体外用 PHA 刺激人外周血 T 细胞，观察其增殖分化程度，可检测机体细胞免疫功能状态，该实验称淋巴细胞转化试验。

5. 细胞因子受体 T 细胞表面有多种细胞因子受体，如 IL－1R、IL－2R、IL－4R、IL－6R 等，相应的细胞因子可作用于 T 细胞，产生不同的效应。

（三）T 细胞亚群

T 细胞是一个极不均一的群体，有多种分类方法可将 T 细胞分为不同的亚群。

1. 初始 T 细胞、效应 T 细胞和记忆 T 细胞 根据所处的活化阶段，T 细胞分为初始 T 细胞、效应 T 细胞和记忆 T 细胞。初始 T 细胞是指从未接受过抗原刺激的成熟 T 细胞。初始 T 细胞在外周免疫器官接受抗原刺激后活化、增殖，最终分化为效应 T 细胞和记忆 T 细胞；效应 T 细胞是指接受抗原后由初始 T 细胞活化、分化发育的能够发挥免疫效应作用的终末 T 细胞；记忆 T 细胞是指初始 T 细胞接受抗原刺激后，在分化过程中停止分化、保持静息状态的 T 细胞。在接受相同抗原再次刺激时，记忆 T 细胞可迅速活化、增殖、分化为效应 T 细胞和记忆 T 细胞，记忆 T 细胞介导再次免疫应答。

2. $CD4^+$ T 细胞和 $CD8^+$ T 细胞 根据是否表达 CD4 或 CD8 分子，T 细胞分为 $CD4^+$ T 细胞和 $CD8^+$ T 细胞。$CD4^+$ T 细胞是指 $CD2^+$、$CD3^+$、$CD4^+$、$CD8^-$ 的 T 细胞，识别外源性抗原肽并受自身 MHC Ⅱ类分子限制，活化后分化的效应细胞主要为 Th 细胞；$CD8^+$ T 细胞是指 $CD2^+$、$CD3^+$、$CD4^-$、$CD8^+$ 的 T 细胞，识别内源性抗原肽并受自身 MHC Ⅰ类分子限制，活化后分化的效应细胞为细胞毒性 T 细胞（CTL 或 Tc）。

3. 辅助性 T 细胞、细胞毒性 T 细胞和调节性 T 细胞 根据免疫效应功能将 T 细胞分为辅助性 T 细胞（helper T cell，Th）、细胞毒性 T 细胞（cytotoxic T cell，CTL 或 Tc）和调节性 T 细胞（regulatory T cell，Tr 或 Treg）。

（1）Th 细胞均由初始 $CD4^+$ T 细胞分化发育而来，根据分泌的细胞因子和发挥的效应不同，Th 细胞又可分为不同的功能亚群，如 Th1、Th2 和 Th3 等。其中 Th1 细胞能合成 IL－2、IFN－γ、LT 等细胞因子，是细胞免疫应答和迟发型超敏反应的效应细胞。Th2 细胞能合成 IL－4、IL－5、IL－6 和 IL－13 等，辅助 B 细胞分化为浆细胞并产生抗体，与体液免疫应答有关。Th3 具有抑制免疫应答的作用。

（2）CTL 细胞是指具有免疫杀伤效应的 T 细胞功能亚群，是 $CD8^+$ T 细胞接受抗原刺激后活化、分化发育而来。CTL 细胞可直接特异性杀伤带有抗原的靶细胞，是机体抗病毒免疫、抗肿瘤免疫中的主要效应细胞。

（3）调节性 T 细胞是指具有免疫调节功能的 T 细胞群体，这些细胞具有免疫负调节作用，参与多种免疫性疾病发生的病理过程，是近年免疫学领域研究的重点。

二、B 淋巴细胞

B 淋巴细胞是在哺乳动物的骨髓中分化成熟的，故又称骨髓依赖性淋巴细胞（bone marrow-dependent lymphocyte），简称 B 细胞。成熟的 B 细胞随血流分布于外周免疫器官的非胸腺依赖区。B 细胞的主要功能是产生特异性抗体，执行体液免疫功能。外周血中 B 细胞约占淋巴细胞总数的 10% ～15%。

（一）B 细胞的分化发育

骨髓淋巴样干细胞发育为始祖 B 细胞，始祖 B 细胞在骨髓的微环境影响下分化发育为前 B 细胞，前 B 细胞再分化为表达 SmIgM 的幼稚 B 细胞，最后发育为成熟 B 细胞，成熟 B 细胞膜表面同时表达 SmIgM 和 SmIgD 两种 B 细胞受体。

（二）B 细胞的表面标志

1. B 细胞抗原受体 B 细胞抗原受体（B cell antigen receptor，BCR）是 B 细胞表面特异性识别和结合抗原的结构，为镶嵌在 B 细胞膜表面的免疫球蛋白（SmIg），也是 B 细胞的特征性标志。未成熟 B 细胞的 BCR 为 SmIgM，成熟 B 细胞的 BCR 为 SmIgM 和 SmIgD。每一个 B 细胞克隆具有一种特定的 BCR，只能识别一种抗原表位，因而决定了免疫应答的特异性。

2. IgG Fc 受体 B 细胞表面存在与 IgG Fc 段结合的受体，即 IgG Fc 受体（FcR）。通过该受体能特异性地与抗原－抗体复合物中 IgG 的 Fc 段结合，有助于 B 细胞捕捉和结合抗原，进而对 B 细胞活化、增殖和分化发挥调节作用。

3. 补体受体 大多数 B 细胞表面存在有与补体结合的受体，即补体受体（CR），包括 CR Ⅰ和 CR Ⅱ，CR Ⅰ是识别结合 C3b 和 C4b 的受体，CR Ⅱ是识别结合 C3d 的受体。CR 可与抗原－抗体－补体复合物结合，促进 B 细胞活化。

4. 有丝分裂原受体 B 细胞表面的有丝分裂原受体与 T 细胞不同，因此刺激 B 细胞活化的有丝分裂原也不同。常见 B 细胞有丝分裂原有美洲商陆（PWM）、脂多糖（LPS）和葡萄球菌 A 蛋白（SPA）等。

5. 细胞因子受体 活化的 B 细胞表面可表达多种细胞因子受体，如 IL－1R、IL－2R、IL－4R、IL－5R 以及 IFN－γR 等。这些受体与相应细胞因子结合可诱导或促进 B 细胞活化、增殖和分化。

6. 分化抗原 B 细胞表面有多种分化抗原（CD 分子），如 CD19～CD22、CD40 及 CD80（B7）等，它们对 B 细胞的活化、增殖、分化以及耐受的形成均具有重要作用。

（三）B 细胞亚群

根据 CD5 分子表达情况，B 细胞分为 B1 和 B2 亚群。B1 细胞在个体发育过程中出现较早，由胚胎期或出生后早期的前体细胞分化而来，不依赖于骨髓；B2 细胞即通常所说的 B 细胞，由骨髓中的多能干细胞分化而来。现在研究发现，B1 细胞和 B2 细胞均分泌抗体，但在免疫学特性及功能上完全不同（表 2－1）。

表 2－1 B1 细胞和 B2 细胞的比较

特性	B1 细胞	B2 细胞
最初产生时间	胎儿期	出生后
主要产生部位	胚肝	骨髓
主要分布	黏膜腔	外周免疫器官
更新方式	自我更新	骨髓产生
表面标志	SmIgM、$CD5^+$	SmIgM 和 SmIgD、$CD5^-$
T 细胞辅助	不需要	需要
识别的抗原	多糖抗原为主	蛋白抗原为主
产生抗体的类别	以 IgM 为主	以 IgG 为主
再次免疫应答和免疫记忆	无	有

三、第三群淋巴细胞

第三群淋巴细胞是一群不具有典型 T、B 细胞表面标志和特征的淋巴细胞，包括自然杀伤细胞和淋巴因子活化的杀伤细胞。

（一）NK 细胞

自然杀伤细胞（natural killer cell，NK cell）是发现较晚的一群淋巴细胞，占外周血淋巴细胞总数的 5%～10%，直接由淋巴样干细胞在骨髓内分化发育成熟，其细胞表面缺乏 T 细胞和 B 细胞所具有的典型表面标志，不表达 TCR 和 BCR。CD56 是 NK 细胞表面特有的标志，其他表面标志主要有 IgG Fc 受体和 CD2 分子。

NK 细胞的功能主要是非特异性杀伤靶细胞，且无 MHC 限制性，对多种肿瘤细胞和病毒感染细胞有较强的杀伤作用。NK 细胞可能通过以下两种方式导致靶细胞死亡：① NK 细胞通过表面的 IgG Fc 受体介导，定向杀伤与 IgG 结合的靶细胞，称作抗体依赖细胞介导的细胞毒作用（antibody dependent cell-mediated cytotoxicity，ADCC）；② NK 细胞直接与靶细胞接触，通过释放穿孔素等细胞毒因子破坏靶细胞。此外，活化的 NK 细胞还可分泌 IFN－γ、TNF、GM－CSF 等细胞因子，发挥免疫调节作用。

（二）LAK 细胞

LAK 细胞是在 IL－2 诱导下发挥杀伤作用的淋巴细胞，称其为淋巴因子活化的杀伤细胞（lymphokin activated killer cell，LAK cell）。LAK 细胞具有广谱的抗肿瘤作用，包括某些对 Tc 和 NK 细胞不敏感的肿瘤细胞。其作用不需要抗原刺激，也无 MHC 限制性。

四、单核－巨噬细胞

单核－巨噬细胞是指血液中的单核细胞（monocyte，MC）和组织中的巨噬细胞（macrophage，MΦ）。单核－巨噬细胞来源于骨髓干细胞，在骨髓中受某些细胞因子（如多能集落刺激因子、巨噬细胞集落刺激因子等）的作用下分化成单核细胞后，离开骨髓进入血液，血液中的单核细胞经毛细血管进入肝、脾、淋巴结等器官的结缔组织，进一步分化为巨噬细胞。

单核－巨噬细胞不仅在非特异免疫中发挥重要作用，在特异性免疫中也是不可缺少的细胞，参与免疫应答和免疫调节。主要功能有：① 吞噬和杀伤作用：单核－巨噬细胞能吞噬和杀灭病原微生物及衰老、损伤和癌变的细胞，由于巨噬细胞有 IgG Fc 受体和 C3b 受体，因此结合有抗体或补体的抗原物质更易被其吞噬；② 提呈抗原作用：在免疫应答中，细胞摄取、处理、提呈抗原给淋巴细胞的过程，称为抗原提呈。执行抗原提呈功能的细胞则称为抗原提呈细胞（antigen presenting cell，APC）。单核－巨噬细胞是最重要的一类抗原提呈细胞，此外 B 细胞、树突细胞、朗格汉斯细胞、并指状细胞均属抗原提呈细胞；③ 免疫调节作用：MΦ 能合成和分泌多种生物活性因子，如 IL－1、IL－6、IL－8、IL－12、IFN、TNF、前列腺素、白三烯、补体成分等，发挥其重要的免疫调节功能。

五、粒细胞

1. 中性粒细胞 是体内主要的小吞噬细胞，其表面具有 IgG Fc 受体和 C3b 受体，具有高度移动性和吞噬功能。当病原微生物入侵机体在局部引发感染时，它们可从血管渗出，游走到感染部位，发挥吞噬、杀伤和清除作用。

2. 嗜酸性粒细胞 在寄生虫感染及超敏反应的患者体内，嗜酸性粒细胞数目异常增多，在Ⅰ型超敏反应中，嗜酸性粒细胞释放的酶类对超敏反应起负反馈调节作用；寄生虫感染时，因其表面有 IgE Fc 受体，作用于与特异性 IgE 结合的寄生虫时，可有效地杀伤寄生虫。

3. 嗜碱性粒细胞 与组织中的肥大细胞表面都具有高亲和性 IgE Fc 受体，共同参与Ⅰ型超敏反应。

此外，还有肥大细胞、红细胞和血小板等免疫细胞直接或间接参与免疫应答。

第三节 免疫分子

免疫分子是指与免疫反应有关的分泌到体液中或存在于细胞膜表面的分子，主要包括抗体、补体、细胞因子及免疫细胞膜分子等。

一、抗体与免疫球蛋白

（一）抗体与免疫球蛋白的概念

B 细胞识别抗原后增殖分化为浆细胞所产生的能与相应抗原特异性结合的球蛋白，称为抗体（antibody，Ab），抗体是生物学功能上的概念。凡是具有抗体活性或化学结构与抗体相似的球蛋白统称为免疫球蛋白（immunoglobulin，Ig），免疫球蛋白是化学结构上的概念，它既包括了抗体球蛋白，又包括了不具抗体活性的异常免疫球蛋白，如骨髓瘤患者血清中异常增高的骨髓瘤蛋白和巨球蛋白血症患者血清中出现的大量均一的 IgM。所有的抗体均属于免疫球蛋白，但免疫球蛋白并非都是抗体。

Ig 分为分泌型和膜型。前者主要存在于体液中，具有抗体活性；后者是 B 细胞膜上的抗原受体。

（二）免疫球蛋白的结构

1. 基本结构 Ig 的基本结构是由四条多肽链形成的单体结构（图 2－5）。其中两条长的肽链称为重链（heavy chain，H 链），每条重链含 450～570 个氨基酸残基；两条短的肽链称为轻链（light chain，L 链），每条轻链含 214 个氨基酸残基。

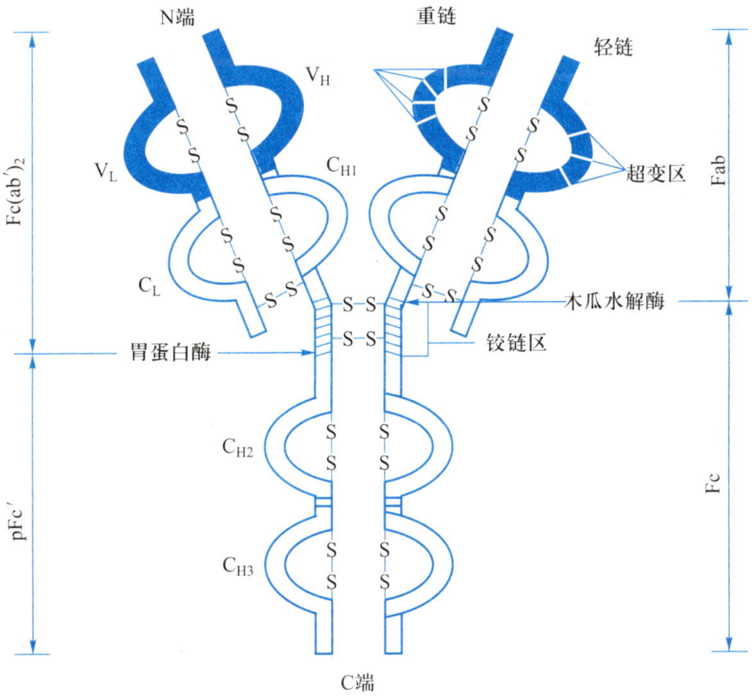

图 2－5 免疫球蛋白（IgG）结构示意图

每条重链和轻链都分为可变区和恒定区两部分，近氨基端（N 端）占轻链的 1/2 和重链的 1/4 或 1/5，其氨基酸组成和排列顺序多变，称为可变区（variable region，V 区）；近羧基端（C 端）占轻链的 1/2 及重链的 3/4 或 4/5，该区域氨基酸的组成和排列较恒定，称为恒定区（constant region，C 区）。在 V 区中某些肽段的氨基酸的替换频率极高，称为超变区，轻链有三个超变区，重链有四个超变区，这些区域是免疫球蛋白与抗原发生特异性结合的部位，通过 V 区肽链的折叠及链内二硫键的连接，使原来较分散的超变区相对集中，并于 V 区表面形成可与相应抗原决定簇在空间构型上相互吻合的凹槽结构（图 2-6）。其他片段称为 V 区的骨架区。

各类 Ig 重链的结构及抗原特异性均不相同，不同的重链分别以希腊字母 γ、α、μ、δ 及 ε 来表示，并因此将 Ig 相应地分为 IgG、IgA、IgM、IgD 及 IgE 五类。根据轻链的结构及抗原特异性不同分为两型，即 κ 型和 λ 型。在人类血清中各类 Ig 所含的轻链中，κ 型多于 λ 型。比例约为 2:1。每个 Ig 分子的两条重链同类，两条轻链同型。五类 Ig 中 IgG、IgD、IgE 及血清型 IgA 均为单体，分泌型 IgA 为双体，IgM 为五聚体。

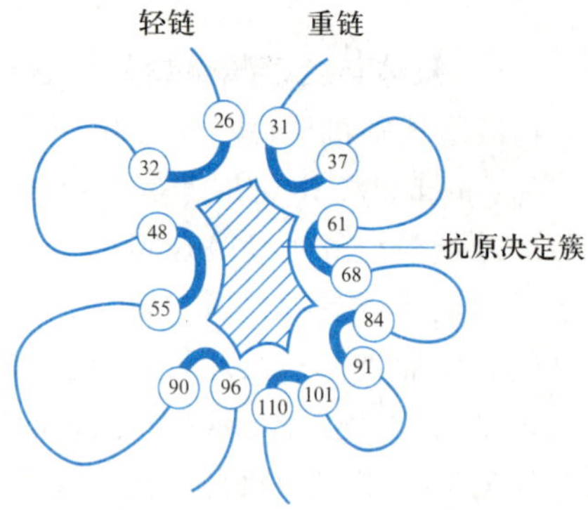

图 2-6 免疫球蛋白的超变区

2. 肽链功能区 Ig 的三维立体结构含有若干功能区，每个功能区约含 110 个氨基酸残基，是肽链经 β 折叠后由链内二硫键连接形成的球状结构。Ig 的轻链有两个功能区，即 V_L 及 C_L；IgG、IgA、IgD 的重链有 V_H、C_{H1}、C_{H2}、C_{H3} 四个功能区，IgM 和 IgE 的重链还有一个 C_{H4}，共 5 个功能区。

各功能区的作用均不相同，以 IgG 为例说明各功能区的主要功能如下：① V_L、V_H 为抗原特异性结合部位；② C_L、C_{H1} 为遗传标记所在部位，决定同种异型 Ig 的抗原特异性；③ C_{H2} 有补体结合位点；④ C_{H3} 能与细胞表面的 IgG Fc 受体结合。此外 IgE 的 C_{H4} 可与肥大细胞或嗜碱性粒细胞结合，引发超敏反应。C_{H1} 和 C_{H2} 之间的区域称为铰链区（hinge region），是重链间二硫键的连接部位，该区含有大量脯氨酸，因此铰链区富有弹性，可展开至 180°或合拢，使 Ig 成为 T 形或 Y 形。这种抗体分子的变构使其适于与不同结构的抗原分子结合，也使补体结合位点暴露，为补体的活化创造条件。铰链区具有酶切位点，对木瓜水解酶及胃蛋白酶敏感。

3. 水解片段 用酶水解 Ig 分子，是研究 Ig 结构与功能的重要方法之一（图 2-5）。用木瓜水解酶可将 IgG 分子在重链间二硫键的近氨基端切断，使 IgG 分子被水解为三个片段，即两个抗原结合片段（fragment antigen binding，Fab）和一个可结晶片段（fragment crystallizable，Fc），每一个 Fab 段含有一条完整的 L 链和 H 链的一部分，能与一个抗原决定簇结合，为单价。Fc 段含有两条重链的剩余部分，具有活化补体等其他生物学活性。

用胃蛋白酶水解 IgG 分子，可将其在铰链区二硫键的近羧基端切断，得到一个具有双价抗体活性的 $F(ab')_2$ 片段，其特性和功能与 Fab 相同。剩余片段水解成小分子多肽碎片称为 pFc′，无任何生物学活性。马血清抗毒素经胃蛋白酶消化后，水解去掉大部分 Fc 段，降低了免疫原性，临床注射这种精制的马血清抗毒素可减少其引起过敏反应的可能性。

（三）免疫球蛋白的血清型

各类 Ig 的抗原特异性不同，即使是同一抗原刺激机体所产生的抗体分子，其抗原决定簇也有差别，这种差别可用血清学方法测定及分类，称为免疫球蛋白的血清型。人类 Ig 的血清型包括同种型、同种异型及独特型。

1. 同种型（isotype） 指同一生物种属所有个体的 Ig 共有的抗原特异性。同种型的抗原决定簇存在于 Ig 的 C 区，它包括 Ig 的类与亚类、型与亚型。

(1) 类与亚类　根据 Ig 重链 C 区(C_H)抗原特异性的差异,可将人类 Ig 分为五类,即 IgG、IgA、IgM、IgD 与 IgE。同一类 Ig 中因为 C_H 抗原特异性尚有差异,又可将其分为若干亚类,如 IgG 有四个亚类(IgG_1、IgG_2、IgG_3、IgG_4),IgA 有两个亚类(IgA_1、IgA_2),IgM 有两个亚类(IgM_1、IgM_2),IgD、IgE 不分亚类。各亚类之间有较强的交叉反应性。

(2) 型与亚型　各类 Ig 根据其 C_L 抗原特异性不同分为 κ 型和 λ 型。λ 轻链 C 区因某些位点的氨基酸种类与排列不同,可分为若干亚型。κ 无亚型。

2. 同种异型(allotype)　指同一种属不同个体间的 Ig 分子所具有的不同的抗原特异性。它主要反映在 C_H 和 C_L 上的一个或数个氨基酸的差异,是由同一基因位点的复等位基因控制的。迄今已发现人类 Ig 的同种异型标志有三种,即 Gm、Am、Km,分别表示 IgG、IgA 的 H 链以及各类 Ig 的 κ 链上的遗传标志。

3. 独特型(idiotype)　指同一个体内,不同细胞克隆所产生的 Ig 分子 V 区具有不同的抗原特异性。独特型反映了不同 Ig 分子超变区氨基酸序列和构型上的差异。根据推算,人类 Ig 的独特型可多达 10^8。实际上 Ig 的超变区、抗原结合部位和独特型抗原决定簇三者都是指 Ig 分子的同一结构,即 V 区球形顶端凹陷部位的分子结构,它们是从不同角度来阐明这一结构的。

独特型抗原决定簇不仅能刺激异种、同种异体产生相应抗体,在自身体内也可诱生抗独特型抗体。抗体独特型和抗独特型抗体形成相互制约的关系,对免疫应答的调节起着极其重要的作用。

(四) 免疫球蛋白的生物学活性

1. 与抗原特异性结合　抗体与相应抗原特异性结合在体内导致生理或病理效应,在体外引起各种抗原抗体反应。抗体与抗原分子的特异性结合,构成了抗原与机体组织细胞结合的空间位阻,从而起到中和毒素或清除病毒感染等作用。

2. 激活补体　当抗体分子与抗原结合成复合物后发生变构,使原来被掩盖的 C_{H2} 上补体 C1q 的结合点暴露,从而启动了补体经典激活途径,使补体各成分依次活化,发挥补体的各种生物学作用以清除抗原。

3. 与细胞表面 Fc 受体结合　Ig 的 Fc 段能与多种细胞表面的 Fc 受体结合。不同类别 Ig 可与不同的细胞结合,产生不同的作用,例如,IgG 的 Fc 段与吞噬细胞、NK 细胞、B 细胞表面的 IgG Fc 受体结合后可分别产生调理作用、ADCC 作用及促进 B 细胞活化等作用以清除抗原;IgE 的 Fc 段与肥大细胞或嗜碱性粒细胞表面的 IgE Fc 受体结合,使上述细胞处于致敏状态,当致敏细胞再与相应抗原结合时,即可引起 I 型超敏反应。

4. 通过胎盘和黏膜　IgG 能借助 Fc 段主动通过胎盘进入胎儿血液循环,形成婴儿的天然被动免疫。现认为,存在母体一侧滋养层细胞内的吞饮泡中的 IgG Fc 受体与母体 IgG 结合后,可使其不被酶降解,然后通过细胞的外排作用将 IgG 分泌到胎儿一侧,这种主动转运过程能有效地将母体具有的特异性免疫力传给胎儿。IgA 可通过消化管和呼吸道黏膜上皮细胞向外分泌,分布于黏膜表面,是局部免疫的重要因素。

(五) 各类免疫球蛋白的特性和作用(表 2-2)。

1. IgG　IgG 是血清中 Ig 的主要成分,占血清 Ig 总量的 75%。多以单体形式存在,分为四个亚类,即 IgG_1、IgG_2、IgG_3、IgG_4。IgG 主要由脾和淋巴结中的浆细胞合成,出生后 3 个月开始合成,5 岁时达正常成人水平。

表 2-2　人免疫球蛋白的主要理化性状及生物学特性

	IgG	IgA	IgM	IgD	IgE
相对分子质量(10^3)	160	170 或 390	900	170	200
沉降系数(S)	7	7 或 11	19	7	8
重链(类)	γ	α	μ	δ	ε
亚类	γ1,γ2,γ3,γ4	α1,α2	μ1,μ2	—	—
轻链(型)	κ,λ	κ,λ	κ,λ	κ,λ	κ,λ
单体数目	1	1,2	5	1	1
抗体结合价	2	2,4	10	2	2
血清中含量(g/L)	6~16	2~5	0.6 ~2	0.03~0.05	0.000 3
占血清 Ig 总量的%	75	10~15	5~10	0.3	0.02
半衰期(d)	23	6	10	3	2
产生顺序	2	3	1	4	5
最早合成时期	出生后 3 个月	出生后 4~6 个月	胎儿末期	较晚	较晚
达到正常水平(岁)	5	4~12	0.5~1	—	—
生物学作用	抗菌、抗毒素、抗病毒,激活补体,通过胎盘	黏膜局部抗菌、抗病毒	溶菌、溶血、感染早期即出现,膜上抗原受体	膜上抗原受体	与 I 型超敏反应有关

IgG 是唯一能通过胎盘的抗体,对防止新生儿感染起重要作用。IgG 在血清中分解缓慢,半衰期约为 23 天,故临床上使用丙种球蛋白(主要含 IgG)进行人工被动免疫时,以每隔 2~3 周注射 1 次为宜。

大多数抗菌抗体、抗毒素和抗病毒抗体属于 IgG 类抗体,不少自身抗体(如抗核抗体、抗甲状腺球蛋白抗体等)也属于 IgG;IgG 还可固定和激活补体,发挥免疫效应;IgG Fc 段与具有 IgG Fc 受体的细胞结合可产生各种生物学作用,如促进吞噬细胞的吞噬作用、促进 NK 细胞对靶细胞的杀伤作用等。

2. IgA　IgA 分为血清型和分泌型两种。血清型 IgA 含量占血清 Ig 总量的 10% ~ 15%,以单体为主,在血清中并不显示重要的免疫作用。分泌型 IgA(secretory IgA,sIgA)主要为双体(图 2-7),由两个 IgA 单体,一个连接链(joining chain,J 链)和一个分泌片(secretory piece,SP)构成,分泌片可保护 IgA 不被蛋白酶破坏。IgA 和 J 链主要由呼吸道、胃肠道、泌尿生殖道等处黏膜固有层中浆细胞合成,分泌片由黏膜上皮细胞合成,浆细胞分泌的 IgA 由 J 链连接成双体,当进入黏膜上皮细胞时与分泌片结合形成完整的 sIgA 随分泌液分泌至胞外,分布于黏膜表面。新生儿出生 4~6 个月后开始合成 IgA,至 12 岁左右达成人水平。

sIgA 主要存在于唾液、泪液、初乳及呼吸道、胃肠道、泌尿生殖道分泌液中,对黏膜局部抗感染起重要作用。新生儿可从母体初乳中获得 sIgA,以防胃肠道感染;预防胃肠道或呼吸道传染病,可采用自然途径(如口服或喷雾)接种疫苗,不仅使机体产生 IgG,也能使黏膜局部产生 sIgA,从而有效地防止病原微生物的入侵。

3. IgM IgM 是相对分子质量最大的 Ig,又称巨球蛋白,占血清 Ig 总量的 5% ~10%。IgM 由五个单体和一个 J 链组成五聚体,其中两个单体是由 J 链连接,其他单体间是由二硫键连接(图 2 -8)。与抗原的结合价理论上为十价,但与大分子抗原结合往往因为空间位阻只表现五价。

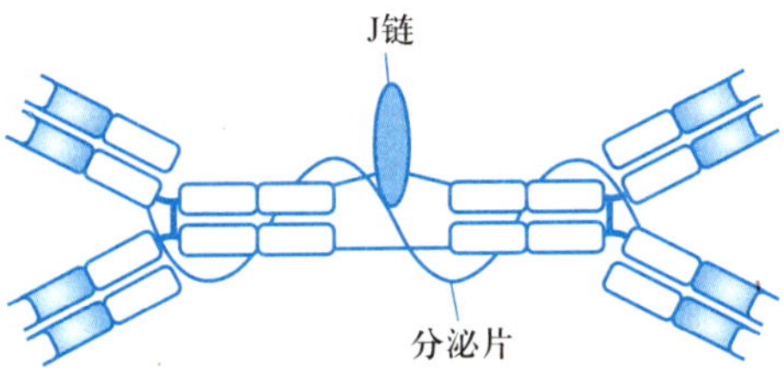

图 2 -7　sIgA 结构示意图

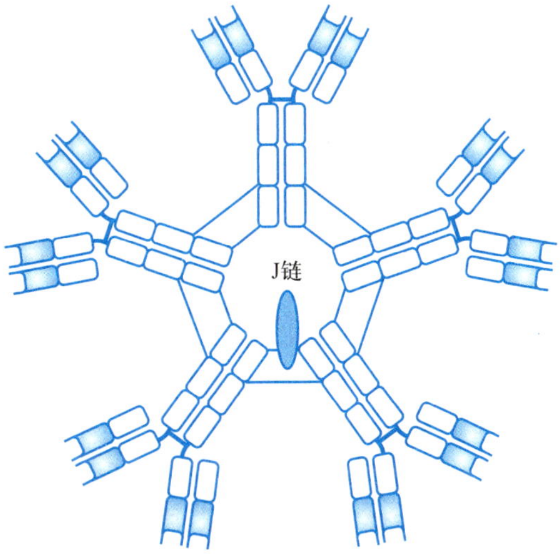

图 2 -8　IgM 结构示意图

IgM 的凝集作用、促吞噬作用、杀菌作用均比 IgG 强,但中和病毒或毒素的能力低于 IgG;因 IgM 相对分子质量大,主要存在于血液循环中,对防止菌血症、败血症的发生起重要作用;个体发育中最早合成的 Ig 是 IgM,胚胎后期已能合成,临床上常把脐血中 IgM 水平升高作为诊断宫内感染的依据;在免疫应答过程中最早产生的 Ig 也是 IgM,故检查特异性 IgM 抗体水平可用于传染病的早期诊断;IgM 半衰期短,约为 10 天,因此血清中若出现特异性 IgM,则表示正在感染或有近期感染的可能。天然血型抗体、类风湿因子等均为 IgM,B 细胞表面也有膜 IgM,但为单体结构。

4. IgD 正常血清中 IgD 含量极低,约为 Ig 总量的 3%。尚未证明 IgD 有抗感染作用,IgD 是 B 细胞的重要表面标志,成熟的 B 细胞膜上带有 SmIgD,是 B 细胞表面的抗原识别受体,可接受相应抗原的刺激,并对 B 细胞的增殖、活化和分化产生调节作用。

5. IgE IgE 是血清中含量最少的一种 Ig,仅占血清 Ig 总量的 0.02%。IgE 由呼吸道和消化管黏膜固有层的浆细胞产生,这些部位也正是变应原入侵和发生 I 型超敏反应的场所。IgE 为亲细胞抗体,IgE 的 Fc 段易与组织中肥大细胞和血液中嗜碱性粒细胞上的 IgE Fc 受体结合,介导 I 型超敏反应。

此外肠道寄生虫病患者的血液及肠黏液中的 IgE 也升高,可能与宿主抗寄生虫感染有关。

(六) 抗体的人工制备

根据制备的方法不同可将人工抗体分为多克隆抗体、单克隆抗体和基因工程抗体。

1. 多克隆抗体 通常用抗原性物质免疫动物后所获得的免疫血清制备多克隆抗体。由于抗原性物质往往由多种抗原分子或多种抗原决定簇所组成，因此免疫动物后，可刺激多种具有相应抗原识别受体的 B 细胞克隆增殖产生多种抗体释放于血清中，即多克隆抗体（polyclonal antibody，PcAb）。

2. 单克隆抗体 1975 年，Kohler 和 Milstein 首先应用细胞杂交技术使经绵羊红细胞（SRBC）免疫的小鼠脾细胞与小鼠骨髓瘤细胞融合，建立了能定向产生抗 SRBC 单克隆抗体的杂交瘤细胞株。这种杂交瘤细胞既具有骨髓瘤细胞无限增殖的能力，又具有 B 细胞可合成和分泌针对一种抗原决定簇的抗体的能力。将筛选出的单个杂交瘤细胞在体内或体外大量培养而获得的单一细胞克隆，可产生针对单一抗原决定簇的抗体，即单克隆抗体（monoclonal antibody，McAb）。McAb 具有以下优点：① 高度特异；② 高度均一；③ 可大量制备，产量高；④ 可长期保存，只要将杂交瘤细胞低温冻存，需要时复苏即可培养获得。由于 McAb 具上述优点，目前已被广泛应用于科研工作及临床试验中，如对各种病原体的检测和分型，肿瘤抗原、免疫细胞的分化抗原及受体、激素、神经递质等物质的检测等；用肿瘤特异性 McAb 连接抗肿瘤制剂制成靶向药物，可特异性杀伤肿瘤细胞，称为生物导弹。

3. 基因工程抗体 鼠源性 McAb 对人类是异种抗原，会引起不良反应，而人源性 McAb 制备技术尚无重大突破，使 McAb 在体内的应用受到严重限制。基因工程抗体采用 DNA 重组技术，制备出无不良反应或仅有微弱不良反应的抗体，是新一代具有广阔应用前景的抗体制备技术。目前已获表达产物的基因工程抗体有以下几种：

（1）嵌合抗体 将鼠特异性抗体的 V_H、V_L 基因分别与人 C_H、C_L 基因重组，制造人 - 鼠嵌合抗体。嵌合抗体的 V 区来源于小鼠，C 区来源于人。它的特异性及亲和力不变，但减少了其中的鼠源性抗原成分。

（2）重构抗体 将鼠特异性抗体的超变区基因嵌入人抗体 Fab 区的编码基因中。此重构抗体与嵌合抗体相比，鼠源性抗原成分进一步减少。

（3）单链抗体 将编码特异性抗体轻链可变区（V_L）与编码抗体重链可变区（V_H）的基因片段连接起来，用以表达抗体可变区多肽片段（$V_L - V_H$），因其以单链形式存在，故称单链抗体。该抗体具有与抗原特异性结合的功能，且分子小，异源性蛋白的免疫原性弱，还具有能够进入实体瘤内部、适用于肿瘤治疗等优点，但其缺点是缺乏与 Fc 有关的生物学活性。

知识链接与拓展

正常人血清中各种 Ig 含量相对恒定，但在某些情况下可出现异常现象。一般认为一种浆细胞只能产生一种类型的 Ig，若某一种浆细胞发生异常增生，血清中将会出现某一类型 Ig 异常增多现象，也可仅出现轻链或重链。Ig 的含量超出正常范围称为高 Ig 血症，反之称为低 Ig 血症。高 Ig 血症可分为：① 多克隆高 Ig 血症，常出现于如麻风、结核、疟疾等慢性传染病以及某些自身免疫病和肝病的患者；② 单克隆高 Ig 血症，如多发性骨髓瘤患者血清中仅出现一类 Ig 异常增高，主要是 IgG 型和 IgA 型，巨球蛋白血症是由于患者体内分泌 IgM 的浆细胞恶性增生，分泌大量的巨球蛋白所致。低 Ig 血症可分为原发性和继发性两类：① 原发性 Ig 缺乏症是由于 B 细胞分化障碍引起血清中某种Ig缺乏或含量正常但无抗体功能；② 继发性Ig缺乏是由于某种原因使Ig大量丧失、消耗或合成不足引起的，常见原因有肾病综合征、免疫系统肿瘤、长期使用免疫抑制剂或放射线照射等。

二、补体系统

补体（complement，C）是存在于正常人或动物血清中、具有酶活性的一组球蛋白。大多数补体成分属β球蛋白，少数为α或γ球蛋白。补体主要由巨噬细胞、肠道上皮细胞和肝、脾细胞合成。补体由30多种蛋白质组成，故也称为补体系统（complement system）。正常情况下补体各成分以非活化状态存在于血清中，被激活后具有增强机体的吞噬活性和溶解靶细胞等多种生物学功能。此外补体活化也是引起炎症、超敏反应，造成组织损伤的原因之一。

（一）补体系统的组成及理化性质

补体系统按其功能可分为三组：① 补体系统的固有成分，即C1～C9（其中C1由三个亚单位组成，分别是C1q、C1r、C1s）、B因子、D因子和P因子；② 调节与控制补体活化的分子；③ 分布于多种细胞表面的补体受体分子。补体的化学组成多为糖蛋白，约占血浆中球蛋白总量的10%。补体中各成分含量相差很大，其中C3含量最高，D因子含量最低。

在正常生理情况下，绝大多数补体固有成分都以酶原或非活化形式存在于血清中。当某成分被激活后，则在数字上方加一横线表示，如活化的C1写作$C\overline{1}$等；补体的裂解片段另加英文小写字母表示，如C3a和C3b等，并以a表示相对分子质量较小的片段，b表示相对分子质量较大的片段。

补体系统各组分的性质很不稳定，0～10 ℃时其活性只能维持3～4天，56 ℃作用30 min即可使补体中大部分组分丧失活性，称为灭活。许多理化因素（如机械震荡、紫外线、乙醇、盐酸、胆汁等）均可破坏补体。

（二）补体系统的激活与调节

补体系统激活的途径有三条：① 从C1开始活化的经典途径或传统途径；② 从C3开始活化的旁路途径或替代途径；③ 从C4、C2开始活化的甘露糖结合凝集素（mannan-binding lectin，MBL）途径。但三条途径有共同的膜攻击通路及溶解细胞效应。

1. 经典激活途径 经典途径的激活物质主要是抗原－抗体复合物，抗体包括IgG_1、IgG_2、IgG_3和IgM类抗体。两个紧密相邻的IgG分子或一个IgM分子与其相应的抗原结合形成复合物后就能激活补体。参与补体经典激活途径的成分包括C1～C9，可分为三组：① 识别单位：包括C1q、C1r、C1s；② 活化单位：包括C4、C2和C3；③ 膜攻击单位：包括C5～C9各组分。它们在激活过程中分别发挥相应的作用。

（1）识别阶段 经典激活途径从C1开始，当抗原与抗体结合形成抗原－抗体复合物后，抗体Fc段上的补体结合位点暴露而与C1q结合。C1q由6个花蕾状的亚单位组成，亚单位羧基端盘卷成球形结构，必须有两个以上的球形结构与Ig结合时才能激活补体的后续成分（图2－9）。C1q与Ig补体结合位点结合后，C1q构象发生变化，在Ca^{2+}存在下，导致

C1r 和 C1s 的激活，使 C1 成为具有酯酶活性的 C1 分子。

（2）活化阶段　活化的 C1 使 C4 裂解成 C4a 和 C4b，C4a 游离于液相，C4b 迅速与抗原即靶细胞结合，C$\overline{1}$与 C4 反应之后能更好地暴露出分解 C2 的酶活性部位。C2 在 Mg^{2+}存在下被 C$\overline{1}$裂解为 C2a 和 C2b 两个片段，新产生的 C2b 与 C4b 结合生成C$\overline{4b2b}$复合物。C$\overline{4b2b}$被称为 C3 转化酶，该酶裂解 C3 为 C3a 和 C3b 两个片段，C3b 也具有与靶细胞结合的特性，能结合至 C$\overline{4b2b}$附着的邻近细胞膜上，形成 C$\overline{4b2b3b}$复合物，C$\overline{4b2b3b}$又称为 C5 转化酶。

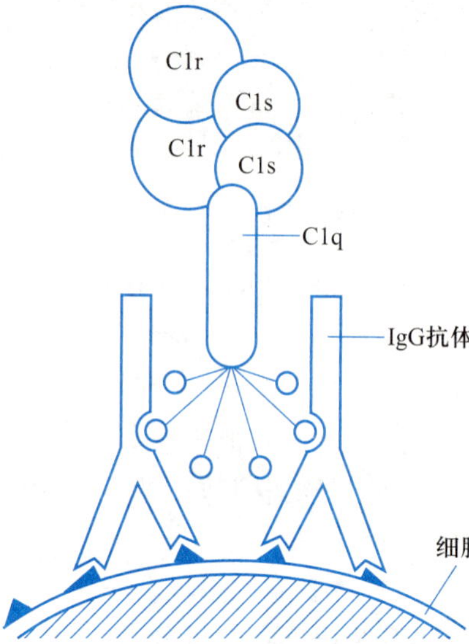

图 2－9　C1q 示意图

（3）膜攻击阶段　C5 转化酶裂解 C5 为 C5a 和 C5b，C5a 游离于液相中，C5b 吸附于邻近细胞表面并与 C6、C7 结合成为有活性的 C5b67。C5b67 可与细胞膜结合即插入膜的磷脂双分子层中，再与 C8 和 12～15 个分子的 C9 结合，成为 C5b～9 的大分子复合物即膜攻击复合物（membrane attack complex，MAC），可使细胞膜上产生小孔，导致靶细胞的溶解（图 2－10）。

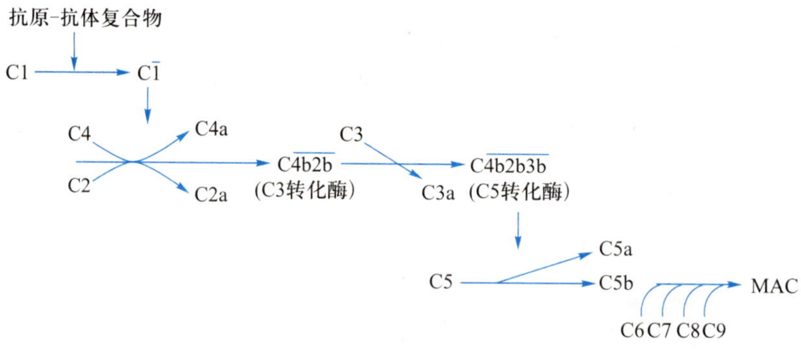

图 2－10　补体经典激活途径示意图

2. 旁路激活途径　先天遗传性 C4、C2 缺乏患者可通过旁路途径激活补体，这一途径越过 C1、C4、C2，直接从 C3 开始，再完成 C5～C9 的连锁反应。

激活旁路途径的物质主要有脂多糖（LPS）、酵母多糖以及聚合的 IgA、IgE 和 IgG_4。体液中的 C3 可被蛋白酶裂解产生少量的 C3b，C3b 可被补体调节蛋白迅速灭活，在有旁路途径激活物存在的情况下，C3b 与其结合，构型发生改变，在 Mg^{2+}存在下可与 B 因子结合生成 C3bB。血清中的 D 因子可使 C3bB 中的 B 裂解为 Ba 和 Bb。C$\overline{3bBb}$即 C3 转化酶，但很不稳定，易被血清中的 I 因子和 H 因子灭活。P 因子（也称备解素）与 C$\overline{3bBb}$结合可稳定 C3 转化酶。C$\overline{3bBb}$与 C3b 可进一步形成多分子复合物 C$\overline{3bnBb}$，C$\overline{3bnBb}$与经典途径中 C$\overline{4b2b3b}$作用相同，是 C5 转化酶，能裂解 C5 为 C5a 和 C5b，以后的各步与经典激活途径相同（图 2－11）。

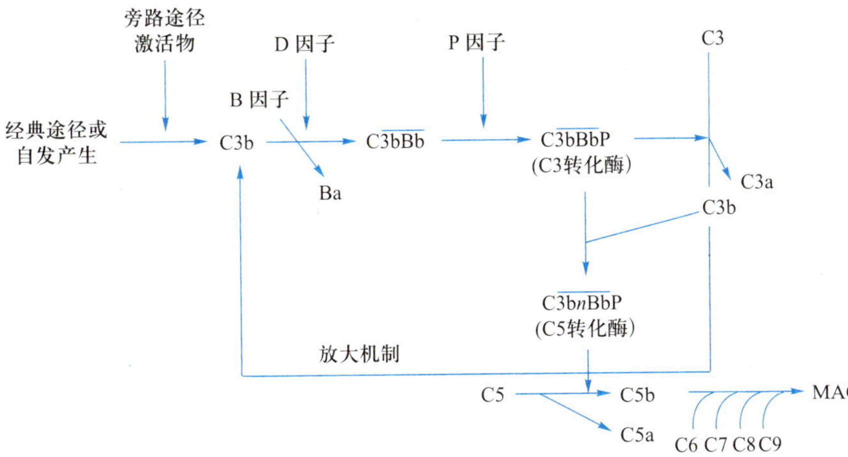

图 2－11　补体旁路激活途径示意图

补体激活中形成的 C3 转化酶可进一步使 C3 裂解，生成大量的 C3b。新产生的 C3b 又与 B 因子结合，在 D 因子作用下生成 C 3bBb，进一步引起更多的 C3 活化，构成一个正反馈环，可放大原有的激活作用。因此，无论是经典途径还是替代途径，当 C3 被激活后，这一过程就被触发，在激活部位产生扩大效应。有人称此为依赖 C3b 的正反馈途径。

3. MBL 激活途径　与经典途径基本类似，但其激活起始于炎症期产生的蛋白与病原体结合之后，并非依赖于抗原－抗体复合物的形成。在病原体感染的早期，体内的吞噬细胞可产生一些细胞因子，诱导肝细胞合成分泌急性期蛋白，其中参与补体激活的有甘露糖结合凝集素（mannan-binding lectin，MBL）和 C 反应蛋白。

MBL 是一种具有凝集素作用的钙依赖性糖结合蛋白，MBL 与 C1q 结构相似，它能与细菌表面甘露醇糖残基结合，然后与丝氨酸蛋白酶结合，形成 MBL－丝氨酸蛋白酶（MBL-associated serine protease，MASP），MASP 与活化的 C1q 有同样的生物学活性，可裂解 C4 和 C2 分子，继而形成 C3 转化酶，其后的过程与经典途径相同（图 2－12）。此外，C 反应蛋白也可与 C1q 结合并使之激活，然后激活补体的其他成分。

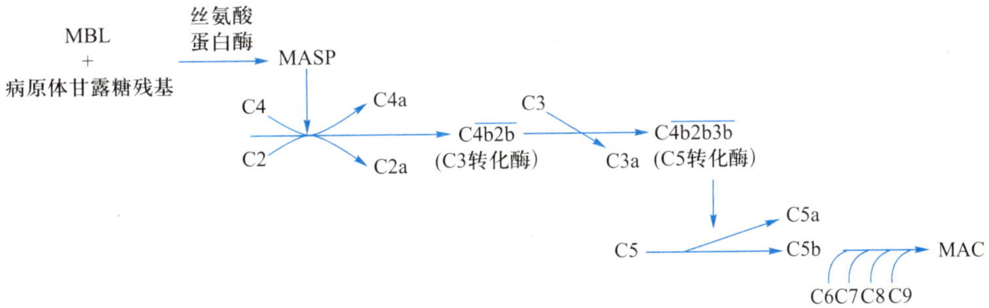

图 2－12　补体的 MBL 激活途径示意图

补体的三条激活途径有共同之处，又有各自的特点。在补体激活过程中，三条途径都是以 C3 为中心，补体各成分相继活化引发的连锁反应。当补体成分和其裂解产物组成更大的复合物时，其激活效应也随之扩大。但是三者的激活物和参与成分各有不同（表 2－3）。

表 2-3　三条补体激活途径的主要不同之处

	经典激活途径	旁路激活途径	MBL 途径
激活物质	抗原-抗体复合物	聚合 IgA、IgE、IgG_4，酵母多糖，脂多糖	MBL-丝氨酸蛋白酶，C 反应蛋白
起始因子	C1q	C3	C4、C2
参与的补体成分	C1～C9	C3、C5～C9，B、D 因子	C2～C9
所需离子	Ca^{2+}、Mg^{2+}	Mg^{2+}	Ca^{2+}
C3 转化酶	$C\overline{4b2b}$	$C\overline{3bBbP}$	$C\overline{4b2b}$
C5 转化酶	$C\overline{4b2b3b}$	$C\overline{3bnBbP}$	$C\overline{4b2b3b}$
功能	参与特异性免疫，感染后期发挥作用	参与非特异性免疫，感染早期发挥作用	参与非特异性免疫，感染早期发挥作用

在抗感染过程中最先发挥作用的是旁路途径和 MBL 途径，因为这两条途径发生在特异性抗体形成之前，所以在感染的早期就能发挥抗感染的作用，感染后期则是依赖抗体的经典途径发挥作用。

补体系统激活时，对机体既有保护作用，又可产生损伤作用，正常情况下体内有一系列调节机制控制补体的激活，以防止补体组分过度消耗和对自身组织的损伤。这种调控可通过补体成分自身衰变及血清中和细胞膜上存在的各种调节因子来实现。当这些调节因子缺陷时，就会引起相应的临床病症。

血清中的补体调节因子有 $C\overline{1}$抑制物（$C\overline{1}$ inhibitor，$C\overline{1}$INH），它能灭活 $C\overline{1}$；C4 结合蛋白阻止 C3 转化酶的形成，促进其衰变；I 因子能灭活 C3b，又称 C3b 灭活因子；H 因子能促进 I 因子灭活 C3b，又称 C3b 灭活促进因子；过敏毒素灭活因子能将 C3a、C5a 灭活；S 蛋白又称膜攻击复合物抑制因子，能干扰 $C\overline{5b67}$与细胞膜的结合，阻止 MAC 的形成，保护细胞不受损伤。

膜结合性调节因子有膜辅助因子蛋白（membrane cofactor protein，MCP）辅助 I 因子裂解 C3b、C4b；促衰变因子（decay accelerating factor，DAF）可促进 C3 转化酶的衰变；C8 结合蛋白能阻断 C9 与 C8 的结合，抑制 MAC 的形成。

（三）补体系统的生物学作用

1. 溶解细胞或杀菌作用　补体系统被激活后可溶解细胞或杀伤多种细菌，是机体抗感染的重要机制之一。当细菌入侵机体，有特异性抗体产生时，通过激活补体经典途径形成 MAC，引起细菌细胞的溶解死亡；若无特异性抗体产生，则可通过激活补体旁路途径或 MBL 途径发挥溶菌作用。此外，补体还能溶解红细胞、粒细胞、血小板等，引起组织细胞破坏等病理现象。

2. 调理和免疫黏附作用　补体的裂解产物 C3b、C4b 与免疫复合物结合后，与吞噬细胞表面相应的 C3b、C4b 受体结合，把免疫复合物与吞噬细胞连接起来，促进吞噬细胞的吞噬作用，此为补体的调理作用。

免疫复合物激活补体后，可通过 C3b 黏附到有 C3b 受体的红细胞和血小板上，形成较大的复合物，此即免疫黏附作用。免疫黏附形成的大分子复合物易被体内游走或固定的吞噬细胞吞噬清除。

3. 炎症介质作用

（1）趋化作用　补体激活后产生的C3a、C5a、C$\overline{5b67}$具有趋化作用，能吸引吞噬细胞向组织损伤或炎症部位趋化，吞噬清除入侵的病原体。

（2）过敏毒素作用　C3a、C4a和C5a具有过敏毒素作用，可使肥大细胞和嗜碱性粒细胞释放组胺，从而导致毛细血管通透性增加及平滑肌收缩，引起局部水肿、支气管痉挛等。

（3）激肽样作用　C2a能使小血管扩张、通透性增强，引起炎症性充血和水肿，故可称其为补体激肽。

4. 中和及溶解病毒　病毒与其相应抗体形成免疫复合物后，可启动补体经典激活途径，破坏病毒。此外，近年来发现补体本身也可溶解某些病毒，可能是由于这些病毒包膜上具有C1受体所致。

三、细胞因子

细胞因子（cytokine）是由免疫细胞或某些非免疫细胞（如成纤维细胞、血管内皮细胞等）合成和分泌的，是具有多种生物学活性的小分子多肽。

（一）细胞因子的共同特性

目前，已发现并正式命名的细胞因子有200多种，虽然其生物学效应及作用机制各不相同，但它们具有以下共同特性：

1. 多源性和多效性　一种细胞因子可由多种细胞产生，一种细胞也可产生多种细胞因子，而且诱导细胞因子产生的因素也是多种多样的；每种细胞因子的生物学活性都不是单一的，各种细胞因子都是通过与特异性受体结合发挥作用，但同样的受体可分布在不同类型的细胞上，因此可介导不同的生物学活性。细胞因子的作用不是孤立的，它们之间可通过合成分泌的相互调节、受体表达的相互控制、生物学效应的相互影响而组成细胞因子网络。

2. 速效性和高效性　细胞因子对激发因素的反应非常迅速，合成释放的速度也非常快捷；而且细胞因子在极微量的情况下就可发挥明显的生物学效应。

3. 分泌方式多样性　多数细胞产生的细胞因子只作用于其产生细胞本身，在局部发挥效应，这种分泌方式称自分泌。另一些细胞产生的细胞因子作用于其邻近的细胞，此种分泌方式称旁分泌。只有在一定条件下，少数细胞因子才作用于远距离的靶细胞，表现为内分泌效应，这种分泌方式称内分泌。细胞因子因其合成短暂，极易降解，具有合成的自限性。

4. 两面性　细胞因子在生理条件下发挥免疫调节、促进造血、抗感染、抗肿瘤等对机体有利的作用；在某些特定条件下，又可介导炎症和诱导自身免疫病、肿瘤、肾病、血液系统疾病等对机体有害的作用。

（二）几种主要的细胞因子

1. 白细胞介素　白细胞介素（interleukin，IL）主要是由淋巴细胞、单核－巨噬细胞和其他非免疫细胞产生，能在免疫细胞间发挥调节作用的一组细胞因子。迄今已正式命名的有30多种，简要介绍见表2－4。

表 2-4 白细胞介素种类及主要功能

名称	主要产生细胞	主要生物学作用
IL-1	单核-巨噬细胞 血管内皮细胞 成纤维细胞	促进T、B细胞活化、增殖和分化 刺激单核-巨噬细胞和NK细胞活化 协同刺激造血细胞增殖分化 介导发热、炎症反应
IL-2	活化的T细胞 NK细胞	刺激T、B细胞活化、增殖和分化 增强NK和LAK细胞、Tc和巨噬细胞的杀伤活性
IL-3	活化T细胞	刺激多能造血干细胞增殖和分化 协同促进肥大细胞增殖和分化
IL-4	活化T细胞 肥大细胞	刺激T、B细胞增殖和分化 促进B细胞发生Ig类别转换,产生IgG、IgE类抗体 刺激造血干细胞的增殖和分化 促进肥大细胞的增殖 抑制Th1细胞,降低细胞免疫功能
IL-5	活化T细胞	刺激B细胞增殖和分化和Ig类别转换,促进IgA产生 促进嗜酸性粒细胞的增殖和分化
IL-6	单核-巨噬细胞 活化T细胞 成纤维细胞	促进B细胞增殖和分化,促进浆细胞产生抗体 协同促进T细胞增殖分化和Tc细胞成熟 刺激肝细胞合成和分泌急性期蛋白,参与炎症反应
IL-7	骨髓基质细胞 胸腺基质细胞	促进前T细胞、前B细胞的增殖 诱导胸腺细胞和成熟T细胞的增殖分化
IL-8	单核-巨噬细胞 血管内皮细胞	对中性粒细胞、嗜碱性粒细胞和T细胞起趋化作用 活化中性粒细胞、嗜碱性粒细胞引起炎症和Ⅰ型超敏反应
IL-9	活化T细胞	促进T细胞生长,肥大细胞的增殖
IL-10	活化T细胞 单核-巨噬细胞	抑制Th1细胞合成及分泌,下调细胞免疫功能 促进B细胞增殖和抗体生成,上调体液免疫功能 抑制单核-巨噬细胞的功能
IL-11	骨髓基质细胞	促进B细胞的分化和抗体生成 协同刺激多能造血干细胞和巨核系干细胞的增殖分化 诱导肝细胞合成急性期蛋白
IL-12	B细胞 单核-巨噬细胞	诱导Th1和Tc细胞的形成 促进NK和LAK细胞的增殖分化,增强其杀伤活性

2. 集落刺激因子 集落刺激因子(colony stimulating factor,CSF)是由活化T细胞、单核-巨噬细胞、血管内皮细胞和成纤维细胞等产生,可刺激不同的造血干细胞在半固体培养基中增殖形成相应细胞集落的细胞因子。根据它们主要功能和作用细胞的不同,分别命名为粒细胞集落刺激因子(granulocyte-CSF,G-CSF)、巨噬细胞集落刺激因子(macrophage-CSF,M-CSF)、粒细胞-巨噬细胞集落刺激因子(GM-CSF)、多能集落刺激因子(multi-CSF)、干细胞因子(stem cell factor,SCF)和红细胞生成素(erythropoietin,EPO)等。不同的CSF能特异性地促进和调节不同的造血干细胞的增殖、活化分化,是血细胞生成必不可少的刺激因子。

3. 肿瘤坏死因子 肿瘤坏死因子(tumor necrosis factor,TNF)是一类能特异性杀伤肿瘤细胞的细胞因子。根据其结构和来源分为两种,即由巨噬细胞产生的TNF-α和由T细胞产生的TNF-β(又称淋巴毒素,LT)。TNF除有杀伤肿瘤细胞和抗病毒的作用,还可引起发热和炎症反应,对免疫细胞功能亦有调节作用。

4. 干扰素 干扰素(interferon,IFN)是由微生物或其他干扰素诱生剂刺激细胞产生的一种细胞因子,能干扰病毒在细胞内增殖,故称干扰素。根据其结构和来源,IFN分为Ⅰ型和Ⅱ型。Ⅰ型干扰素包括IFN-α、IFN-β,主要由病毒感染细胞产生;Ⅱ型干扰素即IFN-γ,主要由活化的T细胞和NK细胞产生。IFN除有抗病毒作用外,还有抗肿瘤、免疫调节等功能。目前,干扰素制剂已应用于乙型肝炎、急性病毒性脑炎、尖锐湿疣等病毒感染性疾病的临床治疗。

(三)细胞因子主要的生物学作用

1. 抗感染和抗肿瘤作用 IFN可诱导正常细胞产生抗病毒蛋白,能抑制病毒在细胞内的复制,阻止病毒感染和扩散。TNF具有直接抑制和杀死肿瘤细胞的作用。此外,还有些细胞因子能通过单一或共同作用激活巨噬细胞和NK细胞来发挥抗感染和抗肿瘤作用。

2. 免疫调节作用 细胞因子(如IL-1、IL-2、IL-5、IL-6等)可促进T、B细胞活化、增殖和分化,起上调免疫功能的作用;转化生长因子-β(transforming growth factor β,TGF-β)可抑制造血干细胞、T细胞、B细胞等的生长,抑制巨噬细胞、NK细胞的杀伤能力,下调免疫功能。IL-4能促进Th2细胞形成,使之分泌多种细胞因子来增强体液免疫功能;同时又可通过抑制Th1细胞的形成来抑制细胞免疫功能。而IL-12、IFN-γ则可通过促进Th1、Tc细胞的形成,抑制Th2细胞的形成,起到与IL-4相反的双向调节作用。

3. 介导炎症反应 许多细胞因子直接参与或促进炎症反应的发生,如IL-1、TNF等可作用于体温调节中枢引起发热;IL-1、TNF和IFN可促进吞噬细胞和血管内皮细胞间的黏附;IL-1、IL-8、TNF具有趋化作用,可吸引吞噬细胞到达感染部位,使之活化并产生多种炎症因子或介质,加重炎症反应。

4. 刺激造血细胞增殖分化 CSF、IL-3可刺激早期造血干细胞的增殖分化,GM-CSF可刺激髓系干细胞的增殖分化,G-CSF、M-CSF、EPO分别促进粒细胞、单核细胞、红细胞增殖与分化,而IL-6和IL-11促进巨核系干细胞增殖与分化,IL-7对淋巴系干细胞起增殖与分化作用。

知识链接与拓展

在同种动物不同个体间进行组织器官移植时，可因两者组织细胞表面同种异型抗原存在差异而发生排斥反应，其中能引起迅速而强烈的排斥反应者称为主要组织相容性抗原，编码主要组织相容性抗原的基因群为主要组织相容性复合体（major histocompatibility complex，MHC）。人类 MHC 也称为 HLA 复合体，即编码 HLA 的基因群，位于第 6 号染色体短臂上。

按照编码的分子结构和功能不同可将 HLA 复合体分为三个区域，即 HLA Ⅰ类基因区、HLA Ⅱ类基因区和 HLA Ⅲ类基因区；编码的产物为 HLA Ⅰ类分子、HLA Ⅱ类分子和 HLA Ⅲ类分子。HLA Ⅰ类分子广泛分布于体内各种有核细胞表面，包括血小板和网织红细胞。HLA Ⅱ类分子主要分布在 B 细胞、巨噬细胞和其他抗原提呈细胞、胸腺上皮细胞以及活化的 T 细胞表面，血管内皮细胞及精细胞上亦有少量Ⅱ类分子，主要功能参与抗原的处理和提呈，约束免疫细胞间相互作用。在免疫应答过程中，具有相同 HLA 表型（MHC 分子）的免疫细胞才能有效地相互作用，这一现象，称为 MHC 限制性。

本章小结

免疫系统是机体执行免疫功能的物质基础，由免疫器官、免疫细胞和免疫分子组成。免疫器官分为中枢免疫器官和外周免疫器官。中枢免疫器官由骨髓及胸腺组成，是免疫细胞的发生、分化和成熟的场所；外周免疫器官包括淋巴结、脾和黏膜相关淋巴组织，是成熟 T、B 细胞定居及产生免疫应答的部位。

免疫细胞种类多，在免疫应答过程中起核心作用的是淋巴细胞。能特异性识别抗原、产生免疫应答的淋巴细胞称为抗原特异性淋巴细胞或免疫活性细胞，主要包括 T 细胞和 B 细胞。T 细胞具有多种表面标志，TCR 为 T 细胞的特有标志，能特异性识别抗原。根据 T 细胞是否表达 CD4 或 CD8 分子，将其分为 $CD4^+$ T 细胞和 $CD8^+$ T 细胞；根据免疫效应功能分为辅助性 T 细胞、细胞毒性 T 细胞和调节性 T 细胞。T 细胞介导细胞免疫应答。BCR 为 B 细胞抗原受体。B 细胞分为 B1 和 B2 亚群，B 细胞介导体液免疫应答。第三群淋巴细胞包括 NK 细胞和淋巴因子活化的杀伤细胞，NK 细胞通过表面的 IgG Fc 受体介导，定向杀伤与 IgG 结合的靶细胞，称作抗体依赖细胞介导的细胞毒作用（ADCC）。

免疫分子主要包括抗体、补体、细胞因子等。B 细胞识别抗原后增殖分化为浆细胞所产生的一类能与相应抗原特异性结合的球蛋白称为抗体，免疫球蛋白是指具有抗体活性或化学结构与抗体相似的球蛋白。两者区别在于抗体是生物学功能上的概念，免疫球蛋白是化学结构上的概念；所有的抗体均属于免疫球蛋白，但免疫球蛋白并非都是抗体。Ig 的基本结构是由四条多肽链构成的单体结构，免疫球蛋白分 5 类，通过结合抗原特异性、激活补体、结合细胞表面 Fc 受体、通过胎盘和黏膜等方式发挥生物学作用。补体指存在于正常人或动物血清中的具有酶活性的一组球蛋白，其性质不稳定，可通过经典激活途径、旁路激活途径等激活，发挥溶解细胞或杀菌、调理和免疫黏附、炎症介质、中和及溶解病毒等作用。细胞因子是由免疫细胞或某些非免疫细胞合成和分泌、具有多种生物学活性的小分子多肽。常见的细胞因子有白细胞介素、集落刺激因子、肿瘤坏死因子及干扰素等；细胞因子主要有抗感染和抗肿瘤、免疫调节、介导炎症反应、刺激造血细胞增殖分化等生物学活性。

思考题

1. 比较T细胞、B细胞的来源、分布、表面标志及功能。
2. 简述免疫器官的组成和功能。
3. 比较CTL细胞和NK细胞杀伤靶细胞的作用特点。
4. 分析抗体与免疫球蛋白的区别。
5. 说出常见的细胞因子及主要生物学作用。

（徐香兰　吴正吉）

第三章

免疫应答

学习目标

1. 掌握适应性免疫应答的概念。
2. 熟悉适应性免疫应答的过程、特点及抗感染免疫。
3. 了解免疫耐受和免疫调节。

第一节 概 述

一、免疫应答的概念

免疫应答是指机体免疫系统识别和清除抗原性异物的全过程。这个过程是免疫系统各种成分发生反应的综合表现,包括抗原提呈细胞对抗原的加工、处理和提呈,抗原特异性淋巴细胞对抗原的识别、自身活化、增殖、分化和产生免疫效应的整个免疫反应过程。正常情况下,免疫应答表现为清除抗原性异物,维持机体的生理功能平衡和稳定;但在某些情况下,免疫应答也可对机体造成病理性损伤,引起免疫性疾病。

二、免疫应答的类型

机体对抗原性异物产生的排斥反应为正免疫应答;对自身成分产生特异性无应答状态,即免疫耐受,为负免疫应答。正常情况下,该两种免疫应答均属于生理性免疫反应,以保护机体抵抗外来异物的侵害和自身组织器官不遭受免疫反应的攻击。在异常情况下,机体对抗原性异物产生过低的免疫应答,即为免疫低下或免疫缺陷,临床表现为反复严重的感染和肿瘤的发生;对抗原性异物产生过强的免疫应答,则发生超敏反应;机体若对自身成分产生正免疫应答,则发生自身免疫病。这些均为病理性的免疫应答。

根据参与免疫应答的细胞类型和效应机制,特异性免疫应答可分为由 B 细胞介导的体液免疫应答和由 T 细胞介导的细胞免疫应答。

三、免疫应答的基本过程

免疫应答是由多种免疫细胞和细胞因子间相互作用、共同完成的复杂过程。免疫应答的基本过程分为三个阶段。

1. 抗原的提呈与识别阶段 是抗原提呈细胞（APC）捕获、加工、提呈抗原和抗原特异性淋巴细胞对其识别的阶段。

APC 主要包括单核－巨噬细胞、B 细胞、树突细胞。

APC 吞噬细胞外感染的微生物和其他蛋白质等外源性抗原，在吞噬溶酶体中将其降解成小分子抗原肽，小分子抗原肽与 APC 细胞内新合成的 MHC Ⅱ类分子结合，以抗原肽－MHC Ⅱ类分子复合物的形式表达于 APC 表面，提呈给 $CD4^+$ T 细胞识别；细胞内合成的病毒编码的蛋白分子、肿瘤蛋白等内源性抗原，在 APC 内被降解成小分子的抗原肽，与细胞内新合成的 MHC Ⅰ类分子结合，形成的抗原肽－MHC Ⅰ类分子复合物表达于 APC 表面，提呈给 $CD8^+$ T 细胞识别。

2. 活化、增殖和分化阶段 抗原特异性淋巴细胞识别并接受相应抗原刺激后，会经历活化、增殖、分化的阶段。

在抗原的刺激和免疫细胞间的相互作用及多种细胞因子的参与下，B 细胞分化为浆细胞并分泌抗体，T 细胞分化为致敏淋巴细胞。部分淋巴细胞中途停止分化，成为长寿的记忆细胞（Tm、Bm）。记忆细胞可参加淋巴细胞再循环，再次遇到相同抗原时迅速发生增殖、分化为效应 T 细胞或浆细胞，扩大免疫反应。

3. 效应阶段 指抗体或致敏淋巴细胞特异性结合抗原后发挥效应作用，清除抗原性异物的阶段。

四、免疫应答的特点

1. 特异性 抗原特异性 T、B 细胞只能与能够和其抗原受体（TCR、BCR）结合的抗原肽发生反应而活化，所产生的效应 T 细胞和抗体也只能与刺激其活化的抗原发生反应。

2. MHC 限制性 在整个免疫反应的过程中，APC 与 T 细胞、效应 T 细胞与靶细胞间发生反应时，要求相互间有相同的 MHC 背景（一般应为来源于同一机体）。

3. 记忆性 经初次接触抗原发生免疫反应后机体可形成免疫记忆，再次接触该抗原时机体发生快速和强烈的免疫应答。

第二节 B 细胞介导的体液免疫应答

体液免疫应答根据刺激 B 细胞产生抗体的抗原性质不同，分为 TD 抗原和 TI 抗原诱发的免疫应答，其反应过程与特点均不同。

一、B 细胞对 TD 抗原的免疫应答

（一）抗原的提呈和识别阶段

TD 抗原被 APC 摄取、加工处理后，与 APC 内新合成的 MHC Ⅱ类分子形成抗原肽－MHC Ⅱ类分子复合物，表达于 APC 表面，将其提供给具有相应抗原肽受体的 $CD4^+$ Th 细胞，Th 细胞以其表面的 TCR 识别（结合）抗原肽－MHC Ⅱ类分子复合物中的抗原肽，CD4 分子识别其复合物中 MHC Ⅱ类分子的 Ig 样区，此为 Th 细胞的双识别现象。双识别现象说明 $CD4^+$ Th 细胞对抗原的识别过程受 MHC Ⅱ类分子限制。

（二）活化、增殖和分化阶段

1. Th 细胞的活化、增殖与分化 Th 细胞的活化需要双信号刺激。第一信号为 Th 细胞对 APC 提呈抗原的双识别，即 Th 细胞以 TCR 识别 APC 提呈的抗原肽 - MHC Ⅱ类分子复合物的抗原肽，CD4 分子识别其复合物中的 MHC Ⅱ类分子 Ig 样区。此时 Th 细胞表达 IL - 1 受体，并与 APC 释放的 IL - 1 结合。第二信号为共刺激信号，在 APC 与 Th 细胞间双识别发生后，其细胞间其他表面黏附分子之间相互作用，如 B7 与 CD28、ICAM - 1 与 LFA - 1、LFA - 3（CD58）与 LFA - 2（CD2）发生结合，形成共刺激信号。在双信号的刺激下 Th 细胞活化，活化的 Th 细胞开始增殖、分化，表达 IL - 2、IL - 4、IL - 12 等细胞因子受体，并分泌多种细胞因子与之结合（图 3 - 1）。在以 IL - 4 为主的细胞因子作用下，活化的 Th 细胞分化为 Th2 细胞克隆，分泌更多的细胞因子，如 IL - 2、IL - 4、IL - 5、IL - 6、TNF、IFN 等，为辅助 B 细胞产生抗体提供准备。在此过程中，部分 Th 细胞停止分化，形成记忆 T 细胞（Tm 细胞），保留对特异性抗原的长期记忆。

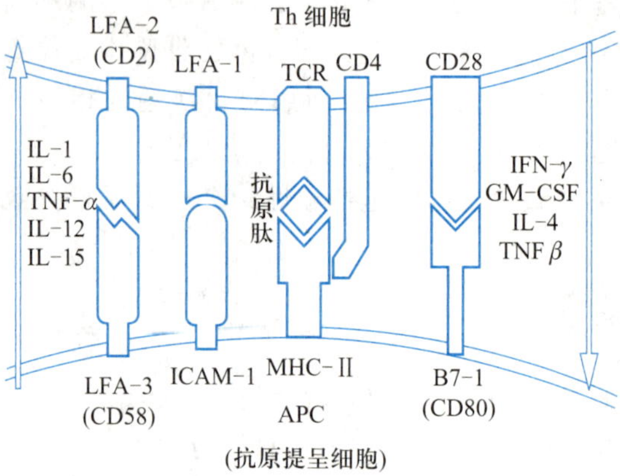

图 3 - 1 APC 与 Th 细胞间的相互作用示意图

2. B 细胞的活化、增殖与分化 B 细胞既是体液免疫应答的效应细胞，也是抗原提呈细胞。B 细胞的活化也需要双信号刺激，第一信号为 BCR 与抗原的结合，第二信号为 B 细胞 CD40 分子与 Th2 细胞 CD40L 分子的结合。初次应答中，来自被其他 APC 活化的 Th 细胞与 B 细胞通过黏附分子相互作用，激活 B 细胞；而再次应答中，由已经扩增的 B 细胞作为 APC 与 Th 细胞相互作用并使之活化。B 细胞摄入抗原后，降解抗原形成抗原肽，抗原肽与 MHC Ⅱ类分子结合形成抗原肽 - MHC Ⅱ类分子复合物并表达于 B 细胞表面，提呈给 Th 细胞，Th 细胞在双信号的刺激下活化，活化的 Th 细胞表达 CD40L，与 B 细胞表面的 CD40 结合产生 B 细胞活化的第二信号，即共刺激信号（图 3 - 2）。在双信号的刺激下 B 细胞活化，活化的 B 细胞可表达多种细胞因子受体，在 Th2 细胞释放的 IL - 2、IL - 4、IL - 5、IL - 6 等作用下增殖、分化为浆细胞，浆细胞合成并分泌抗体。浆细胞产生 Ig 的类别与 B 细胞分化过程中受不同细胞因子的影响有关，IL - 2、IL - 4、IL - 5 可促进 IgM 的合成，IL - 2、IL - 4、IL - 6 和 IFN - γ 可促进 IgG 的合成，IL - 5 和 TGF - β 可诱导 IgA 合成，IL - 4 与 IgE 的合成有关。部分 B 细胞分化形成记忆细胞（Bm）。

（三）效应阶段

当同一抗原再次进入机体时，存在于体液中的抗体与之发生特异性结合反应。通过 Fab

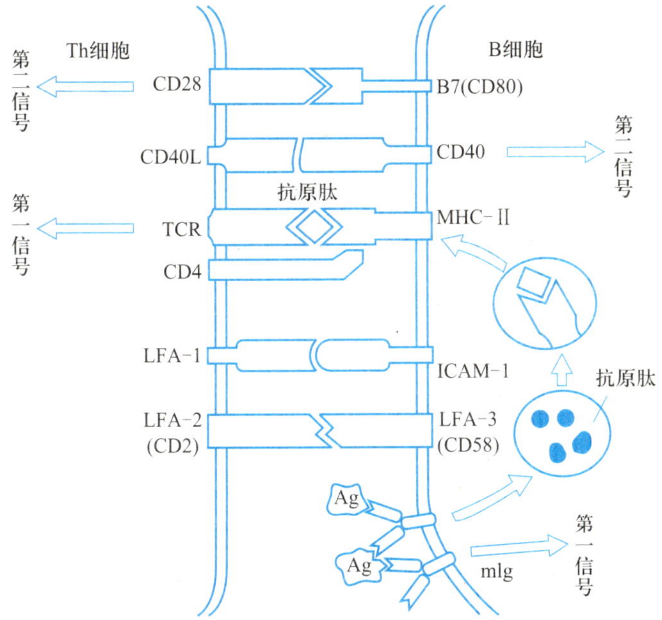

图 3-2　B 细胞与 Th 细胞间的相互作用示意图

段与抗原的结合发挥抗体对病原微生物感染和其毒素毒性的中和作用;并通过 Fc 段结合补体、吞噬细胞和 NK 细胞等清除抗原。

二、B 细胞对 TI 抗原的免疫应答

TI 抗原分为Ⅰ型和Ⅱ型。Ⅰ型 TI 抗原刺激 B 细胞活化需要双信号,Ⅰ型 TI 抗原(细菌的脂多糖等)的抗原决定簇与 B 细胞表面的 BCR 结合产生活化第一信号;有丝分裂原与 B 细胞丝裂原受体结合,产生活化第二信号。在双信号作用下,B 细胞被诱导活化。Ⅱ型 TI 抗原活化 B 细胞仅为单信号刺激,Ⅱ型 TI 抗原(荚膜多糖等)重复排列的相同抗原决定簇与 B 细胞表面的 BCR 发生交联结合,产生活化信号。活化的 B 细胞进一步增殖分化为浆细胞,合成分泌抗体。因 TI 抗原刺激 B 细胞发生应答的过程中不形成记忆细胞,所以没有再次应答反应;TI 抗原不能单独诱导 Ig 类别的转换,故仅产生 IgM 类抗体。

三、体液免疫应答的一般规律

1. 初次免疫应答　指某种抗原物质首次进入机体时引起的免疫应答。其特点是:① 潜伏期长,需经过整个免疫应答过程(1~2 周)血清中才能出现抗体;② 抗体效价低;③ 抗体以 IgM 类为主;④ 抗体在体内维持时间短;⑤ 抗体结合抗原的亲和力低。

2. 再次免疫应答　指同一抗原再次进入机体时发生的免疫应答。其特点是:① 潜伏期短;② 抗体的效价高;③ 抗体以 IgG 类为主;④ 抗体在体内维持时间长;⑤ 抗体的亲和力高(图 3-3)。

体液免疫应答的一般规律具有重要的临床意义。预防接种时,死疫苗和类毒素的预防接种通常需要重复注射 2~3 次以加强免疫。IgM 是最早出现的抗体,故特异性 IgM 的检测,常作为病原微生物正在感染和近期感染的诊断指标;此外也可根据抗体效价的变化辅助诊

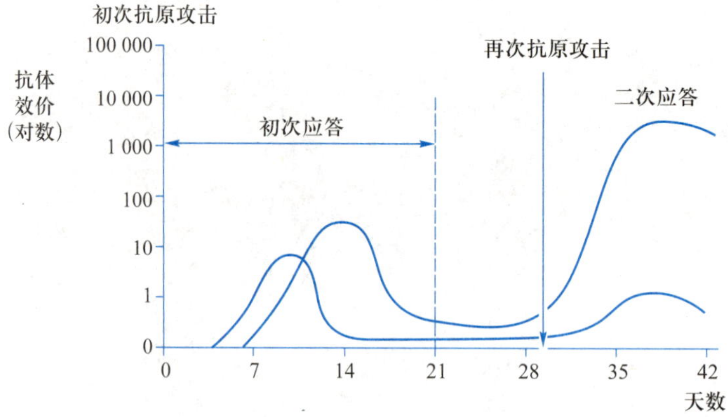

图 3－3　抗体产生的一般规律

断病原微生物的感染。

四、体液免疫的生物学作用

1. 中和作用　中和作用是抗体的 Fab 段与抗原结合直接产生的。因抗体的结合而产生的空间障碍作用使得抗原不能与敏感的组织细胞结合。具体表现在抗毒素对外毒素的中和作用；病毒中和抗体对病毒感染的中和作用；sIgA 可阻止细菌等病原微生物黏附于黏膜上皮细胞，从而阻止感染的发生。

2. 调理作用　抗体的 Fab 段与抗原结合后，其 Fc 段与吞噬细胞表面的 Fc 受体结合，通过抗体的"搭桥"作用，使抗原固定于吞噬细胞表面，促进吞噬细胞吞噬病原体，此效应即抗体对吞噬细胞吞噬的调理作用。

3. 细胞毒作用　IgG 与带有相应抗原的靶细胞结合后，其 Fc 段与 NK 细胞、单核－巨噬细胞表面的 Fc 受体结合，介导 NK 细胞、单核－巨噬细胞杀伤携带特异性抗原的靶细胞。

4. 激活补体　抗体与抗原结合后，Fc 段上的补体结合点暴露，激活补体系统，溶解靶细胞和通过补体的调理、免疫黏附、炎性趋化等作用调动吞噬细胞清除抗原。

5. 免疫损伤　在某些情况下，抗体可介导Ⅰ、Ⅱ、Ⅲ型超敏反应。

第三节　T 细胞介导的细胞免疫应答

细胞免疫应答是指 T 细胞受抗原刺激后，活化、增殖、分化为效应 T 细胞发挥免疫效应的过程。效应 T 细胞通过两条途径发挥作用，清除抗原：① $CD4^+$ Thl 细胞介导的炎症反应；② $CD8^+$ CTL 细胞对靶细胞的特异性杀伤作用。

一、抗原的提呈和识别阶段

细胞免疫通常由 TD 抗原引起。APC 对抗原的摄取、处理和提呈过程如前所述。APC 提呈抗原肽－MHC Ⅱ类分子复合物给 $CD4^+$ Th 细胞，提呈抗原肽－MHC Ⅰ类分子复合物给 $CD8^+$ CTL 细胞。

二、活化、增殖和分化阶段

1. CD4⁺Thl 细胞的形成 CD4⁺Th 细胞的活化需要双信号刺激,即 Th 细胞的 TCR 与 CD4 分子分别识别 APC 提呈的抗原肽 - MHC Ⅱ类分子复合物中的抗原肽和 MHC Ⅱ类分子 Ig 样区,产生 Th 细胞活化的第一信号;再通 Th 和 APC 两者之间的黏附因子的相互作用(B7 - 1 与 CD28、ICAM - 1 与 LFA - 1、LFA - 3 与 LFA - 2),提供 Th 活化的第二信号(共刺激信号)。在双信号的刺激下 Th 细胞活化。活化的 Th 细胞表达 IL - 2、IL - 4、IL - 12 等细胞因子受体,在以 IL - 12 为主的细胞因子作用下增殖、分化为 CD4⁺Thl 细胞。

2. CD8⁺CTL 细胞的形成 CTL 细胞活化也需要双信号:CD8⁺CTL 细胞通过 TCR 识别 APC 提呈的抗原肽 - MHC Ⅰ类分子复合物中的抗原肽,CD8 分子识别 MHC Ⅰ类分子的 Ig 样区,产生 CTL 活化的第一信号;再通过 CTL 细胞与 APC 表面黏附分子间的相互作用产生 CD8⁺CTL 细胞活化的第二信号(共刺激信号)。在双信号的作用下 CTL 细胞活化(图 3 - 4)。活化的 CTL 细胞在 CD4⁺Th2 细胞分泌的 IL - 2、IL - 12、IFN - γ 等细胞因子作用下,分化为效应 CTL 细胞。

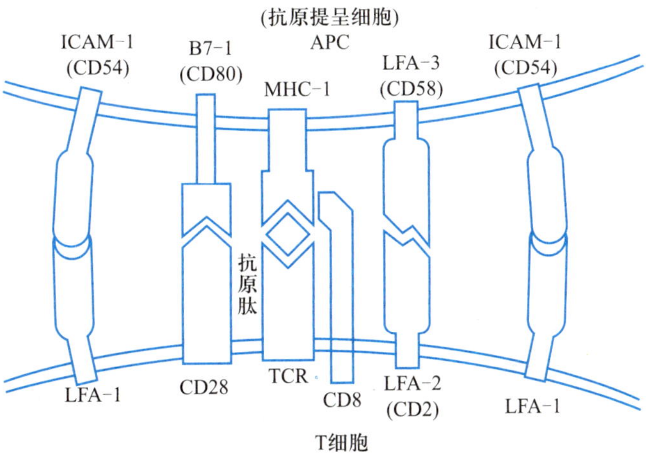

图 3 - 4　APC 与 CD8⁺T 细胞间的相互作用示意图

三、效应阶段

1. CD4⁺Thl 细胞释放细胞因子导致炎症反应 CD4⁺Thl 细胞再次接受特异性抗原刺激时释放多种细胞因子(淋巴因子),使局部组织产生以淋巴细胞和单核 - 巨噬细胞浸润为主的慢性炎症反应,又称迟发型超敏反应。CD4⁺Thl 细胞释放的主要细胞因子及其作用见表 3 - 1。在整个应答过程中,CD4⁺Th 的活化、增殖和分化以及细胞因子的产生是有抗原特异性的,但释放出的细胞因子的作用则表现为扩大的非抗原特异性效应。

2. CD8⁺CTL 细胞对靶细胞的直接杀伤 效应 CTL 细胞再次与特异性抗原相遇,其 TCR 与靶细胞表面的抗原肽 - MHC Ⅰ类分子复合物中的抗原肽结合,CD8 分子与 MHC Ⅰ类分子的 Ig 样区结合,通过以下机制杀伤靶细胞:① 释放穿孔素,使靶细胞形成跨膜通道,细胞外水分进入细胞内,细胞内电解质、大分子物质溢出,导致靶细胞崩解;② 分泌颗粒酶进入靶细胞内,通过激活凋亡相关的酶系统而导致靶细胞 DNA 损伤,引起细胞凋亡;③ CTL 细胞表达表面蛋白 Fas 配体（FasL），与靶细胞表面的 Fas 结合，转导死亡信号，引起靶细胞凋亡。

效应 CTL 细胞对靶细胞的杀伤作用是有抗原特异性的，且受 MHC Ⅰ类分子的限制。其杀伤具有高效性，一个 CTL 细胞可以连续杀伤多个靶细胞。

表 3－1　主要细胞因子及其作用

细胞因子	主要作用
IL－2	刺激 $CD8^+$ Tc 细胞增殖、分化为效应 CTL
	刺激 $CD4^+$ Th 细胞增殖、分化，分泌 IL－2、TNF－β 和 IFN－γ
	增强 NK 细胞、MΦ 的杀伤活性
	诱导 LAK 和 TIL（肿瘤浸润淋巴细胞）的抗瘤活性
IFN－γ	活化增强 MΦ 的吞噬杀伤作用
	活化 NK 细胞，增强杀伤肿瘤细胞和抗病毒作用
	增强细胞 MHC Ⅱ/Ⅰ类分子表达，提高抗原提呈能力
TNF－β	产生炎症作用和杀伤靶细胞
（LT）	抗病毒作用
	激活中性粒细胞、MΦ 释放 IL－1、IL－6、IL－8

四、细胞免疫的生物学效应

1. 抗感染作用　主要针对细胞内寄生的细菌（结核分枝杆菌、麻风分枝杆菌、伤寒沙门菌等）、病毒、真菌、寄生虫等的感染。在机体对胞内寄生物尚未建立特异性细胞免疫之前，吞噬细胞易对其形成不完全吞噬，特异性细胞免疫建立后，通过 $CD4^+$ Thl 释放细胞因子，活化吞噬细胞，使其吞噬能力增强，形成完全吞噬。

2. 抗肿瘤作用　CTL 细胞可直接杀伤带有特异性抗原的肿瘤细胞，其杀伤作用受 MHC Ⅰ类分子的限制；Thl 细胞释放多种细胞因子，如 TNF、IFN、IL－2 等可直接杀伤肿瘤细胞或活化 MΦ、LAK、TIL 的抗肿瘤作用。

3. 参与移植排斥反应　器官移植时由于供者与受者之间的组织相容性抗原不同，常引起排斥反应，$CD4^+$ Th 细胞和 $CD8^+$ CTL 细胞是主要的效应细胞。

4. 免疫损伤　引起迟发型超敏反应或造成某些自身免疫病。

第四节　免疫耐受

一、免疫无应答和免疫耐受的概念

机体接受抗原刺激后不形成特异性抗体和（或）致敏淋巴细胞，这种状态称为免疫无应答。免疫无应答可分为非特异性和特异性两类：非特异性免疫无应答是指机体对任何抗原的刺激均不产生应答的状态；特异性免疫无应答又称免疫耐受，是指经某种抗原诱导后形成的特异性免疫无应答状态，但对其他抗原仍具有正常的免疫应答能力。

非特异性免疫无应答包括免疫缺陷和免疫抑制。特异性免疫无应答即免疫耐受，可分为天然免疫耐受和获得性免疫耐受。由自身抗原诱导的免疫耐受为天然免疫耐受又称自身耐受。自身免疫耐受的建立对维持机体的自身稳定和进行免疫调节具有重要的意义。

二、免疫耐受的诱导条件

免疫耐受的诱导需要机体的免疫系统与抗原接触，免疫耐受的维持有赖于抗原的持续存在。抗原进入机体，可作为免疫原导致正免疫应答，也可成为耐受原导致免疫耐受。免疫耐受的形成与否主要取决于抗原和机体两方面的因素。

（一）抗原因素

1. 抗原的性质、种类和理化性状　与机体遗传背景相近的抗原易诱发免疫耐受；抗原的理化性状也与免疫耐受的形成密切相关，颗粒性抗原不容易导致免疫耐受，而小分子可溶性抗原（如血清蛋白、脂多糖等），则较易诱导机体产生免疫耐受，人丙种球蛋白的聚合体具有良好的免疫原性，而非聚合体则是较好的耐受原。

2. 抗原的剂量和免疫途径　通常 TI 抗原诱导机体产生免疫耐受所需的抗原剂量高，而 TD 抗原则不论剂量高低均可使机体形成免疫耐受。抗原进入机体的途径也与免疫耐受产生的难易和快慢有关，易引起免疫耐受的顺序依次为：口服和静脉注射、腹腔注射、肌内或皮下注射。

3. 抗原持续的时间　免疫系统不断有新的淋巴细胞产生，所以抗原的持续存在是维持免疫耐受状态的重要条件。一旦耐受原在体内消失，机体便可对该抗原产生特异性免疫应答。

（二）机体因素

1. 免疫系统的成熟程度　免疫耐受建立的难易与机体免疫系统的发育成熟程度有关，机体免疫系统越成熟，越不容易建立免疫耐受。免疫耐受在胚胎期易于诱导，新生儿期次之，成年期后难以诱导其形成。

2. 免疫抑制措施的应用　在成年个体诱导免疫耐受常需联合应用其他免疫抑制措施。通过人为破坏成熟的淋巴系统，造成类似新生儿期的免疫不成熟状态，或通过阻断抗原刺激后免疫活性细胞的分化等机制，可促进免疫耐受的形成。

3. 机体的遗传因素　在许多人工诱导免疫耐受的动物实验中已证实了这点，多种动物通过抗原诱导都可建立免疫耐受，但其建立的难易程度不同。

三、研究免疫耐受的临床意义

免疫耐受与临床某些疾病的发生、发展密切相关。生理条件下的免疫耐受对自身物质不应答；病理性免疫耐受是指机体不能执行免疫防御功能，常引发疾病。

1. 防治自身免疫病　自身免疫病的发生与自身耐受的破坏有关，如何提高机体对自身成分的耐受和去除破坏免疫耐受的因素，是防治自身免疫病的根本方法。

2. 治疗Ⅰ型超敏反应　通过克隆清除或免疫抑制的方法来诱导Ⅰ型超敏反应疾病患者对过敏原的耐受，以防治Ⅰ型超敏反应性疾病。临床常使用的有小剂量过敏原皮下注射；诱导 IFN－γ 及 TGF－β 产生，抑制 IgE 抗体的生成等方法。

3. 防止移植排斥反应 建立有效的移植免疫耐受,是防止器官移植排斥反应,延长移植物存活时间的重要措施。在组织器官移植前,静脉注射供者的血细胞,能建立一定程度的免疫耐受,延长移植器官的存活。采用非细胞毒性抗 $CD4^+$ 和抗 $CD8^+$ 单克隆抗体诱导 $CD4^+$T 细胞和 $CD8^+$T 细胞耐受,可成功治疗同种移植排斥反应。

4. 消除肿瘤免疫耐受 用基因转染和使用细胞因子等方法提高肿瘤细胞 MHC 分子及 B7、B40 分子在细胞表面的表达,可增强肿瘤抗原的免疫原性,提高抗肿瘤免疫能力。

第五节 免疫应答的调节

免疫应答功能异常会对机体造成损伤,如对抗原性异物产生免疫耐受或免疫反应过强,对自身组织成分产生免疫应答等。人体在长期的进化过程中形成了免疫应答的多层面、多系统调节机制,各种免疫细胞和免疫分子在遗传基因的控制和神经 - 内分泌系统的参与下相互促进、相互制约,使机体对抗原的刺激产生最佳免疫应答,以保证免疫功能的正常。

一、基因水平的调节

MHC 是基因水平调节免疫应答的重要机制。T 细胞在胸腺发育的过程中通过阳性选择获得识别抗原肽 - MHC Ⅰ类或抗原肽 - MHC Ⅱ类分子复合物的能力,通过阴性选择清除识别自身抗原的 T 细胞,从而保证免疫系统仅对异物性抗原产生免疫应答,并受 MHC 限制。此外,不同个体因其 MHC 分子的不同,对同一抗原的应答能力也不同。

二、分子水平的调节

1. 抗原的调节作用 在一定范围内,免疫应答的强度随进入机体抗原量的增多而增强,但抗原的量过高或过低,均可导致免疫耐受。结构相似的抗原在相同时间先后进入机体时,先进入的抗原可干扰后进入抗原的免疫应答,使机体对其免疫应答的反应性下调。

2. 抗体的调节作用 当抗原进入含有相应高浓度抗体的机体时,抗体与抗原的结合阻断或封闭了抗原与 B 细胞 BCR 的结合,从而阻断了 B 细胞的进一步活化和抗体的进一步产生。而当某种抗体含量较低时,与相应抗原结合形成免疫复合物,免疫复合物的抗原与 B 细胞的 BCR 结合,而免疫复合物中抗体的 Fc 段则与 B 细胞表面的 Fc 受体结合,导致 B 细胞表面的受体发生交联,抑制 B 细胞的活化,从而抑制抗体过度生成。

当体内某种特异性抗体含量过高时,其独特型抗原决定簇刺激相应的 B 细胞克隆产生抗独特型抗体,该抗独特型抗体与抗体结合而清除过量的抗体;该抗独特型抗体又能与相应 B 细胞表面的 BCR 上的独特型抗原决定簇结合,从而抑制相应 B 细胞克隆继续产生抗体。

三、细胞水平的调节

1. APC 的调节作用 APC 摄入抗原后经消化处理,形成抗原肽 - MHC Ⅱ类分子复合物,以适当的浓度在细胞表面提呈,以避免在抗原量过高或过低时引起过强的免疫应答或免疫耐受。APC 分泌多种细胞因子参与免疫应答的正、负调节。

2. Th 细胞的调节作用 Th 细胞在 IL - 12 的作用下分化为 Th1 细胞,参与细胞免疫;Th 细胞在 IL - 4 的作用下分化为 Th2 细胞,辅助 B 细胞,参与体液免疫。Th1 与 Th2 细胞所分泌的细胞因子可相互遏制对方的分化、增殖及所参与的免疫反应，所以 Th1 细胞与 Th2 细胞互为抑制因素。

四、神经－内分泌系统与免疫系统间的相互调节

1. 神经－内分泌系统对免疫系统的调节 免疫细胞上有多种神经递质和激素分子的受体，神经－内分泌系统通过神经递质和激素分子与免疫细胞上的受体结合发挥调节免疫应答的作用。如肾上腺皮质激素对免疫细胞具有抑制作用，在应激状况下，机体通过下丘脑－垂体－肾上腺轴释放肾上腺皮质激素，引起免疫抑制。而生长激素、雌激素、甲状腺素、胰岛素等则可增强免疫应答。

2. 免疫系统对神经－内分泌系统的调节 免疫细胞产生的细胞因子可作用于神经－内分泌系统，如 IL－1 可作用于垂体，通过 ACTH 促进肾上腺皮质激素水平的升高。免疫细胞可以合成 ACTH、内啡肽、生长激素、泌乳素、绒毛膜促性腺激素等十余种神经递质和内分泌激素，参与神经－内分泌系统的功能。

第六节　抗感染免疫

抗感染免疫是机体免疫系统抵抗各类病原微生物感染的免疫防御功能。由固有免疫和适应性免疫两部分构成。

一、固有免疫

固有免疫是生物种系在长期的发育和进化过程中形成的防御功能。其特点是：① 出生既有；② 作用无特异性。因此，固有免疫又称先天性免疫或非特异性免疫。固有免疫由机体的组织屏障结构、吞噬细胞的吞噬作用及体液中的抗微生物物质组成。

（一）组织屏障结构

1. 皮肤黏膜屏障 健康完整的皮肤黏膜能够机械阻挡病原微生物对机体组织的入侵；皮肤或黏膜能分泌多种抑菌杀菌的分泌液，如汗腺分泌的乳酸，皮脂腺分泌的脂肪酸、胃黏膜分泌的胃酸等；唾液、泪液、乳汁等分泌液中的溶菌酶，能溶解革兰阳性菌；此外，寄居于皮肤黏膜上的正常菌群，可通过营养竞争代谢产物的毒性作用对病原微生物产生拮抗作用。

2. 血脑脊液屏障 主要由软脑膜、脉络丛的毛细血管壁和包在壁外的星状胶质细胞构成。具有阻挡病原微生物及其毒性产物从血液进入脑组织的作用，因而能保护中枢神经系统。婴幼儿由于血脑脊液屏障发育不完善，故易发生脑膜炎、脑炎等中枢神经系统感染。

3. 胎盘屏障 由母体子宫内膜的基蜕膜和胎儿绒毛膜构成。可防止母亲血液中的病原微生物或其毒性产物进入胎儿体内，保护胎儿、防止感染。妊娠 3 个月内，胎盘屏障尚未发育完善，母体感染某些细菌、病毒（如巨细胞病毒、风疹病毒等）可进入胎儿体内，影响胎儿发育，导致胎儿流产、畸形或死亡。

（二）吞噬细胞

体内具有吞噬功能的细胞统称吞噬细胞。当病原微生物突破屏障结构进入机体内时，吞噬细胞即可发挥强大的吞噬作用。

1. 吞噬细胞的种类 吞噬细胞有两类，一是小吞噬细胞，即外周血中的中性粒细胞；另

一是大吞噬细胞，包括血液中的单核细胞和组织器官中的巨噬细胞，如肝中的库普弗细胞、肺中的尘细胞等，即单核－巨噬细胞系统。

2. 吞噬细胞的作用 中性粒细胞主要吞噬存在于细胞外的病原体，而单核－巨噬细胞主要吞噬细胞内寄生物以及衰老、变性的细胞。吞噬细胞的吞噬和杀菌过程一般分为三个阶段：

（1）接触 吞噬细胞与病原菌的接触可以是偶然相遇，也可通过趋化因子（如补体活化产物 C3a、C5a，炎症组织分解产物，细菌多糖物质等）的吸引作用而实现。趋化因子使吞噬细胞向感染部位做定向移动，称为趋化作用。

（2）吞入 吞噬细胞吞入病原体有两种方式，一是吞噬作用，即对较大的颗粒物质如细菌等，吞噬细胞伸出伪足将细菌包绕并摄入细胞质内，形成吞噬体；另一种是吞饮作用，即对小分子物质如病毒等，细胞膜内陷直接将其吞入细胞质中，形成吞噬小泡。

（3）杀灭 吞噬体形成后，胞质中的溶酶体与之靠近接触，融合形成吞噬溶酶体，溶酶体中的各种水解酶（如髓过氧化物酶、碱性磷酸酶、蛋白酶、脂酶、核酸酶等）即可发挥杀灭、溶解及消化作用，并将不能消化的残渣排出吞噬细胞外。

3. 吞噬的结果 由于病原微生物种类、毒力和机体免疫状况不同，吞噬作用可出现以下 3 种结果。

（1）完全吞噬 多数细菌被吞噬后，可完全被杀死、消化，称为完全吞噬。如化脓性球菌被吞噬后，5～10 min 死亡，30～60 min 被消化分解。

（2）不完全吞噬 有些细菌如胞内寄生菌被吞噬后，在缺乏特异性细胞免疫的机体内，细菌不但不被杀死，反而在吞噬细胞内生长繁殖，损伤破坏吞噬细胞，病原菌还可随游走的吞噬细胞经血液、淋巴液扩散到机体的其他部位，造成感染的播散，这种现象称为不完全吞噬。

（3）造成组织损伤 吞噬细胞在吞噬过程中，有时向胞外释放多种溶酶体酶，破坏邻近组织细胞，造成组织损伤，如损伤肾小球基底膜引起肾小球肾炎等。

（三）体液中的抗微生物物质

正常人体体液中存在的杀菌物质主要有补体、干扰素、溶菌酶、乙型溶素等。

1. 补体 补体是存在于人与动物新鲜血清中的一组具有酶活性的球蛋白。补体具有溶菌和溶解病毒的作用，在机体早期抗感染中具有重要意义；补体也参与适应性免疫，协助抗体清除病原微生物等抗原物质。

2. 干扰素 干扰素是由干扰素诱生剂刺激机体细胞产生的一类有广泛生物学效应的糖蛋白，具有抗病毒、抗肿瘤和免疫调节等作用。

3. 溶菌酶 溶菌酶是一种低分子碱性蛋白质，主要由巨噬细胞产生，存在于人体的组织及体液（血液、唾液、呼吸道分泌液）中。溶菌酶能破坏革兰阳性菌细胞壁的肽聚糖，使胞壁受损进而溶解细菌。革兰阴性菌因肽聚糖外面有外膜包围，一般不受溶菌酶影响，但如果同时有相应的抗体和补体存在时，溶菌酶对其仍具有杀伤作用。

此外，参与非特异性免疫的还有杀白细胞素、吞噬细胞杀菌素等。

二、适应性免疫

适应性免疫是指机体在个体发育和生活过程中与病原微生物及其代谢产物等抗原物质

接触后获得的免疫。其特点是:① 在个体发育与生活过程中经抗原刺激(感染或接种疫苗)而获得;② 有明显的特异性,只对相应的病原微生物感染有防御作用。因此,适应性免疫又称获得性免疫或特异性免疫。

适应性免疫是在非特异性免疫基础上建立起来的,在抗感染免疫中占有重要的地位。由 B 细胞介导的体液免疫和 T 细胞介导的细胞免疫两部分组成。

(一) 体液免疫的抗感染作用

1. 中和作用 中和作用包括抗毒素中和外毒素及抗体中和病毒两方面的作用。抗毒素与游离的外毒素结合,通过空间位阻作用或封闭外毒素的活性部位使之不能与机体的易感组织结合,此即抗毒素对外毒素的中和作用。抗毒素对已与易感细胞结合的外毒素无中和作用,故临床使用抗毒素应早期、足量。对以外毒素致病的细菌(如破伤风梭菌、肉毒梭菌、白喉棒状杆菌等)感染均以抗毒素免疫为主。抗体对病毒的中和作用是指特异性抗体与相应病毒结合后,通过空间位阻作用,使病毒丧失与易感细胞结合的能力,从而起到抵抗相应病毒感染的作用。

2. 局部免疫作用 许多病原菌入侵机体时需黏附到黏膜上皮细胞上,黏附是感染的第一步。机体黏膜表面的 sIgA 与细菌表面的抗原成分结合,能够阻止病原菌的入侵。sIgA 在抵抗志贺菌、霍乱弧菌、淋病奈瑟菌等感染中发挥重要作用。

3. 调理作用 吞噬细胞对微生物的吞噬作用可因抗体、补体的作用而增强。① 抗体的调理作用:IgG 的 Fab 段与细菌表面相应的抗原决定簇结合后,其 Fc 段与吞噬细胞表面的 Fc 受体结合,IgG 抗体在细菌与吞噬细胞间形成桥梁,从而促进吞噬细胞吞噬和杀菌;② 联合补体的调理作用:抗体(IgG、IgM)与细菌抗原特异性结合后,激活补体产生 C3b/C4b,C3b/C4b 一端结合于细菌表面,另一端与吞噬细胞表面的 C3b/C4b 受体结合,从而促进吞噬细胞对细菌的吞噬。C3b/C4b 与细菌表面结合后,另一端与表面有 C3b/C4b 受体的红细胞、血小板结合,则可形成较大的免疫复合物,易被体内吞噬细胞发现并吞噬清除,此即为免疫黏附作用。

4. 溶菌作用 抗体(IgG、IgM)与细菌等抗原结合形成免疫复合物,可通过经典途径活化补体导致细菌细胞溶解。补体的溶菌作用主要见于革兰阴性菌,如志贺菌、伤寒沙门菌等。

(二) 细胞免疫的抗感染作用

某些胞内菌,如结核分枝杆菌、伤寒沙门菌、布鲁菌、病毒、真菌等,体液免疫对这些病原微生物的作用不大,主要依靠细胞免疫将其杀灭。

1. 迟发型超敏反应 T 细胞(Th1)的作用 致敏 Th1 细胞与相应微生物抗原结合,通过释放多种淋巴因子,增强巨噬细胞的吞噬、杀菌能力,使被吞噬的胞内菌由不完全吞噬变为完全吞噬。如结核分枝杆菌在活化的巨噬细胞内可被杀灭。

2. 细胞毒 T 细胞(CTL)的杀伤作用 $CD8^+$ CTL 细胞接受抗原刺激后,可增殖分化为致敏 CTL。CTL 能够直接对带有相应抗原的细胞发挥特异性杀伤作用,使病毒丧失生存的场所,从而有利于机体对病毒的清除。

由于抗感染免疫是机体的一种生理功能,故凡能影响机体生理功能的因素(年龄、遗传、营养、内分泌、体育锻炼等)均可影响机体的抗感染能力。

本章小结

抗感染免疫是机体免疫系统抵抗病原微生物感染的防御功能，包括固有免疫和适应性免疫两大类。固有免疫是生物种系在长期的进化过程中形成的一种防御功能，由组织屏障结构、吞噬细胞及体液中的杀菌物质组成。适应性免疫是个体在发育和生活过程中与病原微生物及其代谢产物等抗原物质接触后获得的，适应性免疫由B细胞介导的体液免疫和T细胞介导的细胞免疫两部分组成，在抗感染免疫中占有重要的地位。体液免疫主要由B细胞介导。B细胞接受抗原刺激后分化为浆细胞分泌抗体，体液免疫效应的发挥是由抗体通过结合抗原、激活补体、调理吞噬、ADCC等作用来清除抗原。抗体的产生遵循初次应答和再次应答的规律。细胞免疫主要由T细胞介导，发挥免疫效应细胞是$CD4^+$ Thl细胞和$CD8^+$ CTL细胞。免疫应答的基本过程分为抗原的提呈与识别、活化、增殖与分化和效应阶段。

思考题

1. 试述免疫应答的基本过程。
2. T、B细胞活化的条件是什么？
3. 何谓MHC限制性？
4. 简述体液免疫应答和细胞免疫应答的过程。
5. 抗体产生有何规律及其临床意义？
6. 体液免疫与细胞免疫的生物学作用是什么？
7. 试述机体抗感染免疫机制的构成。

（孙中文）

第四章

超 敏 反 应

学习目标

1. 掌握超敏反应的概念，I 型超敏反应的发生机制、临床常见疾病和防治原则。
2. 熟悉Ⅱ、Ⅲ、Ⅳ型超敏反应的发生机制、临床常见疾病。

超敏反应是指已致敏机体再次接触相同抗原后产生的一种过强的特异性免疫应答，导致机体的组织损伤或生理功能失调。超敏反应的发生与抗原的性质及机体的反应性有关，引起超敏反应的抗原称变应原，可以是完全抗原，也可以是半抗原。根据超敏反应的发生机制和临床特点，将其分为Ⅰ、Ⅱ、Ⅲ型和Ⅳ型超敏反应。

第一节 I 型超敏反应

I 型超敏反应又称速发型超敏反应或过敏反应型超敏反应，其特点为：反应发生快，消退亦快；以生理功能失调为主；特异性抗体 IgE 参与；有明显的个体差异和遗传倾向。

一、发生机制

引起 I 型超敏反应的常见过敏原有花粉、尘螨、真菌及其孢子、细菌及其代谢产物、动物皮屑、牛奶、鱼虾、鸡蛋等食物和青霉素、磺胺、普鲁卡因等药物半抗原。I 型超敏反应的发生机制可分为致敏阶段和发敏阶段(图 4 – 1)。

(一) 致敏阶段

当变应原初次进入机体后，刺激机体产生 IgE 类抗体，IgE 的 Fc 段与组织中的肥大细胞和血液中的嗜碱性粒细胞膜上的 IgE Fc 受体结合，使机体处于致敏状态。致敏状态一般可维持半年以上，如长期不接触相同变应原，致敏状态会逐渐消失。

(二) 发敏阶段

相同变应原再次进入机体时，与组织中的肥大细胞和血液中的嗜碱性粒细胞膜上 IgE 的 Fab 段结合，使肥大细胞和嗜碱性粒细胞膜上 IgE 的 Fc 受体发生桥联，引起细胞膜通透性改变，细胞脱颗粒，释放组胺、激肽原酶、嗜酸性粒细胞趋化因子、前列腺素、白三烯、血小板活化因子等多种生物活性物质。

释放出的生物活性物质作用于组织器官，引起平滑肌痉挛、腺体分泌增多、小血管扩张

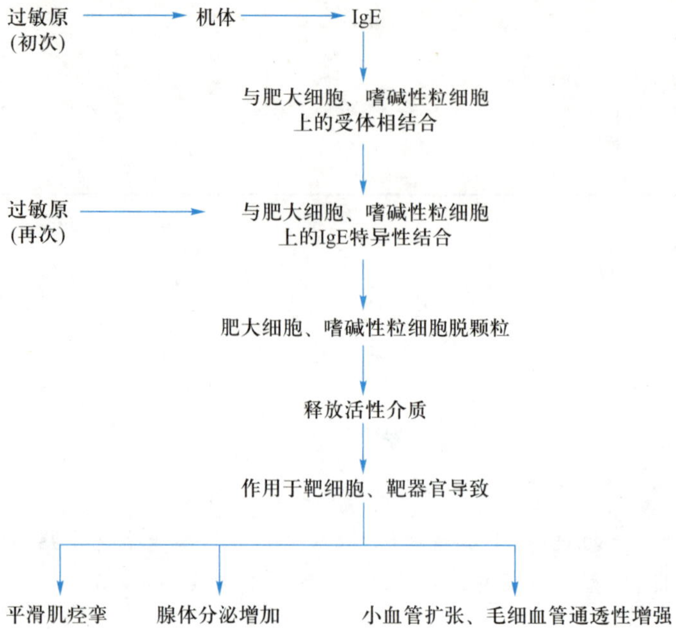

图 4－1　Ⅰ型超敏反应发生机制

和毛细血管通透性增强等多种生物学效应。

嗜酸性粒细胞在趋化因子的作用下聚集到炎症部位，通过吞噬过敏颗粒和释放水解酶类水解过敏介质，对Ⅰ型超敏反应进行负反馈调节。

二、临床常见疾病

（一）全身过敏反应

主要是药物或异种动物血清注射导致全身小血管扩张、毛细血管通透性增强所致的过敏性休克。

1. 药物过敏性休克　以青霉素最为常见。致敏机体再次注射青霉素后，可在几分钟至几十分钟内发生过敏反应，患者表现为胸闷、气急、呼吸困难、出冷汗、面色苍白、血压下降等休克症状，严重者导致死亡。值得提出的是，初次注射青霉素也可发生过敏性休克，这可能是因为机体既往以其他途径接触过青霉素或青霉素的降解产物使之处于致敏状态。如注射过含有青霉素的生物制品，皮肤和黏膜接触过青霉素，吸入空气中青霉菌孢子等。普鲁卡因、链霉素、磺胺、有机碘等的使用也可引起过敏性休克。

2. 血清过敏性休克　常发生在注射异种动物血清作为紧急预防或治疗时，如注射破伤风抗毒素、白喉抗毒素。

（二）呼吸道过敏反应

常见的过敏原有花粉、尘螨、真菌孢子、动物皮屑等。少数人吸入后可导致过敏性鼻炎或支气管哮喘。

（三）消化道过敏反应

少数人食入鱼、虾、蛋等异种动物蛋白质可引起腹痛、腹泻等过敏性胃肠炎的症状。

（四）皮肤过敏反应

食物、药物、肠道寄生虫感染等都可以引起皮肤过敏反应，主要表现为荨麻疹、湿疹等。

三、防治原则

（一）寻找过敏原、避免接触

通过询问病史和皮肤试验找出过敏原。有些过敏原可以被检出，但难以避免再接触，如尘螨。

（二）脱敏疗法

对异种动物血清过敏者，可采用在短时间内少量多次注射的方法使其脱敏，然后再注射较大剂量的异种动物血清对患者进行被动免疫治疗。

（三）减敏疗法

对检出后难以避免接触的过敏原，可以采用过敏原制剂少量多次皮下注射，然后剂量逐渐加大，持续数月甚至数年的方法，达到减敏目的。一般认为其机制是通过过敏原的反复注射，使机体产生特异性 IgG 类循环抗体，该抗体能够与再次进入的过敏原结合，阻断其与 IgE 的结合，因而可减轻Ⅰ型超敏反应发生的程度。这种 IgG 类抗体被称为封闭型抗体。

（四）药物治疗

用药物切断或干扰超敏反应的某个环节，可防止和减轻超敏反应的发生。

1. 抑制生物活性介质释放的药物 色甘酸钠能稳定肥大细胞膜，防止脱颗粒，抑制介质释放。肾上腺素、异丙肾上腺素、麻黄碱能活化腺苷酸环化酶，增加细胞内 cAMP 的合成；氨茶碱能抑制磷酸二酯酶的活性，阻止 cAMP 的分解。上述药物能提高细胞内 cAMP 的浓度，从而抑制活性介质的释放。

2. 活性介质拮抗药 苯海拉明、氯苯那敏、异丙嗪等抗组胺药物可与组胺竞争细胞膜上的组胺受体而发挥抗组胺作用，解除支气管痉挛，减少腺体分泌。

3. 改善靶器官反应性药物 肾上腺素、麻黄碱等可解除支气管痉挛，减少腺体分泌；葡萄糖酸钙除能解除痉挛外，还能降低毛细血管通透性，从而减轻皮肤、黏膜的过敏反应。

第二节 Ⅱ型超敏反应

Ⅱ型超敏反应又称细胞溶解型或细胞毒型超敏反应。其发生机制是细胞上的抗原与相应抗体结合，在补体、巨噬细胞和 NK 细胞的参与下造成靶细胞损伤。

一、发生机制

（一）抗原

1. 存在细胞表面的抗原 指红细胞表面的血型抗原等属于细胞表面固有成分的抗原，或自身组织细胞受某种因素作用导致表面成分改变而产生的自身抗原。

2. 外来的抗原、半抗原吸附在组织细胞上 某些化学药物在易感机体内与组织、细胞结合成为完全抗原，刺激机体产生相应抗体。

（二）参与反应的抗体及其细胞损伤途径

参与Ⅱ型超敏反应的抗体主要为 IgG 和 IgM。这些抗体与吸附在靶细胞表面的抗原、半抗原或靶细胞表面的固有抗原结合,或是抗原抗体复合物黏附于细胞表面,继而通过下列三条途径杀伤靶细胞:① 激活补体溶解靶细胞;② 通过调理、免疫黏附作用调动巨噬细胞吞噬靶细胞;③ 通过 ADCC、NK 细胞破坏靶细胞(图 4 - 2)。

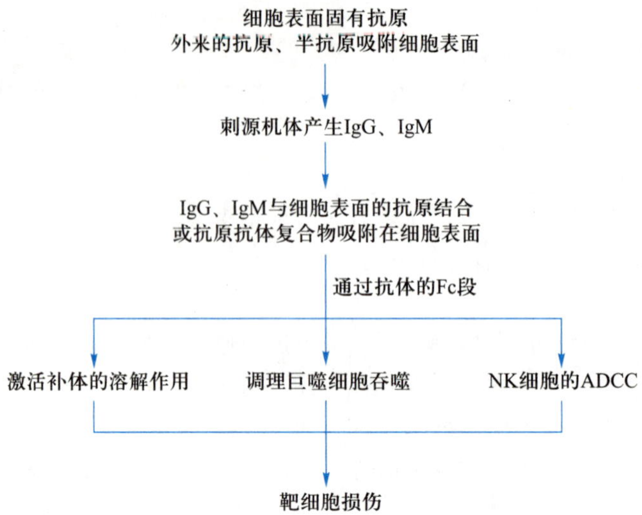

图 4 - 2　Ⅱ型超敏反应发生机制

二、临床常见疾病

(一) 输血反应

一般发生于误输异型 ABO 血。人体有天然的 ABO 血型抗体(IgM),与输入的相应红细胞结合可激活补体引起溶血反应。在反复输入异型 HLA 的血液后,受者体内可产生抗异型白细胞和血小板抗体,在补体参与下导致白细胞和血小板被破坏。

(二) 新生儿溶血症

多由于母亲为 Rh^-,而胎儿为 Rh^+,母胎间 Rh 血型不符引起。当母亲分娩、流产时,胎儿的 Rh^+ 细胞进入母体,刺激母体产生抗 Rh 抗体(IgG);已产生 Rh 抗体的母亲再次妊娠时,若胎儿血型仍是 Rh^+,母体的 IgG 类抗 Rh 抗体就可通过胎盘进入胎儿体内,与胎儿 Rh^+ 细胞结合,激活补体,导致胎儿红细胞溶解。

母子间 ABO 血型不符,通过上述方式也可使母亲致敏,产生 IgG 类抗体,导致新生儿溶血。常见于母亲是 O 型,胎儿是 A 型或 B 型者。

(三) 免疫性血细胞减少症

1. 药物性血细胞减少症　药物以半抗原或免疫复合物形式与血细胞结合,通过Ⅱ型超敏反应机制造成血细胞破坏。临床上可出现药物性溶血性贫血、药物性粒细胞减少症、血小板减少症等。

2. 自身免疫病型　某些敏感机体反复使用某种药物或感染病毒,导致红细胞抗原发生改变,诱导机体产生抗红细胞的自身抗体,在补体的参与下导致溶血性贫血。

(四) 肺 - 肾综合征

可能为病毒感染或吸入有机溶剂造成肺组织损伤、抗原性改变而产生自身抗体,由于肺泡壁基底膜和肾小球基底膜有共同抗原成分，由此诱生的自身抗体对肺泡壁基底膜和肾小球基底膜均可引起损伤。临床表现为咯血、贫血、血尿、蛋白尿、进行性肾衰竭，严重者可因肺出血和尿毒症而死亡。

（五）甲状腺功能亢进

患者血清中出现一种自身抗体，能与甲状腺表面的促甲状腺激素受体结合，所以称其为长效甲状腺刺激素，刺激甲状腺分泌甲状腺素，导致甲状腺功能亢进。此种自身免疫性抗受体抗体为IgG，它不引起细胞损伤而是引起细胞功能亢进。此反应又称为刺激型超敏反应。

第三节　Ⅲ型超敏反应

Ⅲ型超敏反应又称免疫复合物型或血管炎型超敏反应。

一、发生机制

（一）免疫复合物（immune complex，IC）的形成与沉积

中等大小可溶性免疫复合物形成并沉积于血管壁基底膜或其他组织间隙是导致Ⅲ型超敏反应的关键。形成免疫复合物分子的大小主要和抗原的性质、抗原抗体的比例等因素有关。颗粒性抗原或抗原与抗体的比例适当时形成大分子、不溶性免疫复合物，易被吞噬细胞所吞噬；可溶性抗原且抗原量或抗体量远多于抗体量或抗原量时形成小分子可溶性免疫复合物，这种免疫复合物较为稳定，不易沉积；在可溶性抗原量略多于抗体时，形成中等大小可溶性免疫复合物，这种免疫复合物不易被吞噬细胞吞噬，且极易沉积于血管壁基底膜或其他组织间隙而致Ⅲ型超敏反应。此外，抗原的持续存在、血管壁通透性及血流动力学等因素亦与Ⅲ型超敏反应的发生有关。

（二）免疫复合物的致病机制

免疫复合物最常见的沉积部位是肾小球、关节、心肌和其他部位的毛细血管或抗原进入部位。免疫复合物沉积后通过以下途径造成组织损伤：① 激活补体，产生具有趋化作用的C3a、C5a、C567，使大量中性粒细胞在局部浸润、释放溶酶体酶，引起周围组织损伤；② C3a、C5a促使肥大细胞、嗜碱性粒细胞释放血管活性物质，引起局部充血、水肿；③ 抗原抗体反应促使血小板在局部聚集，活化内源性凝血系统，形成微血栓，导致局部组织缺血、水肿、出血和坏死（图4-3）。

二、临床常见疾病

（一）局部免疫复合物病

抗原物质进入机体后在局部与体内已产生的抗体结合形成免疫复合物，导致局部组织炎性病变。

1. 实验性局部免疫复合物病（Arthus反应）　此反应是一种动物实验性局部Ⅲ型超敏反应。1903年，Arthus发现用马血清经皮下注射反复免疫家兔数周后，再次注射马血清时，可在注射局部出现红肿、出血和坏死等剧烈的炎症反应。这种因抗原在注射局部与相应抗体结合，形成的IC引起的急性炎症反应现象称为Arthus反应。

2. 人类局部Ⅲ型超敏反应　临床常见患者多次注射胰岛素、生长素、狂犬疫苗和动物

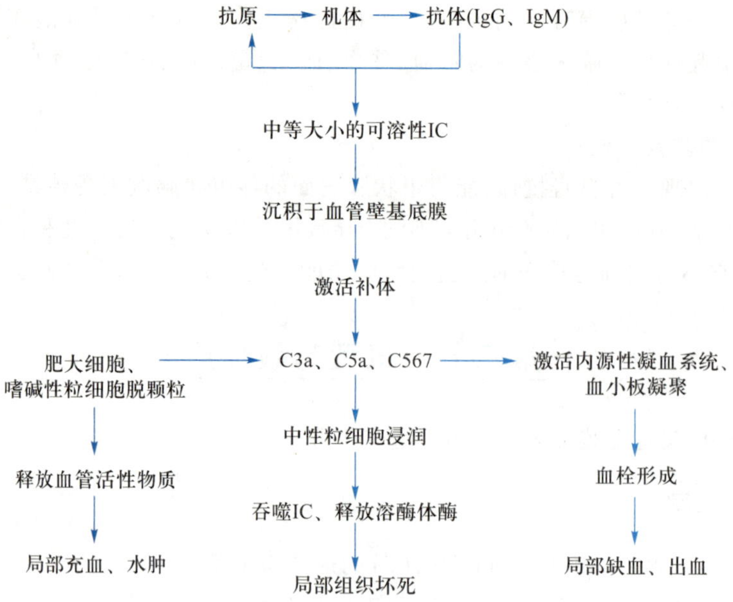

图 4－3　Ⅲ型超敏反应的发生与致病机制

源性抗毒素时在注射局部发生的急性炎症反应；人体吸入动植物蛋白质、粉尘、真菌孢子等，可与机体已产生的抗体在肺泡间形成 IC，引起过敏性肺泡炎。

（二）全身免疫复合物病

1. 血清病　血清病通常在初次大量注射异种动物血清后 1～2 周发生，主要症状有发热、皮疹、淋巴结肿大、关节肿痛和蛋白尿等。这是由于患者抗异种动物血清抗体已经产生，而大量注射的异种动物血清尚未完全排除，二者结合形成中等大小的可溶性循环免疫复合物所致。血清病具有自限性，停止注射抗血清后症状可自行消退。

2. 感染后肾小球肾炎　一般多发生在链球菌感染后 2～3 周，体内产生的抗链球菌抗体与链球菌可溶性抗原结合形成循环免疫复合物，沉积在肾小球基底膜上所致。其他微生物（如葡萄球菌、肺炎球菌、乙肝病毒和疟原虫感染）也可引起类似的肾小球损伤。

3. 系统性红斑狼疮和类风湿性关节炎　系统性红斑狼疮和类风湿性关节炎都是自身免疫病。前者产生针对自身多种细胞核成分的抗体，抗体和循环中的细胞核成分结合形成的免疫复合物，反复沉积在肾小球基底膜、关节、皮肤和其他组织器官，引起多部位的血管壁炎症，造成多组织器官的损伤。类风湿性关节炎患者体内产生抗自身变性 IgG 的抗体，多为 IgM，称为类风湿因子。类风湿因子与变性的 IgG 结合形成免疫复合物，沉积于关节滑膜引起进行性关节炎。

第四节　Ⅳ型超敏反应

Ⅳ型超敏反应又称迟发型超敏反应或传染性超敏反应，因其反应发生迟缓，一般在再次接触抗原后 48～72 h 才可出现明显反应，故得名。其发生过程无抗体和补体的参与，主要是 T 细胞介导的免疫损伤。Ⅳ型超敏反应是由致敏 T 细胞与相应抗原结合而引起，表现为以单个核细胞浸润和细胞变性坏死为特征的局部超敏反应性炎症。该型超敏反应的发生无明显个体差异。

一、发生机制

Ⅳ型超敏反应发生机制与细胞免疫基本相同，其本质是细胞免疫的另一个侧面，与细胞免疫同时发生。

（一）T 细胞的致敏

引起Ⅳ型超敏反应的抗原有病毒、胞内寄生菌、寄生虫、真菌、细胞抗原（如肿瘤抗原、移植细胞等）、某些化学物质（半抗原）。这些抗原经抗原提呈细胞处理后，以抗原肽 - MHC Ⅰ或Ⅱ类分子复合物的形式表达在抗原提呈细胞的表面，刺激具有相应抗原受体的 $CD4^+$ Th 细胞和 $CD8^+$ CTL 细胞活化、增殖、分化为致敏 T 细胞。

（二）效应阶段

当体内形成的致敏 T 细胞再次与相应抗原相遇并结合时，通过以下两条途径导致超敏反应的发生。

1. Th1 细胞的作用 Th1 细胞释放 TNF - β、IFN - γ、IL - 2 等多种细胞因子，在抗原存在部位形成以单个核细胞浸润和组织损伤为主的炎症反应。

2. 效应 Tc 细胞的作用 释放穿孔素、丝氨酸蛋白酶和诱导表达 FasL 等细胞毒性物质使靶细胞溶解或凋亡（图 4 - 4）。

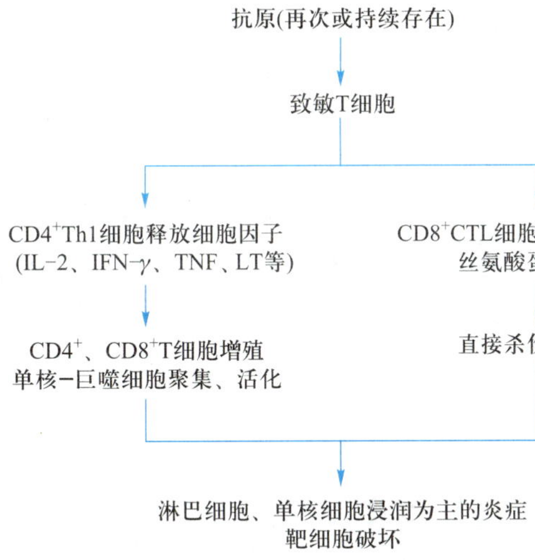

图 4 - 4 Ⅳ型超敏反应发生机制

二、临床常见疾病

（一）传染性超敏反应

胞内寄生菌、病毒、真菌、某些寄生虫在感染过程中发生Ⅳ型超敏反应，由于该反应是在传染过程中发生的，故又称为传染性超敏反应。临床实践中发现当机体再次感染结核分枝杆菌时，病灶容易局限而不易扩散。这种结核分枝杆菌的生长受到抑制的现象被归为细胞免疫效应；而对于局部组织的强烈反应，如坏死、空洞形成等则归为超敏反应。这两种不同的结果是细胞免疫应答表现出的不同侧面。

（二）接触性皮炎

过敏原常为油漆、塑料、染料、化妆品、农药或某些药物。这些小分子半抗原与表皮细胞的角质蛋白结合成为完全抗原使机体致敏。当机体再次接触相同抗原 24 h 后，接触抗原的局部出现症状，48 ~ 96 h 达高峰，呈现红肿、硬结、水疱等皮炎症状。

此外，同种异体组织或脏器移植时，由于供者与受者之间的组织相容性抗原不同，移植物被排斥，发生坏死、脱落，其反应机制与Ⅳ型超敏反应有关。

超敏反应从机制上可分为Ⅰ、Ⅱ、Ⅲ、Ⅳ型，但在实际上同一超敏原可引起不同类型的反应，而相似的临床表现也可由不同的超敏原引起；临床上遇到的超敏反应疾病常常不是单一型的，而往往是以Ⅰ型损伤为主的混合表现。

本章小结

超敏反应是指已致敏机体再次接触相同抗原后产生的一种过强的特异性免疫应答，导致机体的组织损伤或生理功能紊乱。超敏反应根据其发生机制和临床特点分为Ⅰ、Ⅱ、Ⅲ、Ⅳ型四型，各型超敏反应的特点比较见表 4－1。

表 4－1　各型超敏反应特点比较

型别	参加成分	发病机制	临床常见疾病
Ⅰ型超敏反（速发型超敏反应）	IgE（IgG_4）	IgE 与肥大细胞/嗜碱性粒细胞结合，变应原与细胞表面的 IgE 结合，靶细胞脱颗粒，释放生物活性介质，作用于效应器官	药物过敏性休克、血清过敏性休克、支气管哮喘、花粉症、变应性鼻炎、荨麻疹、食物过敏症
Ⅱ型超敏反应（细胞毒型超敏反应）	IgG、IgM、补体、吞噬细胞、NK 细胞	抗体与存在于细胞表面的抗原结合，在补体、巨噬细胞、NK 细胞等协同作用下溶解靶细胞	输血反应、新生儿溶血症、肺－肾综合征、药物过敏性血细胞减少症、自身免疫性溶血性贫血、甲状腺功能亢进
Ⅲ型超敏反应（免疫复合物型超敏反应）	IgG、IgM、IgA、补体、中性粒细胞	中等大小的免疫复合物沉积于血管壁基底膜激活补体，吸引中性粒细胞、释放溶酶体酶，引起炎症反应	血清病、感染后肾小球性肾炎、系统性红斑狼疮、类风湿性关节炎
Ⅳ型超敏反应（迟发型超敏反应）	T 细胞	致敏 T 细胞再次与抗原相遇，直接杀伤靶细胞或产生各种淋巴因子，引起以细胞浸润为主的炎症	传染性超敏反应、接触性皮炎、移植排斥反应

思考题

1. 解释超敏反应的概念。
2. 叙述青霉素过敏性休克的发生机制及防治原则。
3. 引起Ⅰ、Ⅱ、Ⅲ、Ⅳ型超敏反应的常见疾病有哪些？

（黄静芳）

第五章

免疫学应用

学习目标

1. 掌握人工主动免疫和人工被动免疫的概念、特点及常用生物制品。
2. 熟悉死疫苗与活疫苗的特点及应用。
3. 了解抗原抗体反应的原理、常用类型及免疫学治疗。

免疫学的临床应用有两个方面：一是应用免疫学的理论来阐明疾病的发病机制及发展规律，二是应用免疫学的原理来诊断和防治疾病。本章主要讲述免疫学在疾病的预防、治疗和诊断方面的应用。此外，免疫学不仅用于传统的传染病中，还广泛应用在肿瘤、自身免疫病、免疫缺陷病、器官移植、生殖免疫等方面。

第一节　免疫学预防

机体获得特异性免疫力的方式有自然免疫和人工免疫两种途径。自然免疫是机体通过感染病原体后建立的特异性免疫或新生儿通过胎盘、乳汁从母体获得抗体而产生的免疫；人工免疫是指人工给机体注入特异性抗原或抗体，使机体获得特异性免疫力。人工输入抗原或免疫效应物质，使机体产生或获得相应免疫能力，以达到预防疾病的目的，称为免疫学预防。免疫学预防在传染病的控制上做出了巨大的贡献，尤其在还没有有效治疗病毒性疾病药物的情况下，天花的消灭，脊髓灰质炎、麻疹等传染性疾病的有效控制应归功于免疫接种的推广。

用微生物及其代谢产物以及人和动物的免疫血清、细胞（来自于生物体）等制成的供预防、治疗和诊断用的生物制剂，称为生物制品。

根据输入物质的不同，人工免疫分为人工主动免疫和人工被动免疫。两者的特点及应用见表 5 - 1。

表 5 - 1　人工主动免疫与人工被动免疫的比较

	人工主动免疫	人工被动免疫
输入物质	抗原	抗体等免疫效应物质
免疫力产生时间	慢（1 ~ 4 周）	快（输注即生效）

续表

	人工主动免疫	人工被动免疫
免疫力维持时间	数月～数年	2～3周
应用	传染病的预防	紧急预防或治疗

一、人工主动免疫

（一）概念

人工主动免疫是给人体接种疫苗、类毒素等抗原物质，使机体获得特异性免疫力的方法。人工主动免疫诱导机体产生的免疫力出现较慢，但维持时间较长，主要用于疾病的特异性预防。

（二）常用制剂

疫苗（vaccine）是主动免疫常用制剂。国内习惯上将用细菌制成的人工主动免疫生物制品称为菌苗；而将用病毒、立克次体、螺旋体等制成的称为疫苗；由细菌外毒素脱毒而制成的称为类毒素。国际上则把以上3类制剂统称为疫苗。

1. 死疫苗 用物理或化学的方法杀死病原微生物，但仍保持其免疫原性的生物制剂。死疫苗进入机体后不能生长繁殖，需多次接种以加强免疫，且接种量大。死疫苗的主要优点是制备方法简单、安全、容易保存；其主要缺点是需要多次、大量注射，免疫效果差，局部及全身反应明显。常用的有伤寒、霍乱、流行性乙型脑炎、百日咳、狂犬病及钩端螺旋体疫苗等。

2. 活疫苗 将病原微生物经过长期人工传代，发生毒力变异获得的减毒株或无毒株。活疫苗的主要优点是只接种一次，免疫效果好，局部反应轻；其主要缺点是保存期较短，常需放置于冰箱中；稳定性差，不易保存，有回复突变的可能；免疫缺陷病患者及孕妇一般不宜接种减毒活疫苗，易发生感染。常用的有卡介苗、麻疹、风疹、脊髓灰质炎活疫苗等。死疫苗与活疫苗的比较见表5－2。

表5－2 死疫苗与活疫苗的比较

	死疫苗	活疫苗
制剂特点	死病原体、强毒株	活病原体、弱毒株或无毒株
接种量及次数	量较大，2～3次	量较小，1次
保存及有效期	易保存，有效期1年	不易保存，4℃数周
免疫效果	较差，维持数月～2年	较好，维持3～5年，甚至更长
安全性	好	较差，有毒力回复危险

3. 类毒素 细菌外毒素经0.3%～0.4%甲醛处理，脱去毒性，保留其免疫原性制成类毒素。类毒素注入机体后可诱导产生抗毒素，从而中和外毒素的毒性。常用的类毒素有破伤风类毒素和白喉类毒素，这两种类毒素常与百日咳死疫苗混合制成百、白、破三联疫苗。

4. 新型疫苗 近年来，随着免疫学、生物化学、分子生物学技术的发展，研制出许多高效、安全而且廉价的新型疫苗。主要包括：

（1）亚单位疫苗 提取有效抗原成分，去除病原微生物与免疫无关甚至有害成分即得亚单位疫苗。如乙型肝炎亚单位疫苗、流脑荚膜多糖抗原疫苗等。

（2）合成疫苗　将能诱导机体产生保护性免疫的人工合成抗原肽结合于载体上，再加入佐剂而制成的疫苗。合成疫苗的优点是：一旦合成即可大量生产，无血源性疫苗传染的可能性。

（3）基因工程疫苗　提取病原微生物抗原基因运用 DNA 重组技术制备而得，如目前应用的乙肝重组疫苗即是将编码乙肝病毒表面抗原（HBsAg）的基因插入酵母菌基因组，提取酵母菌代谢产物中所表达的基因产物而制成。

（三）计划免疫

计划免疫是根据疫情监测和人群免疫状况，按照国家规定的免疫程序，有计划地对人群进行预防接种，以提高人群免疫水平，控制相应传染病的措施。在全国推行计划免疫可以显著地减少某些疾病的发病率，目前我国实施的儿童计划免疫程序见表 5－3。

表 5－3　我国实施的儿童计划免疫程序

年（月）龄	接种疫苗
出生时	卡介苗，乙肝疫苗$_1$
1 个月	乙肝疫苗$_2$
2 个月	脊髓灰质炎疫苗$_1$
3 个月	脊髓灰质炎疫苗$_2$，百白破$_1$
4 个月	脊髓灰质炎疫苗$_3$，百白破$_2$
5 个月	百白破$_3$
6 个月	乙肝疫苗$_3$
8 个月	麻疹疫苗
1.5～2 岁	百白破$_4$
4 岁	脊髓灰质炎疫苗
7 岁	麻疹疫苗、白喉破伤风二联疫苗

二、人工被动免疫

（一）概念

人工被动免疫是给机体输入含有特异性抗体的免疫血清，使机体获得现成的特异性免疫力的方法。人工被动免疫有以下特点：输注后免疫力立即出现，但维持时间短暂，多用于传染病的治疗和紧急预防。

（二）常用制剂

人工被动免疫常用的生物制品如下。

1. 抗毒素　通常是用类毒素多次免疫大型动物（如马），取其血清分离、纯化而制成。主要用于某些外毒素所致疾病的治疗和紧急预防。常用的有破伤风抗毒素（TAT）、白喉抗毒素、气性坏疽抗毒素等。抗毒素的使用要早期、足量才能发挥应有效用。

2. 人免疫球蛋白制剂 人免疫球蛋白制剂是从正常人血浆或健康产妇胎盘血中提取制成，分别称为人血浆丙种球蛋白和胎盘球蛋白。因成年人多数显性或隐性感染过麻疹、脊髓灰质炎、甲型肝炎等，其血中具有相应的抗体，所以可用于这些疾病的紧急预防和治疗。免疫球蛋白还可以用于免疫缺陷病的治疗。

3. 特异性免疫球蛋白 特异性免疫球蛋白是由含有对某种病原微生物具有高效价免疫球蛋白的血清制备，用于特定病原微生物感染的应急预防和治疗，如乙肝病毒免疫球蛋白血清、抗狂犬病毒血清、抗蛇毒血清等。

被动免疫有引起血清超敏反应的危险，所以在使用抗血清前应做皮肤过敏试验。

第二节　免疫学治疗

机体的免疫功能低下或者免疫功能亢进，会导致免疫缺陷、肿瘤或自身免疫病的发生。免疫学治疗是指针对机体低下或亢进的免疫状态，人为地增强或抑制机体的免疫功能从而达到治疗疾病的目的的方法。用于免疫学治疗的制剂有抗体、细胞因子及其拮抗剂、免疫细胞、免疫增强剂和免疫抑制剂。

一、以抗体为基础的免疫学治疗

（一）抗感染血清

主要有抗毒素血清、抗病毒血清、人丙种球蛋白等。

（二）抗淋巴细胞丙种球蛋白

用T细胞免疫动物制备的免疫球蛋白，具有抑制T细胞的作用，用于器官移植或某些自身免疫病如系统性红斑狼疮、重症肌无力等的治疗。

（三）单克隆抗体

1. 抗细胞表面的单克隆抗体 用抗人CD3单克隆抗体治疗急性心、肝、肾移植排斥反应，此外还可防止移植物中T细胞导致的移植物抗宿主反应。

2. 抗细胞因子的单克隆抗体 IL-1和TNF是重要的炎症介质，抗IL-1和抗TNF的单克隆抗体可以中和IL-1和TNF，减轻炎症反应，可用于治疗类风湿性关节炎等慢性炎症性疾病。

3. 抗体导向药物治疗 用高度特异的抗肿瘤单克隆抗体作为载体，使其与细胞毒物质结合，可以特异性地杀伤肿瘤细胞。

二、以细胞因子及其拮抗剂为基础的免疫学治疗

细胞因子补充和添加疗法已用于肿瘤、感染、造血障碍、自身免疫病等疾病的治疗。例如，IFN-γ主要用于病毒感染性疾病和肿瘤的治疗；IFN-β用于治疗多发性硬化症；IL-2最早被批准用于肾细胞瘤、黑色素瘤的治疗；应用红细胞生成素治疗肾性贫血等。

细胞因子阻断和拮抗的方法可用于治疗自身免疫病、移植排斥、感染性休克等疾病。临床使用的此类制剂有抗细胞因子单克隆抗体、细胞因子重组可溶性受体等。

三、以细胞为基础的免疫学治疗

（一）骨髓移植

骨髓移植是指取患者自身或健康人的骨髓输给患者，让骨髓中的造血干细胞进入患者体内定居、分化、增殖，帮助患者恢复造血能力和产生免疫力。用于治疗免疫缺陷病、再生障碍性贫血及白血病等。常用的骨髓移植主要有三种类型：

1. 自体骨髓移植 白血病患者接受放射治疗或化疗后回输入自体的骨髓细胞，可迅速重建机体的造血系统和免疫系统。但因患者骨髓细胞中易混杂少量的白血病细胞，因此要尽可能地杀死残留的白血病细胞，或者纯化出造血干细胞进行回输。

2. 异体骨髓移植 异体骨髓移植要求供者与受者的组织相容性抗原配型必须相同才能成功，否则会发生排斥反应。

3. 脐血干细胞移植 脐血干细胞的免疫原性较弱，来源方便，可以部分代替同种异体移植。

（二）免疫效应细胞

1. 同种淋巴细胞被动转移 将有免疫力的淋巴细胞（主要是效应 T 细胞）输给受者，使其在受者体内增殖，产生免疫力，以治疗细胞免疫缺陷病。但输入的淋巴细胞必须与受者的组织相容性抗原配型相同或大部分相同才可能存活。

2. 自体免疫效应细胞过继免疫疗法 取自体淋巴细胞经体外激活、增殖后回输，使效应细胞在患者体内发挥抗肿瘤作用。

四、免疫增强剂和免疫抑制剂

免疫增强剂和免疫抑制剂是一类生物或非生物制剂，可以非特异性地增强和抑制免疫功能，在临床上广泛用于疾病的治疗。

免疫增强剂有左旋咪唑、西咪替丁、干扰素（IFN）、肿瘤坏死因子（TNF）、卡介苗、短小棒状杆菌、转移因子、免疫核糖核酸、胸腺肽、猪苓、灵芝等。主要用于恶性肿瘤、免疫缺陷病和传染病的辅助治疗。

免疫抑制剂有环磷酰胺、硫唑嘌呤、环孢素 A、FK－506、抗淋巴细胞血清、抗全 T 细胞血清、单克隆抗体、肾上腺皮质激素、雷公藤、青蒿素等。免疫抑制剂大多有明显的毒副作用，如骨髓抑制，肝、肾毒性，导致严重感染等。主要用于抗移植排斥反应、超敏反应性疾病、自身免疫病及感染性炎症。

知识链接与拓展

导向药物是利用抗肿瘤单克隆抗体特异识别肿瘤细胞的特点，将单克隆抗体作为导向载体与各种杀伤分子，如毒素、抗癌药物、放射性核素等，进行化学交联，可以构建成一种对肿瘤细胞具有高度特异的强杀伤活性的杂交分子，抗肿瘤单克隆抗体与毒素的交联物又称免疫毒素（immunotoxin，IT），用于制备 IT 的毒素主要有植物毒蛋白、细胞毒素等。上述毒素具有极强的毒性，一个分子的蓖麻毒素进入细胞就足以杀死该细胞。因此，免疫毒素是目前研究最多的导向药物。

第三节　免疫学诊断

免疫学检验的方法具有高度的特异性和敏感性，临床上运用其作为疾病的辅助性诊断手段或对机体免疫状态进行评估，也是许多基础医学学科研究的重要手段。

一、抗原或抗体的检测

（一）抗原抗体检测的原理

抗原能与相应抗体发生特异性结合，在一定条件下出现肉眼可见的反应现象。利用此原理，实践中常用已知的抗原或抗体来检测相应的抗体或抗原，并可进行定性、定量、定位的检测。因在体外进行的抗原抗体反应中抗体主要来自于血清中，故又称为血清学反应。血清学反应应用的原则为：用已知抗原检测未知抗体，或用已知抗体检测未知抗原。

在抗原抗体的定量检测中，常把抗原或抗体一方浓度固定，另一方做一系列稀释，以出现明显可见反应的最高血清稀释倍数作为效价。效价越高反应标本中所含待检成分越多。

（二）常用的抗原抗体检测方法

1. 凝集反应（agglutination）　颗粒性抗原（如细胞、细菌等）与相应抗体结合，在一定条件下出现可见的凝集现象称为凝集反应。

（1）直接凝集反应　颗粒性抗原（细菌或细胞）与相应的抗体直接结合所出现的凝集现象。常用的方法有玻片法和试管法：① 玻片法：玻片法是一种定性试验，常用已知的抗体鉴定未知的抗原，临床用于细菌的鉴定、分型及 ABO 血型的鉴定；② 试管法：试管法是一种半定量试验，用于测定患者血清中有无某种抗体，并以血清效价来反映被检血清中抗体的相对含量，临床上用于检测伤寒、副伤寒的肥达试验及用于诊断立克次体病的外斐试验均为此方法。

（2）间接凝集反应　将可溶性抗原吸附在与反应无关的载体颗粒表面做成诊断试剂，再与标本中相应的抗体结合，可出现载体颗粒的被动凝集现象，称间接凝集反应。常用的载体颗粒有人“O”型红细胞、绵羊红细胞和胶乳颗粒。载体颗粒是红细胞的称间接血凝试验，是胶乳颗粒的称胶乳凝集试验。

抗体吸附在红细胞上做成诊断试剂，用以检测抗原称为反向间接血凝试验；将已知的抗体与标本中可溶性抗原先反应，再加入致敏的颗粒，如标本中含有抗原就会结合消耗先加入的已知抗体，致敏的胶乳颗粒不再出现凝集，该反应称间接凝集抑制试验（图 5－1）。

间接凝集试验的可见凝集现象是由载体颗粒形成，它扩大了可溶性抗原与抗体的反应体积，具有敏感性高、快速、简便等优点。临床胶乳凝集试验常用于链球菌感染、类风湿性关节炎、钩端螺旋体病、血吸虫病等的辅助诊断；反向间接血凝试验常用于检测血清中的乙型肝炎表面抗原（HBsAg）、甲胎蛋白（AFP）等。

2. 沉淀反应（precipitation）　可溶性抗原（血清蛋白、外毒素、组织浸液、细菌滤液等）与相应抗体结合，在一定条件下出现可见沉淀物的现象，称为沉淀反应。沉淀反应的应用有环状法、絮状法、琼脂扩散法和免疫比浊法。临床常用琼脂扩散法。

（1）单向琼脂扩散试验　为定量试验。将一定量的已知抗体与加热溶化的琼脂凝胶混合制成琼脂板，在适当的位置打孔加入待测抗原，置湿盒内，标本中的抗原向四周扩散，在抗原与抗体的浓度比例适当处形成白色沉淀环，沉淀环的直径与标本中抗原的含量成正比

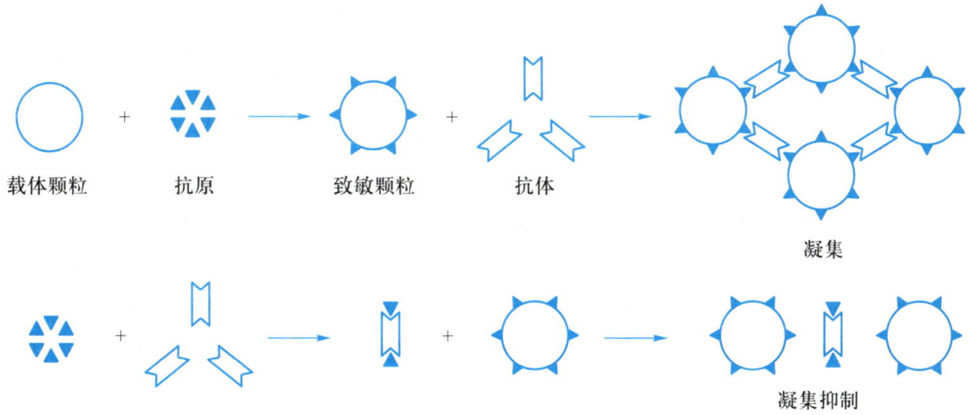

图 5-1　间接凝集和间接凝集抑制试验示意图

(图 5-2)。临床常用此法测定血清中的免疫球蛋白和补体各成分的含量。

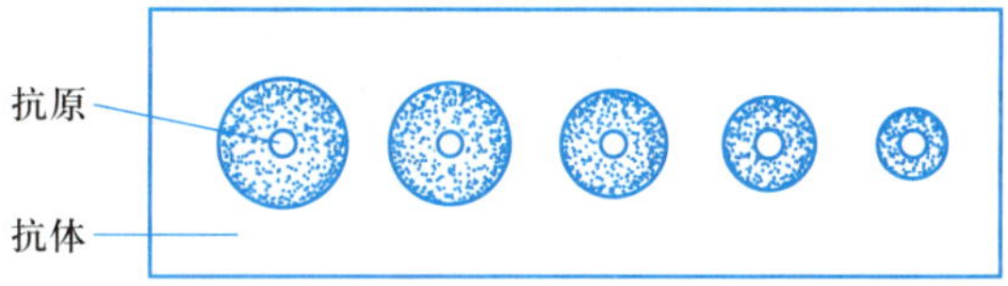

图 5-2　单向琼脂扩散试验示意图

(2) 双向琼脂扩散试验　它是一种定性试验。以溶化的琼脂制板,冷凝后打孔,将抗原和抗体分别加入孔中,置湿盒内使之扩散,若两者为相对应的抗原或抗体,在比例适当处形成肉眼可见的白色沉淀线(图 5-3)。此法常用于抗原或抗体的定性检测,以及抗原的组成或两种抗原相关性的分析。

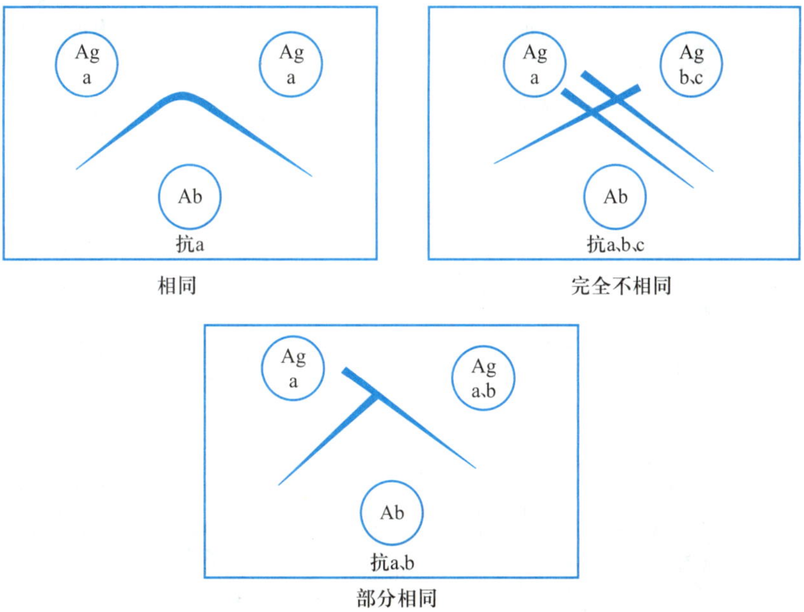

图 5-3　双向琼脂扩散试验示意图

(3) 对流免疫电泳　对流免疫电流是在电场作用下的双向琼脂扩散试验。将琼脂凝胶板置于电泳槽内，在负极端孔内加抗原，在电场力作用下泳向正极；正极端孔内加抗体，在电渗力的作用下，泳向负极。抗原抗体相向而行，在比例适当处形成白色沉淀线。此方法简便快速，敏感度较双向琼脂扩散试验高 8 ~ 10 倍。临床上用于一些病原微生物的抗原检测。

3. 免疫标记技术　免疫标记技术是用某些可微量检测的物质来标记抗体（或抗原），使其与相应的抗原（或抗体）结合后，通过检测标记物来分析测定的免疫技术。常用的标记物有荧光素、放射性同位素、酶、胶体金、化学发光剂等。免疫标记技术是将标记物的高灵敏性与抗原抗体反应的高特异性结合在一起，从而具有灵敏度高、特异性好、准确性高等优点。能定性、定量检测抗原或抗体，也能定位观察抗原或抗体在组织细胞中的分布，是目前临床应用最为广泛的免疫学检测技术。

(1) 酶免疫技术　酶免疫技术是用酶标记抗体或抗原，通过酶催化相应底物显色，观察颜色的有无或深浅来判定抗原或抗体的有无和含量。

酶联免疫吸附试验（enzyme linked immunosorbent assay，ELISA）将抗原或抗体吸附在固相载体表面，加入标本，再加入酶标记的抗体或抗抗体，洗涤除去未结合的物质，加入酶的底物，通过颜色变化来判定抗原或抗体的存在与否及其含量。常用的有间接法和双抗体夹心法，间接法是检测抗体最常用的方法，而双抗体夹心法是检测抗原最常用的方法（图 5－4）。

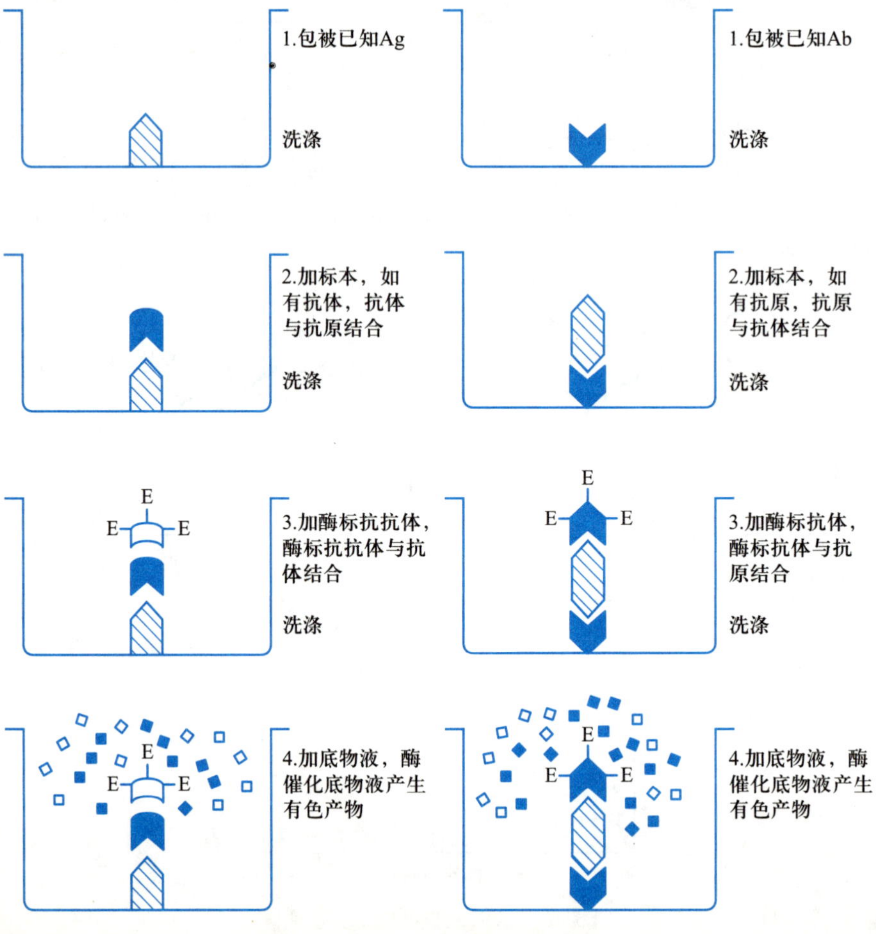

图 5－4　ELISA 试验原理示意图

(2) 荧光免疫技术　用荧光素标记已知抗体或抗原,用于相应抗原或抗体的分析鉴定和定量测定。常用的有直接法和间接法。直接法是用荧光抗体浸染标本,如有相应抗原存在,则荧光抗体与其结合,不易被洗脱,荧光显微镜下可见抗原抗体复合物呈现荧光,借此可对标本中的抗原进行鉴定和定位。间接法是先将未标记的抗体与抗原结合,洗涤后,再加入荧光标记的抗抗体,观察方法与直接法相同。直接法每检测一种抗原必须制备相应的荧光抗体;而间接法只需制备一种荧光标记的抗抗体,就可用于多种抗原抗体的检测(图 5-5)。

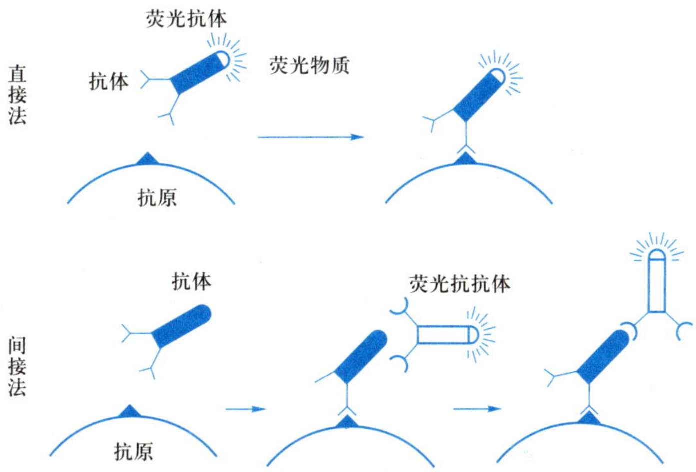

图 5-5　免疫荧光技术原理示意图

(3) 放射性核素标记技术　用放射性核素标记抗原或抗体来进行抗原抗体反应,通过测定反应物中的放射性来反映抗原或抗体的量。具有重复性好、灵敏度高、特异性强,易于自动化等优点,但需用特殊仪器设备且有一定的放射性危害。常用的方法主要有放射免疫分析(radioimmunoassay,RIA)。

(4) 金免疫技术　金免疫技术是以胶体金作为标记物,用于抗原抗体的检测。临床应用较多的主要有金免疫组织化学染色技术和金免疫测定,前者主要用于研究细胞内部的结构,后者已广泛应用于临床检验。

(5) 化学发光免疫技术　化学发光免疫技术是将化学发光分析与免疫反应相结合,用于检测微量抗原或抗体的一种新型免疫标记测定技术。该方法无放射性危害,已被一些大型医院用于常规免疫学检验。

二、细胞免疫功能的检测

特异性细胞免疫是 T 细胞介导的,因此有关细胞免疫功能的检测多是检查 T 细胞或其产生的淋巴因子。测定机体外周血中 T 细胞的数量和功能是观察机体细胞免疫状态的重要手段。

(一) T 细胞数量检测

现在通常通过检测 T 细胞表面的 CD 抗原来了解外周血 T 细胞数量和亚群的变化。T 细胞表面带有抗原成分 CD3,可用其相应的单克隆抗体进行检测。一般采用免疫荧光法,在荧光显微镜下观察,计数荧光阳性细胞百分率即为 T 细胞百分数。正常外周血淋巴细胞中荧光阳性细胞占60%～80%。

（二）T 细胞亚群检测

T 细胞的不同亚群各有其特有的分化抗原，如 $CD4^+$T 细胞，$CD8^+$T 细胞，因此可用其相应的单克隆抗体进行检测。可采用免疫荧光法测定，也可借助流式细胞仪来进行检测。正常值为 $CD4^+$T 细胞占 25.5%～51.5%，$CD8^+$T 细胞占 10.0%～24.4%，$CD4^+$T 细胞与 $CD8^+$T 细胞的比值为 1.8～2.2。HIV 感染者病情发展时，$CD4^+$T 细胞数明显下降，$CD4^+/CD8^+$比值下降，甚至倒置。

（三）T 细胞功能检测

1. 淋巴细胞转化试验 淋巴细胞转化试验是检测 T 细胞功能的体外试验。当 T 细胞在体外培养时受到有丝分裂原植物血凝素（PHA）、刀豆蛋白 A（ConA）等刺激后能转化为淋巴母细胞，根据 T 细胞的转化率来判断机体细胞免疫状态。

（1）形态学方法　将 PHA 加入淋巴细胞中一起培养 72 h，涂片染色镜检，T 细胞能转化成体积较大、胞质丰富、核内染色质疏松、出现 1～3 个核仁的淋巴母细胞。计数 200 个淋巴细胞，计算转化的淋巴母细胞所占百分率，正常值为 60%～80%，小于 50% 视为降低。形态学方法影响结果判断的因素较多，准确性较差。

（2）^{3}H－TdR 掺入法　按上述方法在终止培养前 8～16 h，加入^{3}H 标记的胸腺嘧啶核苷（^{3}H－TdR）于培养物中，因细胞转化过程中 DNA 合成增加，^{3}H－TdR 被转化细胞摄入。培养结束后测定细胞内同位素的相对含量来反映淋巴细胞的转化能力。

2. 检测细胞免疫功能的皮肤试验 以特异性抗原或非特异性有丝分裂原注入皮内，刺激 T 细胞发生迟发型超敏反应。可用于诊断某些病原微生物感染（如结核等）和细胞免疫缺陷病，也可用于肿瘤患者疗效的观察及预后判断等。细胞免疫功能正常者出现阳性反应，注射部位发生红肿硬结，细胞免疫功能低下者反应轻微或呈阴性反应。

（1）植物血凝素（PHA）皮肤试验　PHA 是一种常用的非特异性有丝分裂原，皮内注射后与注射局部的 T 细胞表面的相应丝裂原受体结合，刺激 T 细胞发生有丝分裂，6～12 h 在局部出现红肿硬结，24～48 h 达高峰。通常以硬结直径大于 15 mm 为阳性。

（2）特异性抗原皮肤试验　常用为结核菌素试验。将定量的纯蛋白衍生物（PPD）注射到受试者前臂屈侧皮内，若患者体内有结核分枝杆菌致敏的 T 细胞，致敏淋巴细胞与结核菌素结合，释放淋巴因子，在注射结核菌素的局部形成迟发型超敏反应，出现红肿硬结。24～48 h 如红肿硬结大于 5 mm 为阳性。阳性说明机体对结核分枝杆菌有特异性免疫力，同时间接说明受试者细胞免疫功能正常；大于 15 mm 为强阳性，可辅助诊断结核病。

对特异性抗原皮肤试验，受试者从未接触过该皮肤试验抗原，则不会出现阳性反应，因此阴性者不一定表明细胞免疫功能低下。PHA 皮肤试验则可克服此缺点。为了更准确地反映受试者的细胞免疫功能状况，常用两种或两种以上抗原进行皮肤试验，综合判断结果。

本章小结

免疫学预防是人类控制由微生物引起的感染性疾病的重要方法，可以通过人工主动免疫和人工被动免疫来实现。前者是通过接种疫苗、类毒素等抗原物质使机体产生免疫力，主要用于传染病的预防；后者则是直接给机体输入抗体，主要用于传染病的治疗和紧急预防。应用免疫制剂来调节机体的免疫状态，从而达到治疗疾病的目的，称为免疫学治疗，可用于免疫学治疗的制剂有抗体、细胞因子及其拮抗剂、免疫细胞、免疫增强剂和免疫抑制剂等。临床应用抗原能与相应抗体发生特异性结合的原理，用已知的抗原或抗体来检测相应的抗体或抗原，作为辅助性诊断手段或对机体免疫状态进行评估。体外抗原抗体反应又称为血清学反应，包括凝集反应、沉淀反应、免疫标记技术等。也可通过 T 细胞的数量和功能检测来反映机体的细胞免疫功能。

思考题

1. 比较人工主动免疫和人工被动免疫的区别。
2. 比较死疫苗和活疫苗的异同。
3. 解释凝集反应、沉淀反应和免疫标记技术。
4. 简述酶联免疫吸附试验的原理及应用。

（张　凯）

第二篇　病原生物学

第六章

病毒的基本特性

学习目标

1. 掌握病毒的结构与组成、抵抗力及病毒的致病性。
2. 熟悉病毒性感染的防治原则。
3. 了解病毒的增殖过程及检查病毒性感染的常用方法。

病毒(virus)是一种个体微小、结构简单的非细胞型微生物。主要特点是基本结构由蛋白质与核酸组成,基因组只含一种核酸(DNA 或 RNA),缺乏产生能量的酶系统,对抗生素一般不敏感,只能寄生在敏感的宿主细胞内以复制方式进行增殖。

病毒与人类关系极为密切,人类的传染病近 75% ~80% 的是由病毒引起,常见的有肝炎、流行性感冒、艾滋病等。其传染性强,流行广泛,且缺乏有效治疗药物,有的病毒还与肿瘤、胎儿畸形、老年痴呆及自身免疫病的发生密切相关。病毒常被用作分子生物学中研究基因的工具及基因工程中的载体,并成为多学科关注的热点。目前,将病毒分为 DNA 病毒、RNA 病毒及反转录病毒三大类,归于 59 个病毒科。医学病毒学的主要任务是研究人类病毒的生物学特性、致病性与机体的免疫性、微生物学诊断和防治原则,以便有效地控制和消灭病毒性疾病,保障人类健康。

第一节　病毒的生物学性状

一、病毒的大小与形态

完整的具有感染性的成熟病毒颗粒称为病毒体(virion)。病毒体很小,必须用电子显微镜放大几万至几十万倍才能看到。病毒的测量单位为纳米(nm),病毒的大小相差悬殊,最大约为 300 nm,如痘苗病毒,最小为约 20 nm,如脊髓灰质炎病毒、鼻病毒,大多数病毒的直径均小于 150 nm。病毒的形态大致分 6 种类型,大多数病毒呈球形或近似球形,少数呈杆状(植物病毒多见)、丝状体(如初分离的流感病毒)、弹状(如狂犬病毒)、砖形(如痘类病毒)和蝌蚪状(如噬菌体)(图 6 -1)。

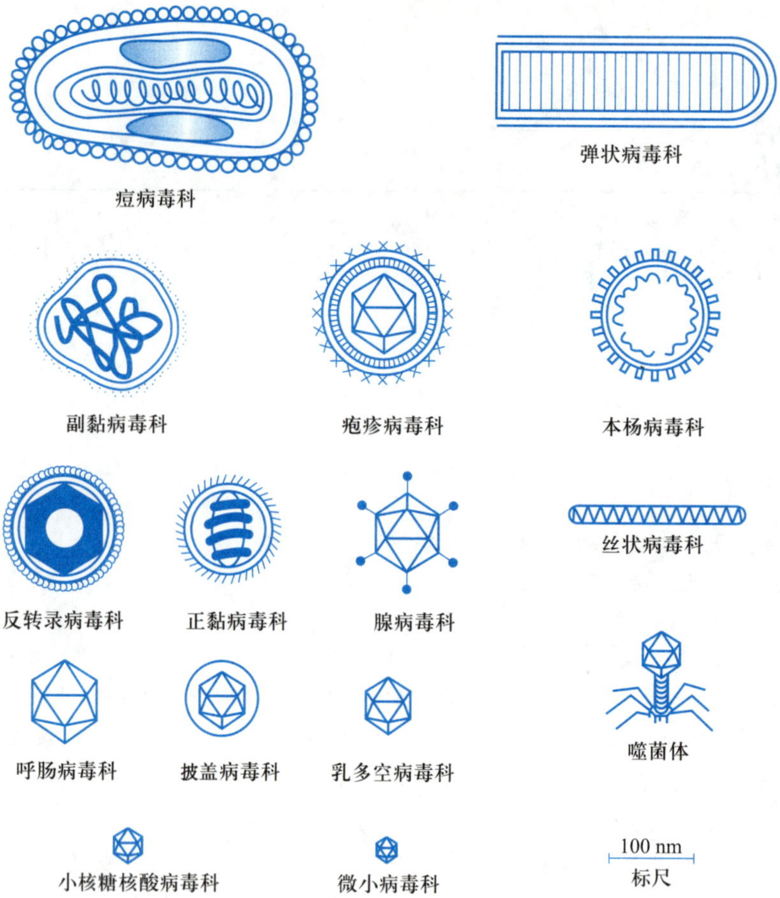

图 6－1　病毒的形态与大小比较

二、病毒的结构与化学组成

各种病毒都具有的结构是核心和衣壳。病毒的核心和衣壳一起称为核衣壳，结构最简单的病毒仅由核衣壳构成；部分病毒在核衣壳外面还有一层包膜，包膜是病毒的辅助结构（图 6－2），人和动物病毒多数具有包膜。

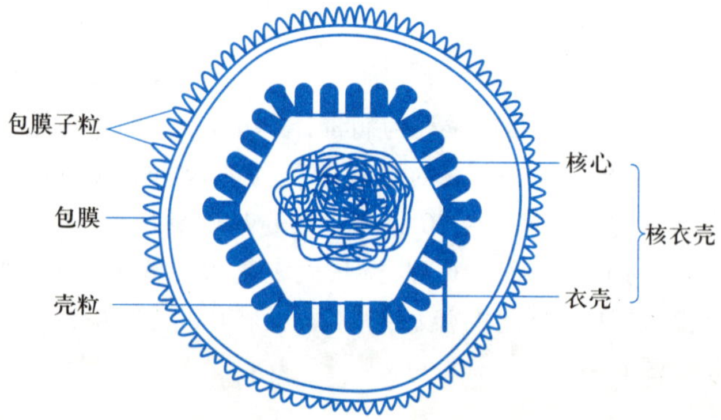

图 6－2　病毒体结构模式图

1. 核心 位于病毒体中心，病毒体只含有一种类型的核酸（DNA 或 RNA），依此可将病毒分为 DNA 病毒和 RNA 病毒两大类。核酸构成病毒的基因组，大部分病毒核酸是完整的，可为单股或双股，也有的病毒核酸是分节段的，如流感病毒。病毒的核酸决定病毒的遗传和变异、复制和感染等特性。失去衣壳的裸露病毒核酸仍具有感染性，侵入宿主细胞后能增殖，称其为感染性核酸。感染性核酸的感染性比完整病毒体低，感染宿主范围比病毒体广。例如，脊髓灰质炎病毒不能感染鸡胚和小鼠细胞，而其感染性核酸则可感染鸡胚和小鼠细胞。

2. 衣壳 衣壳是包绕在病毒核酸外面的一层蛋白质结构，由许多壳粒所组成，单个壳粒由一个或多个多肽链组成，每个多肽链是一个化学亚单位。电镜下可见壳粒均呈对称性排列。根据壳粒数目和排列方式不同常分为三种对称类型：① 螺旋对称型：壳粒沿着病毒的螺旋形核酸呈对称排列，如流感病毒；② 20 面体对称型：病毒核酸集聚在一起形成球形或近似球形，而壳粒呈 20 面体对称排列，如脊髓灰质炎病毒；③ 复合对称型：指有螺旋和立体双重对称的病毒，如噬菌体，头部是 20 面体对称结构，尾部又是螺旋对称结构。

衣壳主要的生物学意义有：① 保护核酸免受核酸酶或其他理化因素的破坏；② 与病毒体的感染性和致病性有关，衣壳可吸附于易感细胞膜上的受体，决定其感染细胞的特异性，可有细胞毒性，或可引起机体发热等毒性反应；③ 具有抗原性，可引起宿主产生抗病毒免疫或超敏反应。

3. 包膜 某些病毒在核衣壳外面还包裹一层脂质双层膜，称为包膜。病毒包膜表面形成特殊的突起，称为刺突（spike）或包膜子粒（peplomer）。包膜主要生物学意义为：① 保护病毒体结构完整性；② 与病毒特异性地吸附、穿入易感细胞表面的受体有关；③ 包膜表面刺突构成病毒表面抗原，与病毒的分型、致病性、免疫性有关，如流感病毒包膜上有血凝素和神经氨酸酶等刺突，是将甲型流感病毒分为亚型的主要依据，还可刺激宿主产生保护性抗体等；④ 包膜脂蛋白是引起机体发热、出现中毒症状的主要原因；⑤ 包膜为脂质，对脂溶剂敏感。

三、病毒的增殖

病毒缺乏独立代谢的酶系统和细胞器，必须寄生在易感活细胞内，由宿主细胞提供病毒增殖必需的酶系统、能量和场所，以病毒基因为模板，依赖 DNA 多聚酶或 RNA 多聚酶以及其他必要因素，指令细胞复制病毒的基因组，转录、转译出相应的病毒蛋白，然后组装成完整的病毒颗粒，最终释放出子代病毒，这种增殖方式称为复制。从病毒侵入细胞到子代病毒生成释放的过程，称为一个复制周期，包括吸附、穿入、脱壳、生物合成、装配、成熟与释放等六个阶段，完成一个周期需要 10 h 左右（图 6－3）。

（一）病毒增殖周期

1. 吸附 病毒体表面的蛋白与易感细胞膜上特定的病毒受体结合，称吸附。吸附是病毒体在各种作用力的作用下与细胞接触和识别的过程，是病毒体与各种细胞相互作用的第一步。吸附在数分钟到数十分钟内分为三个步骤完成。首先，病毒颗粒通过布朗运动到达细胞表面；然后，病毒表面和细胞膜表面上的静电结合，这种结合是非特异性、可逆的；最后是病毒表面的病毒结合蛋白与细胞表面的受体发生不可逆的特异性识别和结合。如流感病毒的血凝素可与呼吸道上皮细胞膜表面的糖蛋白结合，人类免疫缺陷病毒（HIV）包膜表面

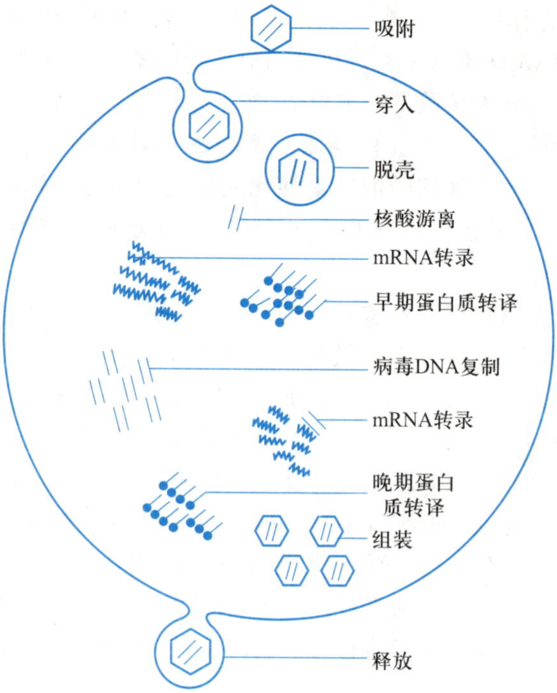

图 6-3　病毒复制周期示意图

的糖蛋白 gp120 可与 $CD4^+$ 细胞膜上的 CD4 抗原特异性结合。

2. 穿入　病毒体吸附于易感细胞膜后穿过细胞膜进入细胞的过程称为穿入。一般通过三种方式:① 胞饮:无包膜的病毒一般是通过细胞膜将核衣壳吞入,称为病毒胞饮,如腺病毒,小 RNA 病毒等;② 融合:多数包膜病毒通过包膜与宿主细胞膜融合后进入细胞,然后将核衣壳释放入细胞质内,如麻疹病毒;③ 直接穿入:病毒体直接穿过细胞膜,如噬菌体。

3. 脱壳　进入易感细胞后的病毒借助溶酶体酶作用脱壳酶脱去蛋白质衣壳,暴露出病毒核心的过程称为脱壳。不同病毒脱壳方式不同,这些酶主要来自宿主细胞。病毒必须脱去衣壳,其核酸才能发挥指令作用。多数病毒在穿入时已在细胞的溶酶体酶作用下脱壳并释放出病毒的基因组,有些裸露病毒体在穿入过程中已伴有脱壳。

4. 生物合成　生物合成是指脱壳释放的病毒基因组,指令宿主细胞依照病毒基因分别合成子代病毒的核酸和蛋白质的过程。病毒的生物合成包含基因组复制和基因表达两部分。病毒基因组复制是指子代核酸遗传物质的合成,病毒基因表达(转录和翻译)是指病毒蛋白质的合成。大多数 DNA 病毒(除了痘类病毒)在宿主细胞核内复制 DNA,在细胞质内合成蛋白质;多数 RNA 病毒(除流感病毒和反转录病毒外)的生物合成全部在细胞质内进行。此时用血清方法和电镜检查,在感染细胞内检测不出完整的病毒体,因此被称为隐蔽期。由病毒 DNA 或 RNA 为模板合成病毒特异性 mRNA 的过程称为转录,以病毒特异性 mRNA 为模板在细胞核糖体上合成病毒蛋白质的过程称为翻译。此期可翻译合成病毒的功能蛋白和结构蛋白。功能蛋白包括病毒的复制酶、调控蛋白和抑制宿主细胞代谢的抑制蛋白等,结构蛋白包括衣壳、包膜及刺突蛋白。病毒基因组的核酸类型决定其转录 mRNA 及翻译蛋白质的过程不同:① DNA 病毒:DNA 病毒的核酸类型大多数为双链 DNA,双链 DNA

的复制按半保留复制方式进行。早期阶段病毒利用宿主细胞核内依赖 DNA 的 RNA 多聚酶转录出早期 mRNA,在胞质内的核蛋白体翻译合成病毒的早期蛋白(非结构蛋白),再利用早期转录、翻译的酶等分别以正链 DNA 和负链 DNA 为模板,复制子代 DNA。同时病毒 DNA 转录的 mRNA 可进入细胞质翻译出病毒的结构蛋白,主要是构成病毒衣壳以及病毒包膜的结构蛋白。② RNA 病毒:人与动物的 RNA 病毒大多数为单链 RNA 病毒,分为正单链 RNA 病毒和负单链 RNA 病毒。正单链 RNA 病毒的核酸本身具有 mRNA 的功能,进入细胞后可直接附着于核糖体上翻译出早期蛋白质(主要是依赖 RNA 的 RNA 聚合酶),再以病毒 RNA 为模板,依赖早期蛋白复制出子代病毒核酸;负单链 RNA 病毒其核酸本身不具有 mRNA 功能,但利用携带的依赖 RNA 的 RNA 多聚酶复制出互补的正链 RNA 作为 mRNA,再翻译出早期蛋白,然后复制子代病毒核酸。③ 反转录病毒:有两条相同的正链 RNA,并带有反转录酶(依赖 RNA 的 DNA 聚合酶)。复制时以病毒 RNA 为模板,在反转录酶的作用下首先产生 RNA:DNA 杂交中间体,进一步产生双链 DNA 整合于宿主细胞的 DNA 中,成为前病毒,前病毒在细胞核内转录出病毒的 mRNA 和子代病毒 RNA,并可随宿主细胞的分裂而存在于子代细胞内。人类免疫缺陷病毒和人白血病病毒均属于反转录病毒。

5. 装配　装配是指新合成的子代病毒核酸和蛋白质在宿主细胞内组装成病毒体的过程。因病毒种类而异,其装配部位可在细胞核内(如腺病毒)、胞质内(如脊髓灰质炎病毒)、核膜及胞质膜上(如疱疹病毒),无包膜病毒装配成的核衣壳即为成熟的病毒体。包膜病毒是在装配成核衣壳后、以出芽方式释放的,释放时再包上核膜或胞膜后形成成熟病毒体,成熟病毒体是感染性病毒。

6. 成熟与释放　成熟与释放是指装配后的成熟病毒由感染细胞内释出的过程。释出的方式有:① 破胞释放:如病毒在宿主细胞内复制而致细胞破裂死亡,大量子代病毒随之释放;② 出芽释放:如核衣壳在通过细胞膜(或核膜)时套上包膜后出芽释放;③ 其他方式:如巨细胞病毒,很少释放到细胞外,而是通过细胞间桥或细胞融合使病毒从被感染细胞直接向邻近细胞释放;此外有些致癌病毒,其基因组以整合方式随细胞的分裂而出现在子代细胞中,后两种释放方式可使宿主细胞处于相对稳定的状态。

(二) 病毒的异常增殖

并非所有病毒成分均能组装成完整的子代病毒,有时会出现异常增殖现象。

1. 缺陷病毒　基因组不完整或发生严重改变的病毒称为缺陷病毒。缺陷病毒本身不能复制出完整的子代病毒,但能干扰同种成熟病毒体进入细胞,又称为缺陷干扰颗粒。当缺陷病毒与另一种病毒共同感染同一宿主细胞时,若后者能补偿缺陷病毒的不足,使其复制出完整的具有感染性的成熟病毒,则这种有辅助作用的病毒称为辅助病毒,如丁型肝炎病毒(HDV)是缺陷病毒,而乙型肝炎病毒(HBV)或其他嗜肝 DNA 病毒则是其辅助病毒。

2. 顿挫感染　病毒进入宿主细胞后,细胞缺乏病毒复制所需要的能量、酶及必要成分时,致使病毒虽可进入细胞但不能复制的感染过程,称为顿挫感染,构成顿挫感染的细胞称为非容纳细胞。如人腺病毒感染人胚肾细胞时,能正常增殖;但感染猴肾细胞时,则发生顿挫感染。显然,猴肾细胞对人腺病毒而言是非容纳细胞。

(三) 病毒的干扰现象

两种病毒同时感染同一细胞时,可发生一种病毒抑制另一种病毒增殖的现象,称为干扰现象。干扰现象发生在:① 异种病毒之间;② 同种、同型以及同株病毒之间;③ 灭活病毒与活病毒之间。干扰机制尚不清楚，但可能与下列因素有关：① 先感染的病毒诱导宿主细胞产生干扰素，抑制后感染病毒的生物合成；② 先感染的病毒与易感细胞表面受体结合，阻断了后感染病毒的吸附或改变宿主代谢途径；③ 缺陷性干扰颗粒竞争复制原料和酶而干扰另一种病毒的复制。

干扰现象的意义有：能终止病毒感染，使机体康复，属于机体非特异性免疫的一部分；给机体接种病毒减毒活疫苗可阻止毒力较强的病毒感染；在预防病毒性疾病使用疫苗预防接种时，应避免疫苗病毒被野毒株干扰或疫苗病毒间干扰的发生，以提高免疫效果。

四、病毒的抵抗力

病毒在某些理化因素作用下失去感染性称为灭活。灭活病毒仍可保留抗原性、吸附红细胞、凝集红细胞和细胞融合等特性。不同病毒对理化因素的敏感性存在差异，了解理化因素对病毒的影响，对阻止病毒感染、病毒性疫苗制备等均有重要意义。

（一）物理因素

1. 温度 大多数病毒耐冷，不耐热。保存病毒多置于 -70 ℃ ~ -20 ℃或真空冰冻干燥贮藏，病毒的感染性可保持数月至数年。故送检病毒材料常置冰壶中运送，反复冻融可使多数病毒灭活。病毒对温度的敏感性差异很大，除肝炎病毒外，多数病毒经加热 56 ℃ 30 min 或 100 ℃几秒钟即可被灭活，主要是使病毒衣壳蛋白和包膜病毒的糖蛋白刺突发生变性而阻止病毒吸附于宿主细胞。室温条件下病毒仅能存活数小时，但肝炎病毒在自然界中可存活数日至数月。

2. 酸碱度 多数病毒在 pH 6.0 ~ 9.0 比较稳定，但也因病毒种类而异。如肠道病毒在 pH 3.0 ~ 5.0 时稳定，而鼻病毒在 pH 3.0 ~ 5.0 迅速被灭活。病毒污染器具可用 1% ~ 3% 盐酸溶液浸泡消毒，50% 中性甘油盐水常用于保存含病毒的组织块。

3. 射线和紫外线 X 线、γ 线能使病毒蛋白和核酸的共价键发生断裂，紫外线易被病毒核酸吸收，使病毒基因组中核苷酸结构形成变化或形成胸苷 - 尿苷二聚体而导致病毒灭活。

（二）化学因素

病毒对化学因素的抵抗力一般较细菌强，可能和病毒缺乏酶类有关。

1. 脂溶剂 包膜病毒体的包膜富含脂质，易被乙醚、氯仿、丙酮、阴离子去垢剂等脂溶剂溶解而被灭活，包膜病毒进入人体消化道后即被胆汁破坏，失去吸附能力。

2. 氧化剂、卤素及其化合物 病毒对过氧化氢、高锰酸钾、含氯石灰、碘和碘化物很敏感，卤素类化学物质是病毒的有效灭活剂。70% 甲醇及乙醇能使大多数病毒灭活。过氧乙酸、次氯酸盐对肝炎病毒等有较好的消毒作用。甲醛能破坏病毒的感染性而对其抗原性影响不大。酚类及其衍生物为蛋白质变性剂，能除去病毒的衣壳蛋白或破坏包膜病毒的脂蛋白膜，可作为病毒的消毒剂，并常与去垢剂合用，如 1% ~ 5% 苯酚可使许多病毒灭活。

3. 抗生素与中草药 现有的抗生素对病毒多无抑制作用，但可抑制待检标本中的细菌而利于分离病毒。近年来研究表明某些中草药（如板蓝根、大青叶、贯仲、大黄等）对某些病毒有一定的抑制作用。

五、病毒的遗传与变异

病毒和其他生物一样，具有遗传性与变异性。变异可自然发生，也可人工诱导发生。常见的是基因突变和基因重组。基因突变是由病毒基因组核酸链中发生碱基置换、缺失或插入引起的。基因重组则是两种或两种以上具有亲缘关系的病毒感染同一宿主细胞时，有时会发生基因的交换，形成新的病毒株。基因重组不仅发生在活病毒之间，也发生在活病毒与死病毒之间，甚至两种以上死病毒之间。基因突变产生的病毒突变株可呈现多种表型，如病毒的形态、抗原性、宿主范围、致病性、对药物敏感性等，均可发生变异。外界环境改变及理化因素作用等，可增强病毒的突变率。具有重要医学意义的病毒变异有以下几种。

1. 抗原性变异 包括抗原结构的改变、病毒抗原与抗体结合力的改变，如甲型流感病毒包膜表面的神经氨酸酶和血凝素的抗原性容易发生变异，形成新变异株可引起世界性大流行，影响病毒的免疫学诊断、预防和治疗。

2. 毒力变异 毒力变异是指病毒对宿主致病性的变异，即病毒由强毒株变为弱毒株或由弱毒株变为强毒株。如从自然感染动物新分离出的狂犬病病毒（野毒株）对人和犬致病力强，若将此毒株连续在家兔脑内传代后其致病力大大减弱，不再引起人和犬发病，狂犬病毒疫苗即按此原理制备。有的病毒在易感群体中传播引起流行病时，致病力往往由弱变强，并逐渐升高，以致引起广泛流行，病毒也从弱毒株变为强毒株。

3. 耐药性变异 当人们运用各种药物治疗病毒感染疾病时，病毒会发生耐药性变异，产生对抗病毒药物的耐受。如长期使用拉米夫定治疗，可使乙肝病毒对其产生耐药性，影响治疗效果。

4. 宿主范围变异 宿主范围变异是指整体动物宿主或体外宿主细胞类型的变异。一些原先只在动物体内寄生的病毒会发生变异并感染人类，造成人类的感染性疾病。如禽流感病毒感染人类。

六、病毒的分类

病毒分类的主要依据是：① 病毒基因特征（包括核酸类型与结构）；② 病毒形态大小；③ 病毒的结构（包括衣壳的对称性、有无包膜）；④ 对脂溶剂的敏感性等。将病毒分为 DNA 病毒、RNA 病毒及 DNA 和 RNA 反转录病毒三类。临床上习惯按病毒传播途径、侵害部位及所致的疾病进行分类，分为呼吸道病毒、肠道病毒、肝炎病毒、虫媒病毒、皮肤与黏膜病毒、神经病毒及肿瘤病毒七大类。

第二节　病毒与宿主的相互关系

一、病毒的致病性

病毒感染是指病毒通过黏膜或破损的皮肤等途径侵入宿主易感细胞内复制增殖，导致机体不同程度的病理变化的过程。

（一）病毒感染的途径

1. 水平传播 水平传播是指病毒在人群中不同个体之间的传播，也包括由媒介动物参与的传播，常见的途径有：① 呼吸道传播：如流感病毒、麻疹病毒等；② 消化道传播：如甲肝病毒、脊髓灰质炎病毒、肠道病毒等；③ 动物咬伤传播：如狂犬病毒；④ 节肢动物叮咬传播：如流行性乙型脑炎病毒等；⑤ 性传播：如人类免疫缺陷病毒等；⑥ 接触传播：如传染性软疣病毒。此外,有些病毒还可多途径传播,如乙肝病毒可经输血、手术、注射、拔牙、针刺(文身)、内镜等而感染机体。

2. 垂直传播 通过胎盘或产道将病毒由亲代传播给子代的方式,称为垂直传播。垂直传播是病毒感染的特点之一,已知十余种病毒可引起垂直传播,其中以乙型肝炎病毒、风疹病毒、巨细胞病毒、人类免疫缺陷病毒多见,可引起死胎、流产、先天性畸形或先天性感染。

广义的垂直传播还包括母亲与新生儿之间的母婴哺乳途径传播。人类常见病毒的感染途径与传播方式见表6-1。

表6-1 人类常见病毒的感染途径与传播方式

感染途径	传播方式与媒介	病毒种类
呼吸道	空气、飞沫、痰、唾液或皮屑	流感病毒、鼻病毒、麻疹病毒、腮腺炎病毒、风疹病毒、呼吸道合胞病毒、冠状病毒、水痘病毒等
消化道	污染水或食品	脊髓灰质炎病毒、其他肠道病毒、轮状病毒、甲型肝炎病毒、戊型肝炎病毒、腺病毒等
破损皮肤	昆虫叮咬、动物抓咬	脑炎病毒、狂犬病毒等
血液	输血、注射、器官移植、血制品	人类免疫缺陷病毒、乙型肝炎病毒、丙型肝炎病毒、巨细胞病毒等
眼或泌尿生殖道	接触、游泳、性交	人类免疫缺陷病毒,腺病毒,疱疹病毒1、2型,乳头瘤病毒,肠道病毒70型等
经胎盘或产道	宫内、分娩产道、哺乳	乙型肝炎病毒、巨细胞病毒、风疹病毒、人类免疫缺陷病毒等

(二)病毒在机体内的传播方式

病毒侵入机体在易感细胞内增殖,需进一步播散或向周围扩散后方可引起疾病。主要有局部传播、血液传播与神经传播。

1. 局部传播 即病毒仅局限于侵入部位附近的组织增殖致病,不进入血流,由此引起局部感染或全身症状,如流感病毒所致的呼吸道炎症、轮状病毒所致的急性胃肠炎。

2. 血液传播 指病毒在侵入局部增殖后进入血流而播散,即病毒血症。病毒的种类不同,形成的病毒血症次数也不同,如腮腺炎病毒仅有一次病毒血症,而麻疹病毒、脊髓灰质炎病毒、水痘病毒有两次以上病毒血症。

3. 神经传播 某些病毒侵入机体后和感染部位的神经元接触,可从末梢神经播散到中枢神经系统,也可从中枢神经播散到外周组织或器官,如疱疹病毒、狂犬病毒等。

(三)病毒感染的类型

机体感染病毒后,根据病毒的种类、毒力强弱和机体免疫力不同,可表现出不同的临床类型。依据有无临床症状,分为隐性感染和显性感染。

1. 隐性感染 病毒体进入机体后,不引起临床症状的感染称为隐性感染或亚临床感染。此时病毒在体内不能大量增殖,对细胞和组织的损伤不明显。这种状态与机体抵抗力及入侵病毒的毒力和数量等有关。大多数人可经隐性感染而使机体获得抗某种病毒的特异性免疫力。部分隐性感染者体内一直不产生免疫力，这种隐性感染者也叫病毒携带者，是重要的传染源。

2. 显性感染 当侵入机体的病毒毒力强、数量多、机体免疫力弱时，病毒侵入宿主易感细胞内大量增殖或毒性产物积累到一定程度，引起明显临床症状者称为显性感染，可表现为局部或全身感染。依据病毒感染后病情的缓急与病程的长短可分为急性感染和持续性感染。

（1）急性感染 一般潜伏期短、发病急，病程仅数日或数周且病情较重。恢复后机体中不再存在病毒，如流感病毒、脊髓灰质炎病毒、甲型肝炎病毒等。

（2）持续性感染 此类感染时，病毒可在机体内持续存在数月、数年至终身，可出现明显症状、也可不出现明显症状，宿主体内病毒长期存在成为重要传染源，可引起慢性进行性疾病，也可引发自身免疫病或与肿瘤有关，是病毒感染中的一种重要类型，根据疾病过程可分为三种：① 慢性感染：急性或隐性感染后病毒未能完全被清除，仍持续存在于血液或组织中，可经常地或间歇地增殖并排出体外，一般在机体免疫低下时发病，病程长达数月至数年，如乙型肝炎病毒、巨细胞病毒、人类免疫缺陷病毒等引起的感染。② 潜伏性感染：病毒初次感染时机体可表现为急性感染，原发感染后，病毒未被消灭，可长期潜伏在机体的某种组织细胞内，不出现临床症状。较长时间（数月或数年）后，在某些条件下病毒被激活增殖，感染急性发作而出现临床症状，病毒才能被检出。如单纯疱疹病毒感染后，可在三叉神经节中潜伏，此时无临床症状也无病毒排出；在机体劳累或免疫功能低下等因素影响下，潜伏的病毒被激活后沿感觉神经到达皮肤、黏膜，发生唇部单纯疱疹，并可在同一部位反复发作。水痘带状疱疹病毒初次感染后引起儿童水痘，痊愈后，病毒长期潜伏在脊髓后根神经节或颅脑感觉神经节细胞内，在机体免疫力低下时，病毒被激活，增殖并扩散至神经支配区域的皮肤引起疾病（如带状疱疹）。③ 慢发病毒感染：较少见、但后果严重，这是一种特殊的潜伏感染，特点是潜伏期长，可达数年或数十年，在此期间，分离不出病毒也无任何症状，病毒增殖却在缓慢增多，一旦发病即呈亚急性进行性加重，直至死亡。如人类免疫缺陷病毒感染所致的艾滋病（AIDS），麻疹病毒引起的亚急性硬化性全脑炎等。

（四）病毒的致病机制

病毒为严格的细胞内寄生，病毒利用细胞提供的原料和代谢酶等在细胞内大量复制，并可作用于细胞内的遗传物质引起细胞的转化与凋亡。有些病毒可直接侵犯免疫细胞或免疫器官，破坏其免疫功能或诱发免疫病理导致组织损伤。其致病机制包括两个方面。

1. 病毒对宿主细胞的直接损伤

（1）杀细胞效应 病毒在细胞内增殖，干扰破坏宿主细胞的正常代谢，导致细胞溶解死亡的作用，称为杀细胞效应。常见于无包膜病毒，且多数引起急性感染，如脊髓灰质炎病毒、腺病毒等。细胞破坏死亡的原因主要有病毒核酸编码的早期蛋白能阻断宿主 RNA 和蛋白质合成，继而影响其 DNA 合成。某些病毒蛋白可使细胞固缩、死亡，大多数病毒对宿主细胞的细胞膜、细胞核、细胞器均有损伤，同时病毒感染使细胞内溶酶体膜通透性增加释放溶酶体酶，导致细胞自溶。

（2）稳定状态感染 多见于有包膜病毒以出芽方式释放子代病毒，其过程较慢且病变较轻，因而受染细胞在短时间内不立即被溶解死亡，还可分裂增殖。但细胞经多次出芽释放病毒之后最终仍不能免于死亡。稳定状态感染的细胞表面也表达病毒编码的抗原成分,易被活化的巨噬细胞、自然杀伤细胞、杀伤性 T 细胞等识别和杀伤;有些病毒(如麻疹病毒、疱疹病毒)细胞膜表面的病毒蛋白具有融合膜的生物活性时,数个细胞间的细胞膜可相互融合形成多核巨细胞,可辅助病毒的鉴定。

(3) 细胞转化与细胞凋亡　某些 DNA 病毒的全部或部分核酸,某些 RNA 病毒基因组经反转录产生 DNA,结合至宿主细胞染色体中的过程称为整合。整合后的病毒核酸称为前病毒,可随宿主细胞分裂而带入子细胞中。整合作用可使宿主细胞遗传性状发生改变,引起细胞转化,主要变化是细胞表面出现新抗原,细胞生长、分裂失控,使体外培养的细胞失去接触抑制,从而与肿瘤的发生有关。但转化能力并不等于致癌作用。有些病毒(如人类免疫缺陷病毒、腺病毒等)感染细胞后,直接由感染病毒本身或由病毒编码蛋白间接地作为诱导因子,激活宿主细胞死亡基因而发生的程序性死亡的生物学过程称为细胞凋亡,主要形态学特点是细胞膜出现鼓泡、细胞核固缩、核染色体 DNA 被降解。

(4) 包涵体形成　某些病毒感染的细胞质或细胞核内,可出现用普通光学显微镜能观察到的嗜酸性或嗜碱性的团块状结构,称为包涵体。它含有病毒颗粒或未装配的病毒成分,对宿主细胞的结构和功能也有损伤作用,是病毒感染细胞的一个最具特征性的形态改变,因其形状、位置、染色性等随病毒种类而异,故对病毒感染具有辅助诊断及鉴别诊断的作用。如狂犬病毒包涵体在宿主细胞质内为嗜酸性,麻疹病毒包涵体在宿主细胞质和细胞核内均能形成。

2. 免疫病理损伤

(1) 体液免疫的病理损伤作用　许多病毒侵入细胞后能诱发细胞表面出现病毒基因编码抗原,刺激机体产生抗病毒抗体,抗原与相应抗体结合,在补体的参与下或由抗体依赖性细胞介导的细胞毒作用,引起Ⅱ型超敏反应而导致细胞的溶解。另外,有些病毒抗原与相应抗体结合形成中等大小的免疫复合物,在一定条件下可沉积于血管基底膜,激活补体引起Ⅲ型超敏反应,造成免疫病理损伤,如肾小球肾炎、关节炎等。

(2) 细胞免疫的病理损伤作用　特异性细胞毒性 T 细胞(CTL)和炎性 T 细胞 Th1 可识别受病毒感染而出现新型膜抗原的靶细胞,通过直接的细胞毒作用或释放多种淋巴因子,诱发Ⅳ型超敏反应而造成组织细胞的损伤。

(3) 免疫抑制　许多病毒感染可引起机体免疫应答降低或暂时性免疫抑制,如人类免疫缺陷病毒主要侵犯 $CD4^+$ T 细胞,通过多种机制使 CD_4^+ T 细胞数量大量减少而发生 AIDS。免疫功能低下易引起机会感染和恶性肿瘤。

(4) 免疫耐受性　某些病毒可通过垂直传播方式感染胎儿,并可诱发机体产生免疫耐受(即不引起免疫反应),导致机体长期携带此病毒,如乙型肝炎病毒、人类免疫缺陷病毒、巨细胞病毒等。

二、抗病毒免疫

抗病毒免疫主要体现在固有免疫和适应性免疫两大部分。

(一) 固有免疫

1. 屏障作用　完整的皮肤、黏膜是抵抗病毒的第一道防线。呼吸道纤毛的摆动、汗液中的乳酸、胃液中的胃酸等均具有阻挡、排除或杀灭病毒的作用。发育完善的血脑脊液屏障、胎盘屏障能阻止多种病毒进入。流感病毒、风疹病毒、巨细胞病毒等能通过妊娠3个月内未发育完善的胎盘屏障侵犯胎儿，引起流产、死胎或先天性畸形。

2. 吞噬细胞和NK细胞作用 当病毒侵入机体引起局部感染、病毒血症、组织感染时，巨噬细胞杀病毒作用较中性粒细胞强，巨噬细胞不仅能吞噬、灭活病毒，还能产生多种活性物质（如IFN、TNF、补体成分、IL-1等）参与抗病毒免疫，对阻止病毒感染和促进病毒感染的恢复具有重要作用。当巨噬细胞功能受损时，病毒容易侵入血流引起病毒血症。中性粒细胞也能吞噬病毒，但不能将其消灭，病毒可在其中增殖并扩散。

NK细胞是一种不受MHC限制，也不需抗原预先致敏的具有杀伤作用的淋巴细胞。病毒感染后2天，NK细胞即通过趋化作用聚集到感染部位，在细胞因子（IFN、TNF、IL-2等）作用下，NK细胞被激活，同时释放穿孔素等细胞毒性介质，通过干扰病毒复制和进一步活化单核细胞等作用，扩大和增强机体抗病毒免疫力。

3. 体液中的抗病毒物质 正常人和动物血清与体液中含有能抑制病毒的物质，常称为病毒抑制物，如干扰素、β抑制物、补体等。

（1）干扰素（interferon，IFN） 是由病毒或干扰素诱生剂刺激巨噬细胞、淋巴细胞、体细胞等产生的一组具有高度活性及多种功能的糖蛋白。IFN具有种属特异性，即人细胞产生的IFN才能用于人体。根据其抗原性不同可将其分为α、β和γ三种，曾称α、β两型为Ⅰ型干扰素，γ干扰素为Ⅱ型干扰素。IFN-α由人白细胞产生，IFN-β由人成纤维细胞产生，IFN-γ由T细胞产生，因而又称免疫干扰素，是细胞因子的一种。IFN只有在病毒感染或干扰素诱生剂作用下，使细胞内产生一种特异性因子并与阻抑蛋白结合，解除该蛋白对IFN基因的抑制后才能转译出IFN。

IFN不是直接杀伤病毒，而是必须经宿主细胞介导并建立抗病毒状态，间接产生抗病毒作用。受病毒感染的细胞在病毒复制的同时产生IFN并迅速释放至细胞外，作用于邻近正常细胞膜上的干扰素受体，使编码抗病毒蛋白基因活化而合成数种抗病毒蛋白，主要包括2′,5′-腺嘌呤核苷合成酶、磷酸二酯酶及蛋白激酶。抗病毒蛋白通过降解病毒RNA、抑制转译、抑制多肽链的延伸等环节，阻断病毒蛋白的合成而起抗病毒作用。IFN的生物学活性：① 具有广谱抗病毒作用：抗病毒作用主要由IFN-α和IFN-β承担，IFN-γ对病毒感染的恢复和防御再感染起重要作用；② 免疫调节作用：IFN-γ能活化和增强NK细胞和Tc细胞杀伤靶细胞的能力，促进巨噬细胞的吞噬与抗原加工、提呈作用，诱发抗病毒的特异性免疫应答；③ 抗肿瘤作用：IFN-γ能调节癌基因的表达，抑制肿瘤细胞分裂增殖。

（2）β抑制物 能抑制流感病毒的血凝性，中和病毒的感染力，使病毒不能吸附呼吸道上皮细胞。

（3）补体系统 补体系统中的C1、C2和C3有中和病毒的作用，阻止病毒吸附、穿入易感细胞或干扰病毒在细胞中增殖。

（二）适应性免疫

适应性免疫主要包括两个方面，即特异性体液免疫和特异性细胞免疫。

1. 特异性体液免疫作用 机体受病毒感染或接种病毒疫苗后可产生特异性抗体，其中对机体具有保护作用的抗体主要是中和抗体、补体结合抗体。

（1）中和抗体是病毒的各种结构蛋白（如衣壳蛋白、基质蛋白、包膜表面的糖蛋白）及少数病毒的DNA多聚酶刺激机体产生的，中和抗体包括IgG、IgM、IgA三类。这些抗体能与病毒表面抗原结合,阻止病毒吸附、穿入与增殖,从而保护细胞免受病毒感染。病毒与中和抗体形成的免疫复合物更容易被巨噬细胞所吞噬或消除。抗体不能直接灭活病毒,但对限制病毒感染和阻止血液中游离的病毒在宿主体内的扩散有重要作用。抗体与病毒结合后,可通过调理作用、促进吞噬、激活补体、ADCC(抗体依赖性细胞介导的细胞毒作用)等将受染细胞破坏,使病毒进入细胞外液而易被清除。IgG、IgM、IgA 具有不同生物学特性,IgG 相对分子质量小,可通过胎盘。因此,新生儿可具有来自母体的中和抗体,获得约 6 个月的被动免疫保护期。IgM 因不能通过胎盘,并且在胎儿末期即可合成,故在新生儿脐血中检出一定效价的此类抗体可诊断为宫内感染,尤其是对垂直传播的病毒体。IgM 出现较早,检测 IgM 又可作为早期诊断依据。分泌型 IgA(sIgA)来源于黏膜的固有层浆细胞,存在于黏膜分泌液中,能阻止病毒从局部侵入机体,可有效地防御呼吸道病毒和肠道病毒通过局部黏膜的入侵。值得一提的是中和抗体由于相对分子质量大,不易进入细胞内,故对进入细胞内的病毒无效。

(2) 补体结合抗体　病毒内部可溶性物质刺激机体产生抗体,虽然不能中和病毒,但能增强吞噬细胞对病毒的吞噬功能。

2. 特异性细胞免疫作用　感染细胞内病毒的清除主要依靠特异性细胞免疫,即通过 CTL 和 Th1 细胞发挥作用。细胞免疫主要在病毒感染的局部发挥作用。CTL 接触靶细胞后被激活并释放穿孔素及细胞毒素,穿孔素是酶蛋白,其作用类似补体 C1q,可使靶细胞膜上形成许多小孔,促使胞内成分外溢;细胞毒素可激活靶细胞内的一些酶而致其自溶,使细胞凋亡。致敏 Th1 细胞与受染细胞再次接触后,可释放多种细胞因子(如 IFN、TNF、IL-2 等),通过活化巨噬细胞与 NK 细胞等抑制病毒复制、清除靶细胞内病毒,终止感染。

一般都认为,能引起持久免疫的病毒性疾病,多伴有全身性感染并有显著的病毒血症期,使宿主免疫系统能与病毒抗原广泛接触,且这类病毒免疫原性稳定,抗原结构不易变异,如麻疹病毒、腮腺炎病毒等;反之则免疫持续时间较短,且易发生反复感染,如流感病毒等。

第三节　病毒感染的检查方法与防治原则

病毒感染的检查方法包括病毒分离与鉴定以及血清学诊断。

一、标本采集与送检

(一) 标本采集的原则和要求

(1) 根据临床评估及病程采集不同标本。

(2) 标本采集时必须严格无菌操作,避免杂菌污染标本。

(3) 早期采集,病程初期(发病 1~2 天)或急性期的标本中病毒量多,检出率高。

(4) 由感染部位采集,上呼吸道感染采取鼻咽分泌物或咽漱液,肺部感染采取痰液,肠道感染采取粪便,颅内感染采取脑脊液,局部感染采取局部渗出液,有病毒血症时采取血液。

(5) 血清学检查的标本采取　应采取急性期和病后 2~3 周双份血清送检,以便对比双份血清中抗体效价的动态变化,当后者高于前者 4 倍以上时有诊断意义。

(二) 标本的处理和保存

(1) 因病毒在室温中很易灭活,所以采集的标本应立即置入无菌器皿并尽快送病毒实验室，最好在采集后 1～2 h 内送检。暂时不能检查或分离培养时，应将标本存放在 -70 ℃ 冰箱内保存。

(2) 对不能立即送检的标本应置入含抗生素的 50 % 甘油缓冲盐水中，低温保存送检；需长时间运送的标本应置入盛有冰块的保温瓶内尽快送检。

(3) 本身带有杂菌的标本（如粪便、咽漱液、痰液等），应使用高浓度抗生素（青霉素、链霉素、庆大霉素、制霉菌素等）处理。

二、检查方法

（一）病毒的分离培养

病毒必须在活细胞内才能增殖，因此分离培养病毒必须用易感的活细胞。分离培养病毒的方法有：

1. 动物接种 动物接种是最原始的病毒培养方法，应根据病毒种类不同而选择敏感动物及适宜接种的部位，常用的动物有小鼠、大鼠、豚鼠、兔、猴等，接种途径有鼻内、脑内、皮内、皮下、腹腔、静脉等。如嗜神经性病毒（狂犬病毒、乙脑病毒）可接种于小鼠脑内，痘类病毒可接种于家兔角膜。根据动物发病情况和症状特征辅助诊断疾病。

2. 鸡胚培养 鸡胚培养是一种比较经济简便和对多种病毒敏感的培养方法。根据病毒种类不同，可将标本接种于 9～12 日龄的鸡胚，如流感病毒初次接种可在羊膜腔，传代培养则接种于绒毛尿囊腔中增殖；痘病毒可在绒毛尿囊膜上增殖，再观察鸡胚变化或培养物并作进一步鉴定。

3. 组织细胞培养 将离体活组织块或分散的活细胞加以培养，统称组织培养，后者又称单层细胞培养。单层细胞培养是目前最常用的病毒培养方法。常用人胚肾原代细胞、人胎盘羊膜细胞、人胚二倍体细胞及传代细胞（如 HeLa 细胞、Hep－2 细胞等），病毒感染细胞后，大多数能引起细胞病变，可用普通显微镜直接观察病毒增殖后引起的细胞病变，如细胞变圆、空泡、溶解等。有的细胞不产生病变，但可使培养液的 pH 发生改变或出现红细胞吸附及血凝现象（如流感病毒）。组织细胞培养多用于病毒分离培养、检测中和抗体和制备病毒疫苗等。

（二）病毒的鉴定

1. 病毒在细胞中增殖的指标 病毒在感染细胞后引起细胞的变化随病毒不同而有差异，有的使细胞完全破坏，有的变化不明显。由病毒在细胞内增殖所引起的特有的细胞病变称为细胞病变效应（cytopathic effect，CPE），常见的观察病毒增殖的重要 CPE 指标有：① 细胞圆缩、分散、受到破坏，如肠道病毒；② 细胞肿大，颗粒增多，病变细胞聚集成葡萄状，如腺病毒；③ 细胞融合成多核巨细胞，如副黏病毒、疱疹病毒；④ 轻微病变，可于胞质或核内形成包涵体，如狂犬病毒。常常根据细胞病变特点帮助初步诊断。

2. 红细胞吸附现象 有的病毒感染细胞后不出现 CPE，但能吸附脊椎动物（鸡、豚鼠）的红细胞，因为受到某些病毒（如流感病毒等）感染的细胞膜上含有病毒的某些抗原成分（血凝素），故能吸附脊椎动物（豚鼠、鸡、猴等）的红细胞，称为红细胞吸附现象。该现象可用作这些病毒的增殖指标或作病毒初步鉴定。同时该现象可被相应的病毒特异性抗体所抑制，称为红细胞吸附抑制试验。常用来鉴定病毒。

三、病毒的快速诊断

（一）形态学检查

1. 光学显微镜检查 用光学显微镜直接检查被病毒感染的组织细胞中的包涵体，根据包涵体的特点作出辅助诊断。

2. 电子显微镜检查法 将组织或细胞标本常规超薄切片（液体标本先经浓缩），磷钨酸盐负染后直接用电镜检查，可快速检出典型病毒颗粒而有助于早期诊断，如对甲型肝炎病毒、轮状病毒感染者粪便及乙型肝炎病毒感染者血清标本的检查。

3. 免疫电镜检查法 将病毒标本制成悬液后再与特异性抗体混合，可使标本中的病毒颗粒凝集，便于电镜观察以提高检出率，如粪便标本中甲型肝炎病毒的检测，免疫电镜检查法比电镜直接观察法更为特异和准确。

（二）免疫学检查

免疫荧光技术、酶免疫技术、补体结合试验、红细胞凝集抑制试验、中和试验等均可用来检测病毒抗原或抗体，辅助诊断病毒性疾病。免疫荧光技术的优点是可直接从活检组织、脱落细胞等检查病毒抗原或相应抗体，已广泛用于流感病毒、疱疹病毒、巨细胞病毒及从肝活检标本中检测肝炎病毒抗原，从咬人的犬脑中检测狂犬病毒抗原等。也可将待检病毒标本接种在细胞培养物中培养1～2天，即可用免疫荧光技术检测病毒抗原以利早期诊断。酶免疫技术具有酶促反应的特异性和抗原抗体反应特异性的双重优点，故该方法具有简便、快速、特异和敏感的特点，已广泛用于病毒感染的快速诊断和血清流行病学调查。

（三）病毒核酸杂交技术

病毒核酸杂交技术是近年发展起来的一种敏感性高、特异性强、应用面广的诊断技术。其原理是利用双链DNA可解离和重组的性质，将一条已知序列的单链DNA标记上放射性核素作为探针，与待检标本中的病毒核酸（与探针DNA同源或部分同源）进行核酸分子杂交，再用放射自显影技术检测以确定病原体。这种方法具有特异性强、快速和敏感的优点，而且能进行定量与分型。主要用于检测血液或组织中的病毒核酸，观察其相对分子质量的大小，测定细胞内基因的定位及细胞内核酸的定性与定量。

（四）聚合酶链反应（polymerase chain reaction，PCR）

PCR是一种体外基因扩增方法。先将目的DNA变性为单链模板，加入人工合成的与已变性的单链DNA模板互补的寡核苷酸（引物）；在DNA聚合酶催化下，将单核苷酸从引物3′端开始合成DNA新链。标本中只需有少量基因组DNA，经放大（可放大上万倍）即能检测出病毒序列。此法比核酸杂交法敏感、快速，已用于AIDS、丙型肝炎、乙型肝炎、人乳头瘤病毒、巨细胞病毒等病毒感染的诊断。

四、防治原则

（一）人工主动免疫

至今人类对病毒感染性疾病仍缺乏特效药物治疗，当前应用各种减毒活疫苗或灭活疫苗进行人工主动免疫为病毒性疾病的主要防治措施。常用的病毒性疫苗有：

1. 灭活疫苗 常用甲醛做灭活剂灭活病毒核酸，但不影响病毒的免疫性。如流行性乙型脑炎疫苗、狂犬疫苗、流感疫苗。

2. 减毒活疫苗 常用自然或人工选择法筛选对人无毒或弱毒的变异株来制备，如脊髓灰质炎疫苗、麻疹疫苗、流行性腮腺炎疫苗、风疹疫苗、甲型肝炎疫苗、水痘疫苗等；活疫苗相对灭活疫苗效果更好，但有可能发生毒力回复突变，恢复毒力而致病，有时亦可激活潜伏病毒引起持续感染，故存在潜在危险，值得引起重视。

3. 基因工程疫苗 应用基因工程技术控制病毒变异，或将保护性抗原的编码基因插入活载体制备的重组体活疫苗，包括基因重组疫苗（流感病毒疫苗、轮状病毒疫苗、乙型肝炎病毒疫苗等）和基因缺失活疫苗（如甲型肝炎病毒疫苗、Ⅰ型疱疹病毒活疫苗等）。基因工程疫苗具有免疫原性好、可大量制备、费用较低等特点，目前在全世界各国普遍使用。如我国规定新生儿和易感人群全面开展乙肝病毒表面抗原重组疫苗的接种。

（二）人工被动免疫

常用的人工被动免疫制剂有免疫血清、人血清丙种球蛋白、胎盘球蛋白、转移因子等。注射人免疫球蛋白对甲型肝炎、麻疹、脊髓灰质炎有紧急预防作用，可使接触者不出现症状或症状轻微。近年来已应用含有高效价抗 HBs 的免疫球蛋白，对预防乙型肝炎的母婴传播有一定效果。人被动物咬伤后，及时用高效价抗狂犬病毒血清于伤口周围与底部进行浸润注射及肌内注射有一定预防作用。

（三）干扰素治疗

干扰素具有广谱抗病毒、抗肿瘤及调节免疫功能作用，干扰素制剂及干扰素诱生剂常用于治疗一些病毒的感染，如用于治疗疱疹性角膜炎、带状疱疹及人呼吸道病毒感染。干扰素液（1 000 U/mL）滴鼻可预防流感，常与阿糖胞苷联用，对慢性乙型肝炎有一定疗效。

（四）化学药物治疗

由于病毒属非细胞型微生物且只能在宿主细胞内复制增殖，因而要求抗病毒药物既能进入细胞选择性地抑制病毒复制又不损伤宿主细胞。而对病毒有效的化学治疗剂多数对宿主细胞有一定的损伤作用，故不能广泛用于临床。目前毒性小、疗效好的药物有金刚烷胺、阿糖胞苷、阿昔洛韦、利巴韦林、齐多夫定等，通过抑制病毒脱壳，抑制病毒核酸或蛋白质合成，以及抑制蛋白酶等途径起抗病毒作用。金刚烷胺对甲型流感病毒感染有预防和治疗效果。

（五）中草药治疗

近年来，我国开展了很多中草药抗病毒作用的研究，实验证实许多中草药具有抗病毒作用，可用于临床治疗病毒性疾病，如板蓝根、大青叶等能抑制多种病毒；艾叶、苍术对组织培养中的腺病毒、流感病毒、疱疹病毒、流感病毒等有抑制作用，中、西医联合用药可有效改善非典型性肺炎患者病程中的肺组织纤维化而增强疗效。中草药抗病毒作用尚待进一步研究开发。

本章小结

病毒是非细胞型微生物，人类的传染病 75% ~80% 是由病毒引起。结构最简单的病毒体仅由核衣壳构成，病毒的增殖方式称复制，其复制周期包括吸附、穿入、脱壳、生物合成、装配、成熟与释放 6 个阶段。当两种病毒感染同一细胞时，会产生干扰现象。病毒耐冷、不耐热。病毒可经水平传播或垂直传播方式感染机体，感染后机体产生的抗病毒免疫以干扰素、NK 细胞、单核 - 巨噬细胞、中和抗体和细胞免疫为主。目前，病毒性疾病尚缺乏有效的治疗药物，因此提高人群免疫力是预防和控制病毒性疾病的主要措施。

思考题

1. 比较病毒与细菌生物学特性的异同点。
2. 简述病毒的感染方式与感染类型。
3. 比较隐性感染和潜伏感染的不同点。
4. 简述病毒性标本采集的原则。
5. 简述病毒感染的防治原则。

（何汉文）

第七章

常见的病毒

学习目标

1. 掌握常见病毒的感染方式及致病特点。
2. 熟悉常见病毒的生物学特性及防治措施。
3. 了解其他病毒的致病性。

第一节　呼吸道感染病毒

呼吸道感染病毒是指一大类能侵犯呼吸道引起呼吸道感染，或以呼吸道为侵入门户主要引起呼吸道以外组织器官病变的病毒。急性呼吸道感染中 90% 以上由病毒引起，具有潜伏期短、传染性强、发病急、病后免疫力不持久等特点。常见的呼吸道病毒有流行性感冒病毒、麻疹病毒、冠状病毒、腮腺炎病毒、风疹病毒、腺病毒、呼吸道合胞病毒等。

一、流行性感冒病毒

流行性感冒病毒(influenza virus)简称流感病毒，是流行性感冒(简称流感)的病原体。流感病毒有甲(A)、乙(B)、丙(C)三型，引起人类流感和动物(猪、马、禽类等)的感染。甲型流感病毒是人类流感最重要的病原体，可造成世界性大流行；乙型流感病毒一般引起局部或小流行；丙型流感病毒主要侵犯婴幼儿，很少引起流行。

(一) 生物学性状

1. 形态结构　流感病毒属于有包膜的 RNA 病毒，多呈球形或丝状，结构由 3 层组成：① 内层是病毒的核心，由 RNA、核蛋白和 RNA 多聚酶组成，其基因组分 7～8 个节段；② 中层是基质蛋白(M 蛋白)，具有保护病毒核心和维持病毒形态的作用；③ 外层是由脂质双层构成的包膜，膜上镶嵌有两种刺突：血凝素(HA)和神经氨酸酶(NA)，分别与病毒的吸附、穿入、释放和扩散有关。HA 和 NA 决定病毒的亚型，其抗原性易发生变异(图 7－1)。

2. 分型与变异

(1) 分型　根据核蛋白和 M 蛋白抗原的不同将流感病毒分为甲(A)、乙(B)、丙(C)三型，三型之间无交叉免疫。甲型流感病毒又根据 HA 和 NA 抗原不同分为若干亚型。

(2) 变异　流感病毒的抗原性变异主要是指 HA 和 NA 的抗原性变异，其中 HA 的变异

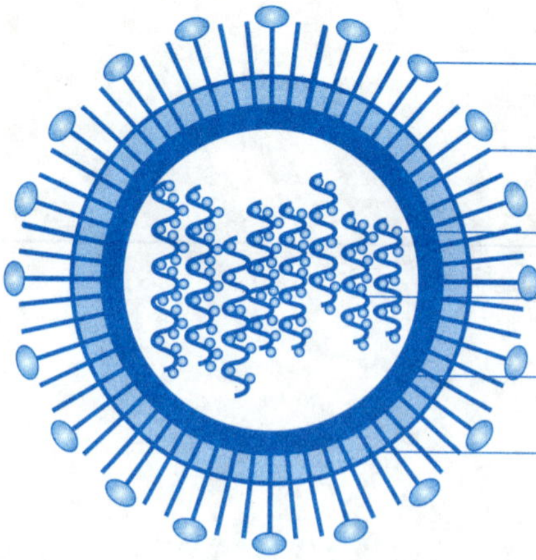

图 7－1　流感病毒结构示意图

频率较高。甲型流感病毒自 1934 年分离以来已发生数次较大变异，每次均引起世界性大流行（表 7－1）。

流感病毒抗原性变异有两种形式：抗原性漂移（antigenic drift）和抗原性转换（antigenic shift）。前者变异幅度小，属于量变，导致流感在局部地区的中小流行；后者变异幅度大，属于质变，导致新亚型的出现。由于人群对新亚型缺乏免疫力，所以新亚型常引起世界性流感大流行。

表 7－1　人类甲型流感病毒的亚型与流行年代

病毒亚型	甲 0（原甲型）	甲 1（亚甲型）	甲 2（亚洲甲型）	甲 3（香港型）	甲 1（新甲型）
抗原结构	H_0N_1	H_1N_1	H_2N_2	H_3N_2	H_3N_2　H_1N_1
流行年代	1918—1946 年	1946—1957 年	1957—1968 年	1968 年以后	1977 年以后

3. 抵抗力　流感病毒对外界抵抗力较弱，室温下传染性很快丧失，56 ℃ 30 min 即被灭活，－70 ℃以下或冷冻真空干燥可长期保存，对脂溶剂、干燥、紫外线、甲醛、酸类等比较敏感。

（二）致病性与免疫性

1. 致病性　流感的传染源主要是急性期患者。病毒通过飞沫进入呼吸道黏膜细胞内增殖，引起黏膜充血水肿、细胞变性脱落等局部病变。潜伏期一般为 1 ~ 3 天，患者出现鼻塞、咳嗽、流涕等症状。发病初期 2 ~ 3 天鼻咽部分泌物中病毒含量最高，此时传染性最强。病毒一般不进入血液，但其毒素样物质可进入血液，引起畏寒、发热、乏力、头痛、全身酸痛等症状。

2. 免疫性　流感病毒感染后机体对同型病毒可产生特异性的体液免疫和细胞免疫。抗 HA 为中和抗体，包括血清中 IgG、IgM 及局部 sIgA，特别是 sIgA 能清除呼吸道局部病毒、阻止感染。抗 HA 对不同型别流感病毒及其新亚型均无交叉免疫。抗 NA 对病毒无中和作用，但能抑制病毒释放，阻止病毒传播。特异性 $CD4^+$、$CD8^+$ T 细胞能溶解感染细胞，清除病毒，有助于疾病的恢复。

（三）检查方法与防治原则

1. 检查方法 取流感患者急性期含漱液或鼻咽拭子，经抗生素处理后接种于鸡胚或进行细胞培养，可收集鸡胚羊水或尿囊液进行血凝试验，阳性者用已知抗体做血凝抑制试验进行鉴定，取患者急性期和恢复期双份血清进行血凝抑制试验，如恢复期抗体效价比急性期升高 4 倍或 4 倍以上有诊断意义。

2. 防治原则 流感病毒传染性强，传播迅速。流行期间应尽量避免人群聚集，公共场所要注意空气流通。用乳酸或食醋熏蒸进行空气消毒，对防止流感扩散有一定效果。接种流感疫苗可获得对同一亚型病毒的免疫力。盐酸金刚烷胺是目前防治甲型流感的常用药物，干扰素及中草药板蓝根、大青叶等有一定疗效。

二、麻疹病毒

麻疹病毒(measles virus)是麻疹的病原体。麻疹是儿童常见的急性呼吸道传染病，易感年龄为 6 个月 ~5 岁。本病传染性极强，在易感人群中发病率几乎达 100%，易并发肺炎。自应用麻疹减毒活疫苗接种以来，发病率已明显降低。

（一）生物学性状

麻疹病毒为球形有包膜的 RNA 病毒。抗原性强且稳定，只有一个血清型。抵抗力较低，加热 56 ℃ 30 min 可被灭活，对紫外线、一般消毒剂以及脂溶剂如乙醚、氯仿等均敏感。麻疹病毒可在人胚肾、猴肾细胞中增殖，形成多核巨细胞，胞质和胞核内出现嗜酸性包涵体。

（二）致病性与免疫性

1. 致病性 传染源为急性期患者。麻疹病毒的传染性极强，患者从潜伏期至出疹期均具有传染性，以出疹前 2 ~3 天传染性最强，主要通过飞沫传播，亦可通过鼻腔和眼分泌物污染的玩具、衣物等间接传播。

病毒由呼吸道或眼结膜侵入机体，先在呼吸道上皮细胞内增殖，然后进入血流，形成第一次病毒血症，患者出现发热、咳嗽、流泪、流涕、眼结膜充血等临床症状。大多数患者在口颊黏膜处出现灰白色、外绕红晕的黏膜斑，称为柯氏斑，对早期诊断有一定意义。血流中的病毒侵入全身淋巴组织和单核 - 巨噬细胞系统，在其细胞内增殖至一定程度再次进入血流，引起第二次病毒血症。随后，病毒进一步播散至全身皮肤和黏膜，甚至侵犯中枢神经系统。此时，全身皮肤出现红色斑丘疹，并有高热、频繁咳嗽等临床症状。极少数患者在恢复期后的若干年出现亚急性硬化性全脑炎(subacute sclerosing panencephalitis，SSPE)。SSPE 是典型的慢发病毒感染，患者大脑功能发生渐进性衰退，发病后 1 ~2 年内死亡。

近年来，由于麻疹疫苗的广泛应用，麻疹发病年龄有后移现象，成人麻疹比以往多见，临床症状不很典型，如不发热或仅 38 ℃左右，卡他性炎症及畏光不明显，无柯氏斑，皮疹不典型。

2. 免疫性 麻疹病毒感染后机体可获得牢固免疫力，主要包括体液免疫和细胞免疫。麻疹多见于 6 个月 ~5 岁的婴幼儿，这是由于 6 个月内的婴儿体内有从母体获得的 IgG 抗体，故不易感染；但随着年龄增长，被动获得的抗体逐渐消失，易感染性也随之增加。

（三）检查方法与防治原则

1. 检查方法 病毒分离可采取发病早期呼吸道标本和血液标本接种于原代人或猴肾细胞，培养后观察多核巨细胞及包涵体；也可取呼吸道、尿沉淀物用免疫荧光法检查病毒抗原;血清学诊断采取患者急性期和恢复期双份血清检测特异性抗体,若恢复期血清抗体效价比急性期增高4倍以上,即有诊断意义。

2. 防治原则 预防麻疹的主要措施是隔离患者,对易感人群进行人工主动免疫。对6个月以上未患麻疹的儿童应接种麻疹减毒活疫苗,免疫力可维持3~5年。对未接种疫苗而又有接触史的易感儿童,紧急采用人工被动免疫,肌内注射麻疹抗血清或丙种球蛋白可防止发病或减轻症状。

三、冠状病毒与SARS冠状病毒

(一)冠状病毒

冠状病毒是一类正单链RNA病毒,核衣壳呈螺旋对称,有包膜。电镜下,包膜上有排列间隔较宽的突起,形如花冠,故名。感染人类的冠状病毒主要有人呼吸道冠状病毒和人肠道冠状病毒,分别引起人类上呼吸道感染和腹泻。该病毒主要经呼吸道飞沫传播,多在冬春季流行。病后免疫力不强。

(二)SARS冠状病毒

SARS冠状病毒是严重急性呼吸综合征(severe acute respiratory syndrome,SARS)的病原体。2002年11月,在我国广东省首先发生了一类临床表现类似肺炎,但症状及体征不典型的传染性疾病。截至2003年8月,全球32个国家和地区出现疫情,累计病例8 465例,死亡919例。2003年3月15日,WHO将该病正式命名为“严重急性呼吸综合征”,我国将其称为传染性非典型性肺炎。同年4月16日,WHO确定该病病原体为一种新型冠状病毒,称为SARS相关冠状病毒(SARS-associated coronavirus,SARS-Cov)。

1. 生物学性状 SARS冠状病毒电镜下形态与冠状病毒类似,病毒颗粒呈不规则形,直径60~220 nm,有包膜(图7-2)。包膜表面的刺突糖蛋白(S蛋白)和基质蛋白(M蛋白)有很强的变异性,这两种蛋白质有助于病毒进入人体细胞。

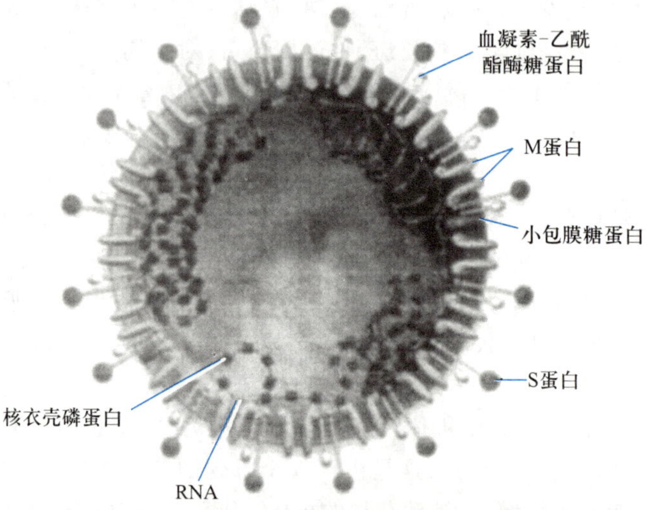

图7-2 SARS冠状病毒结构示意图

SARS冠状病毒对外界的抵抗力比其他人类冠状病毒强。病毒在人体排泄物(痰、粪便、尿液)和血液中能长时间保持活力。紫外线及常用化学消毒剂如过氧化氢、过氧乙酸、二氧化氯、次氯酸钠、乙醇等可使病毒失去感染性。

2. 致病性与免疫性

(1) 传染源　SARS 患者是主要的传染源。重症患者因为频繁的咳嗽或需要气管插管、呼吸机辅助呼吸等,造成呼吸道分泌物增多,往往成为主要的传染源。隐性感染者是否有传染性尚无实例报道。野生动物(如果子狸、貉等)有可能是 SARS 冠状病毒寄生宿主和传染源。

(2) 传播途径　主要传播途径:① 飞沫传播:近距离(其范围一般在 1.5 米以内)的飞沫传播是目前最肯定、最重要的传播途径。此外,一些临床诊疗操作措施,如气管插管,气管切开、口腔检查等可以增加这种传播的危险性。② 接触传播:接触患者的呼吸道分泌物、消化道排泄物或其他体液,或接触被患者分泌物污染的物品,均可导致感染。操作与防护措施不当也可引发实验室人员感染。

(3) 致病性与免疫性　目前,SARS 的发病机理尚不清楚。由于患者在发病期间存在淋巴细胞减少、$CD4^+$ 和 $CD8^+$ T 淋巴细胞数量明显下降、使用糖皮质激素可以改善肺部炎症反应等,故目前认为免疫病理损伤是 SARS 冠状病毒致病的主要机理。

SARS 潜伏期短(1 ~ 14 天,平均 5 天),起病急,以发热为首发症状,3 ~ 7 天后出现干咳、胸闷气短等症状。胸部 X 线检查可见肺部双侧或单侧出现阴影。严重者肺部病变进展很快,出现多叶病变,同时发热等感染中毒症状加重,出现频繁咳嗽、气促和呼吸困难,患者略有活动则出现气喘、心悸,被迫卧床休息。患者出现急性呼吸窘迫综合征、休克、多器官功能障碍综合征等,病死率很高。已有糖尿病、心肺功能不全或合并其他感染性疾病者病死率可高达 40% ~50% 。

机体感染 SARS 冠状病毒后可产生特异性抗体,IgM 和 IgG 抗体在感染后 10 ~15 天出现。实验证明 IgG 可能是保护性抗体,可以中和体外分离到的病毒颗粒。

3. 检查方法与防治原则　应用免疫荧光检查特异性抗原或用 ELISA 检测特异性 IgM 抗体具有诊断意义。

对 SARS 的预防应采取以严格管理传染源、切断传播途径和提高机体免疫力为主的综合措施。对 SARS 患者和疑似病例要及时进行严格的隔离和治疗。流行期间应尽量避免大型集会,公共场所保持空气流通。治疗主要采用支持疗法。

四、其他呼吸道感染病毒

其他呼吸道感染病毒包括腮腺炎病毒、风疹病毒、腺病毒、鼻病毒和呼吸道合胞病毒(表 7 –2)。

表 7 –2　其他呼吸道感染病毒

病毒名称	主要致病性	防治原则
腮腺炎病毒	引起流行性腮腺炎,可侵犯睾丸、卵巢、胰腺、肾及中枢神经系统	接种减毒活疫苗
风疹病毒	儿童风疹;孕妇感染可引起胎儿畸形、流产、死胎、智力低下等(先天性风疹综合征)	接种风疹减毒活疫苗,孕妇与患者接触应立即注射丙种球蛋白

续表

病毒名称	主要致病性	防治原则
腺病毒	引起多种疾病，如急性呼吸道感染、眼结膜感染、婴幼儿肠炎、急性出血性膀胱炎等	目前尚无理想疫苗
鼻病毒	普通感冒、急性咽炎、支气管炎等	干扰素有一定作用
呼吸道合胞病毒	婴幼儿细支气管炎、肺炎，儿童鼻炎、咽炎、气管炎，成人上呼吸道感染	目前尚无理想疫苗

第二节　肠道感染病毒

肠道感染病毒是指一大群寄生于人消化道并在肠道内增殖的病毒。常见的肠道感染病毒包括脊髓灰质炎病毒、柯萨奇病毒、埃可病毒、轮状病毒、新型肠道病毒等。它们的共同特点：① 病毒颗粒呈球形，直径 24 ~ 30 nm，衣壳为对称 20 面体，无包膜；② 核酸类型为单链 RNA；③ 耐乙醚、耐酸，在 pH 3.0 ~ 5.0 环境下稳定，56 ℃ 30 min 可使病毒灭活，在污水和粪便中可存活数月，对干燥、紫外线敏感；④ 主要经粪 - 口途径传播，在肠细胞中增殖，并能侵入血流、神经系统及其他组织，临床症状多为肠道外症状，引起麻痹、无菌性脑炎、心肌损伤、腹泻等多种临床表现。

一、脊髓灰质炎病毒

脊髓灰质炎病毒（poliovirus，polio 病毒）是脊髓灰质炎的病原体。脊髓灰质炎是儿童的一种急性传染病。病毒侵犯脊髓前角灰质区的运动神经细胞，导致弛缓性肢体麻痹，因其多见于儿童，故又称小儿麻痹症。

（一）生物学性状

病毒呈球形，无包膜，衣壳呈对称 20 面体。病毒可在灵长类动物细胞中增殖，引起细胞变圆、坏死、脱落。将病毒接种猴、猩猩脊髓或脑内，可致肢体麻痹，现仍用此法检查活疫苗的安全性。

根据病毒抗原性不同分为Ⅰ型、Ⅱ型和Ⅲ型。三型之间无交叉免疫。

脊髓灰质炎病毒对外界的抵抗力较强，在污水和粪便中可存活数月，在食品中可存活数周；在酸性环境中较稳定，不易被胃酸、胆汁灭活；耐乙醚；对紫外线、干燥、热均敏感，56 ℃ 30 min 可被灭活；高锰酸钾、过氧化氢、漂白粉、甲醛、氯化汞和碘酒可使病毒灭活。

（二）致病性与免疫性

1. 致病性　患者或无症状携带者均可成为传染源。病毒经粪便排出，通过污染水、食物、手及玩具等，经口侵入人体。病毒在咽部或肠壁淋巴组织中增殖。多数感染者表现为隐性感染，或仅有轻微发热、咽痛、腹部不适等。少数感染者，在肠道局部增殖的病毒可进入血流，形成第一次病毒血症，出现发热、头痛、恶心等症状。当病毒侵入全身淋巴组织大量增殖后再次侵入血流形成第二次病毒血症，导致全身症状加重。病毒可侵入免疫功能低下者的中枢神经系统，在脊髓前角运动细胞中增殖，轻者引起暂时性肌肉麻痹，以下肢多见；重者可引起肢体弛缓性麻痹后遗症，极个别可因延髓麻痹，导致呼吸、循环中枢麻痹而死亡。

2. 免疫性 隐性或显性感染后，机体对同型病毒可产生牢固而持久的免疫力，以体液免疫为主。肠道、呼吸道黏膜局部均产生 sIgA，可阻止病毒的吸附和增殖。血清中和抗体可清除血流中的病毒，阻断其向中枢神经系统扩散。婴幼儿可通过胎盘接受母体给予的 IgG 抗体，故 6 个月内较少发生感染。

（三）检查方法与防治原则

1. 检查方法 取发病 1 周内患者的粪便标本用抗生素处理后，接种于原代猴肾细胞，观察细胞病变作出诊断，再用中和试验进一步鉴定其型别。血清学试验应取患者双份血清进行中和试验，若血清抗体增加 4 倍以上有诊断意义。此外，PCR 可直接检测病毒，具有快速诊断价值。

2. 防治原则 对易感人群进行疫苗接种是预防脊髓灰质炎最有效的措施。常用疫苗有脊髓灰质炎灭活疫苗和减毒活疫苗两种，这两种疫苗都是三价混合疫苗，免疫后可获得抗三个血清型脊髓灰质炎感染的免疫力。脊髓灰质炎减毒活疫苗为口服制剂，其免疫过程类似自然感染，既可刺激机体产生血清抗体，有效预防麻痹型脊髓灰质炎的发生，又可刺激肠道局部产生 sIgA，阻止野毒株在肠道的增殖和在人群的流行。对未接种疫苗又与患儿密切接触的易感儿童可注射丙种球蛋白进行人工被动免疫，可预防疾病的发生或减轻症状。

二、柯萨奇病毒与 ECHO 病毒

柯萨奇病毒（Coxsackie virus）是 1948 年从美国柯萨奇镇（Coxsackie）两名疑似脊髓灰质炎患者的粪便中分离出来的，故得名。病毒分 A、B 两组，A 组有 23 个血清型，B 组有 6 个血清型。ECHO 病毒是 1951 年在脊髓灰质炎流行期间从健康儿童的粪便中分离，称其为人类肠道致病细胞病变孤儿病毒，又称埃可病毒（enteric cytopathic human orphan virus，ECHO virus），目前已有 31 个血清型。

柯萨奇病毒和 ECHO 病毒的传播途径及致病机理与脊髓灰质炎病毒相似，幼儿发病多见。其致病特点是病毒在肠道中增殖，但除引起肠道疾病外，还可引起中枢神经系统感染、呼吸系统感染、心肌疾病等不同肠道外病毒性疾病（表 7－3）。

表 7－3 柯萨奇病毒与 ECHO 病毒所致疾病

所致疾病	柯萨奇病毒		ECHO 病毒
	A 组	B 组	
脊髓灰质炎	+	+	+
无菌性脑膜炎	+	+	+
疱疹性咽峡炎	+	－	－
普通感冒	+	+	+
心包炎、心肌炎	－	+	+
皮疹	+	－	+
婴幼儿腹泻	－	－	+
手足口病	+	－	－

知识链接与拓展

手足口病（HFMD）主要由柯萨奇病毒 A16（CoxA16）型和新肠道病毒 71 型（EV71）引起。主要累及婴幼儿，起病急，常伴有发热，口腔黏膜出现散在疱疹，米粒大小，疼痛明显；手掌或脚掌部出现米粒大小疱疹，臂部或膝盖偶可受累。疱疹周围有炎性红晕，疱内液体较少。部分患儿可伴有咳嗽、流涕、食欲缺乏、恶心、呕吐、头疼等症状。

病毒可以通过唾液飞沫或带有病毒的苍蝇叮爬过的食物传播，经鼻腔、口腔感染儿童，也可因直接接触而感染。因病毒传染性强，流行性强，因此必须引起重视。

三、轮状病毒

人类轮状病毒（human rotavirus）是婴幼儿急性腹泻的主要病原体。病毒基因类型为 RNA，具双层衣壳，内衣壳呈放射状排列，犹如车轮状（图 7－3），故得名。轮状病毒抵抗力较强，在粪便中可存活数日或数周。轮状病毒分 7 个组，其中 A 组主要引起婴幼儿腹泻，B 组引起成人腹泻。在发展中国家，轮状病毒感染是导致婴幼儿死亡的主要原因之一。轮状病毒经粪－口传播，6 个月 ~2 岁儿童易感。该病多在秋冬季流行，潜伏期短，起病急，主要临床症状为大量水样腹泻、发热、腹痛、呕吐等。严重者可因脱水、酸中毒而导致死亡。防治原则主要是控制传染源，切断传播途径，及时输液，纠正电解质失调，防止严重脱水及酸中毒的发生。

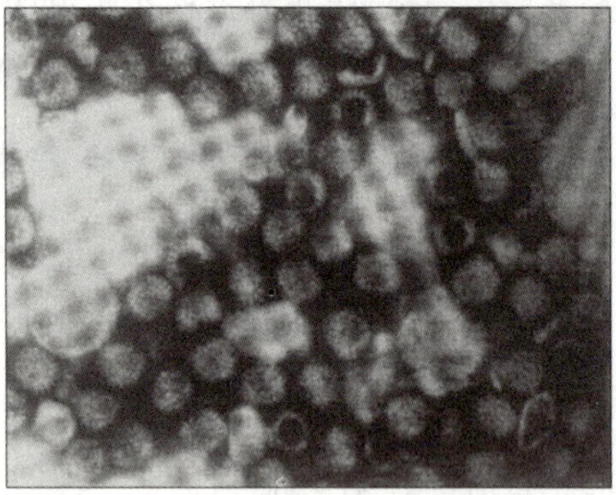

图 7－3　轮状病毒

第三节　肝炎病毒

肝炎病毒是引起病毒性肝炎的病原体。病毒性肝炎是人类的一种常见病、多发病，是危害人类健康最严重的疾病之一。现已公认的肝炎病毒包括甲型肝炎病毒（HAV）、乙型肝炎病毒（HBV）、丙型肝炎病毒（HCV）、丁型肝炎病毒（HDV）和戊型肝炎病毒（HEV）。这些病毒在分类上属于不同的病毒科，但均引起病毒性肝炎。近年又发现一些与人类肝炎相关的病毒，如己型肝炎病毒、庚型肝炎病毒等。

一、甲型肝炎病毒

甲型肝炎病毒（Hepatitis A virus，HAV）是引起甲型肝炎的病原体。甲型肝炎分布于全世界，儿童和青少年易感。HAV 经粪－口途径传播，常因患者粪便污染食物或水源而引起流行。大多数感染表现为隐性或亚临床感染，少数表现为急性肝炎，不转为慢性。

（一）生物学性状

HAV 属于小 RNA 病毒科，病毒颗粒呈球形，直径 27 nm，呈对称 20 面体，无包膜（图

7－4)。HAV 抗原结构单一，目前从世界各地分离的 HAV 只有一个血清型。HAV 对温度的抵抗力较强，60 ℃ 1 h 不被灭活，在 25 ℃ 干燥条件下至少可存活 1 个月，－20 ℃ 可存活数年，在淡水、海水和毛蚶中存活数天至数月。但 100 ℃ 5 min 即可被灭活，化学消毒剂(如乙醇、过氧乙酸、苯酚、含氯石灰、甲醛等)均可消除其传染性。

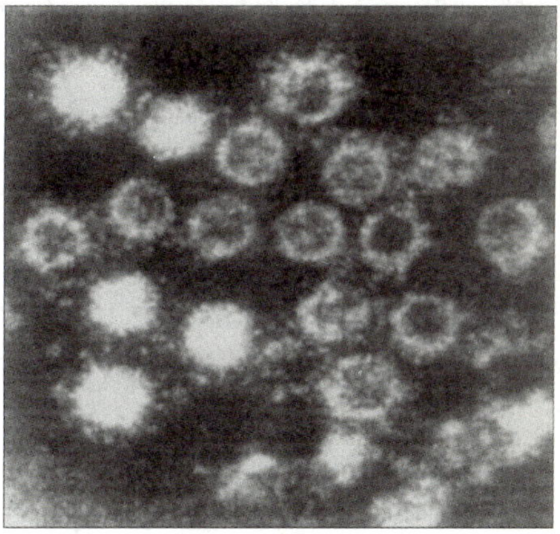

图 7－4 甲型肝炎病毒

(二) 致病性与免疫性

1. 传染源 甲型肝炎的传染源为患者和隐性感染者。潜伏期为 15～50 天，平均 30 天。在潜伏期末、临床症状出现前，病毒即出现于患者血液和粪便中，并可随粪便排出体外。发病后 2 周随着特异性抗体的出现，粪便中的病毒逐渐消失。

2. 传播途径 HAV 主要通过粪－口途径传播，传染性极强。病毒随患者粪便排出体外，通过污染水源、食物、食具等，直接或间接经消化道传播。1988 年，我国上海曾发生因食入被 HAV 污染的海产品(毛蚶)而暴发甲型肝炎流行，患者多达 30 余万，危害极大。

3. 致病性与免疫性 HAV 经口进入机体，先在肠黏膜和局部淋巴结中增殖，然后进入血液循环形成短暂的病毒血症。病毒最终侵犯靶器官肝，并在肝细胞内增殖而致病。HAV 致病机理尚未完全明了，目前认为，HAV 一般并不直接损害肝细胞，免疫病理损伤可能是致病的主要因素。临床表现成人以无黄疸型多见，患者有全身不适、食欲减退和肝功能损害等表现。部分患者可表现为黄疸型，除上述症状外，尚有畏寒、发热、恶心、呕吐、尿色逐渐加深至浓茶色，巩膜、皮肤出现黄染。2～4 周可恢复，预后好，不转为慢性肝炎。

感染甲型肝炎病毒后机体可产生抗－HAV 抗体。IgM 型抗体在感染早期出现，维持时间短；IgG 型抗体在恢复期出现，维持时间长，对病毒的再感染有保护作用。

(三) 检查方法与防治原则

1. 微生物学检查 甲型肝炎病毒颗粒的检查是通过电镜或免疫电镜观察患者粪便中的病毒颗粒，或用 ELISA 检测 HAV 抗原。患者血清抗－HAV IgM 可作为早期诊断和近期感染的指标，抗－HAV IgG 常用于流行病学调查。

2. 防治原则 甲型肝炎的预防应以加强卫生宣传教育、加强粪便管理与水源保护、注意食品卫生为主要环节。特异性预防主要用减毒活疫苗和灭活疫苗。对甲型肝炎患者密切接触者注射人丙种球蛋白或胎盘球蛋白可紧急预防。

二、乙型肝炎病毒

乙型肝炎病毒(Hepatitis B virus，HBV)是乙型肝炎的病原体。HBV 呈全球性流行，全世界乙型肝炎患者及病毒携带者有 2 亿～3 亿，我国的感染率在 10% 以上。乙型肝炎的危害性远比甲型肝炎大，感染 HBV 后易转为慢性肝炎，部分慢性肝炎可发展为肝硬化、肝癌。

(一) 生物学性状

1. 形态与结构 在 HBV 感染者血液中，电镜下可见到 3 种不同形态的颗粒(图 7－5)：① 大球形颗粒：又称 Dane 颗粒，直径 42 nm，具有双层衣壳结构，外衣壳相当于一般病毒的包膜，由脂质双层与蛋白质构成，其上有 HBV 表面抗原（HBsAg）和前抗原（Pre－S），内衣壳相当于一般病毒的衣壳，呈对称 20 面体，其上含有 HBV 核心抗原（HBcAg）和 HBVe 抗原（HBeAg），核心含有病毒的 DNA 和 DNA 多聚酶，Dane 颗粒为完整的 HBV，具有感染性；② 小球形颗粒：直径约22 nm，由病毒合成过剩的外衣壳组成，含有 HBsAg，是不完整的病毒颗粒，无感染性；③ 管形颗粒：由小球形颗粒串联而成，长 50～77 nm。

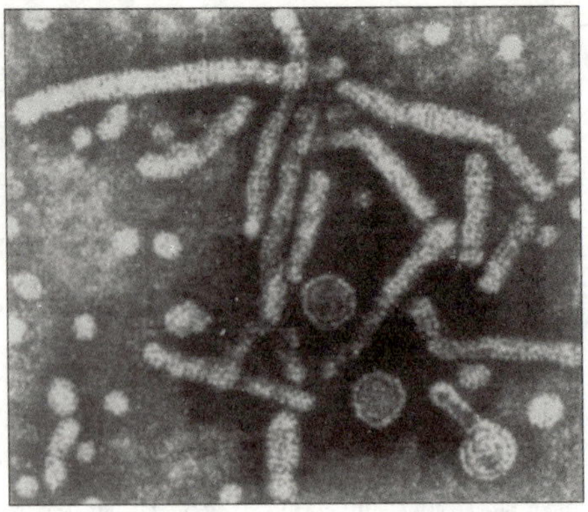

图 7－5　乙型肝炎病毒

2. 抗原组成及意义　HBV 具有外衣壳抗原和内衣壳抗原。前者主要包括 HBV 表面抗原（HBsAg）、前 S 抗原（Pre－S），后者主要包括 HBV 核心抗原（HBcAg）和 e 抗原（HBeAg）。

（1）HBsAg　存在于上述三种颗粒中，是 HBV 感染的主要标志。HBsAg 具有免疫原性，是制备疫苗的主要成分，能刺激机体产生相应的抗体（抗－HBs），抗－HBs 是有特异性保护作用的中和性抗体，具有防御 HBV 感染的作用，血清中出现抗－HBs 被认为是乙型肝炎感染恢复期的标志。

（2）HBcAg　存在于 Dane 颗粒内衣壳上及受感染的肝细胞核内，因而在外周血中不能检出。HBcAg 能刺激机体产生相应的抗体（抗－HBc），抗－HBc 为非保护性抗体，检测到抗－HBc IgM 提示 HBV 正在肝内复制。抗－HBc IgM 阴性可排除急性乙型肝炎。

（3）HBeAg　存在于 Dane 颗粒核心结构的表面。当 HBV 裂解时可游离于血清中。HBeAg 的消长与病毒体及 DNA 多聚酶的消长基本一致，是体内 HBV 复制的指标之一。在急性和慢性活动性肝炎患者血清中检出 HBeAg，表明有较强传染性。HBeAg 能刺激机体产生相应抗体（抗－HBe），抗－HBe 对 HBV 感染有一定的保护作用。

（4）Pre－S（前 S 抗原）　Pre－S 是一种能吸附于肝细胞表面的病毒抗原决定簇，有利于病毒侵入细胞内。常在感染早期出现，若持续存在表示乙型肝炎已转为慢性。其抗原性比 HBsAg 更强，可刺激机体产生相应抗体（抗－Pre－S），抗－Pre－S 能阻止 HBV 侵入肝细胞，它的出现表明病情好转。

3. 抵抗力　HBV 抵抗力较强，对低温、干燥、紫外线及一般化学消毒剂均有耐受性。高压灭菌法、干热 160 ℃ 1 h、100 ℃ 10 min 可灭活病毒，0.5% 过氧乙酸、5% 次氯酸钠、2% 戊二醛、3% 漂白粉溶液和环氧乙烷等均可灭活病毒，消除其传染性，但仍可保留 HBsAg 的抗原性。

（二）致病性与免疫性

1. 传染源　传染源主要是乙型肝炎患者和 HBV 携带者。乙型肝炎的潜伏期较长，一般为 50～150 天，平均 60～90 天。潜伏期、急性期、慢性活动期的患者血清均有传染性。HBV 携带者因数量大、隐蔽性强、活动不受限制而成为乙型肝炎最主要的传染源。

2. 传播途径

（1）血液、血制品传播　输血、血浆和各种血液制品均可传播乙型肝炎。加强献血员筛选可降低输血后乙型肝炎的发病率。

（2）母婴传播　人群中 1/3～1/2HBV 携带者是来自母婴传播。母亲若为 HBV 携带者，妊娠期可经胎盘感染胎儿；分娩时可经产道感染新生儿；哺乳也可感染婴儿。乙型肝炎有家庭聚集倾向，尤其以母亲为 HBsAg 阳性的家庭为甚。

（3）医源性传播　注射、手术、采血、拔牙、内镜检查、血液透析、针刺、文身、甚至医院各种医疗器具，均可传播乙型肝炎。

（4）接触传播　共用牙刷和剃须刀等可引起 HBV 感染；也可通过唾液传播；性接触，尤其男性同性恋的性行为方式亦可传播 HBV；吸血昆虫叮咬也可传播。尿液、鼻液和汗液传播的可能性很小。

3. 致病性与免疫性　HBV 的致病机制尚未完全清楚。HBV 在体内增殖，除对肝细胞有直接损害作用外，还可引起机体产生免疫病理损害。

（1）抗体介导的免疫病理损害　受 HBV 感染后，肝细胞膜上除存在 HBV 特异性抗原外，还会导致肝细胞膜表面自身抗原结构发生改变，暴露出肝特异性脂蛋白抗原（liver specific protein，LSP）。HBV 抗原和 LSP 抗原均可诱导机体产生相应抗体，抗体与肝细胞上相应的抗原结合，通过激活补体、巨噬细胞及 NK 细胞的 ADCC 等方式破坏肝细胞。

（2）细胞介导的免疫病理损害　HBV 感染肝细胞后，细胞膜上出现的 HBV 特异性抗原和 LSP 抗原，可诱发机体产生致敏淋巴细胞，继而通过 CTL 的直接杀伤作用和 Th1 参与的迟发型超敏反应，最后导致肝细胞的破坏。

（3）免疫复合物引起的病理损害　乙型肝炎除了有肝细胞损害外，还可有肝外组织器官的损害，如肾小球肾炎、关节炎、皮疹、血管炎等，是由于 HBsAg、HBeAg 与其相应抗体形成免疫复合物，沉积于肾小球血管基底膜或关节滑囊，激活补体，诱发Ⅲ型超敏反应引起损伤。大量免疫复合物沉积于肝内，可使肝内小血管栓塞，造成大量肝细胞坏死而致重症肝炎。

乙型肝炎的临床表现复杂多样，从 HBV 携带者到急性肝炎、慢性肝炎、慢性活动性肝炎、重症肝炎等，主要取决于病毒和机体的免疫状态。若机体免疫功能正常，进入机体的病毒数量较少，仅少部分肝细胞受损，病毒最终被完全清除，患者表现为隐性感染或急性肝炎；若机体的免疫功能低下，不能将病毒完全清除，致使肝细胞不断受损，则表现为慢性肝炎；若机体免疫应答过强，短时间内导致大量肝细胞破坏，则表现为重症肝炎；若机体对 HBV 形成免疫耐受（尤其在婴幼儿），不能诱发免疫应答，则表现为 HBV 携带者。

另外，部分患者可因 HBV 的 DNA 与肝细胞 DNA 整合，导致细胞转化而发展成为原发性肝细胞癌。

（三）检查方法与防治原则

1. HBV 的抗原和抗体检测　HBV 抗原、抗体（血清学标志）的检测是目前临床诊断乙型肝炎最常用的方法。检测项目主要包括 HBsAg、抗 - HBs、HBeAg、抗 - HBe、抗 - HBc，俗称“两对半”。

HBsAg 阳性见于急性乙型肝炎、慢性乙型肝炎或 HBV 无症状携带者，需结合临床表现和肝功能检查综合判断。急性乙型肝炎患者血中 HBsAg 消失并出现抗 - HBs，是肝炎恢复的标志。HBsAg 阳性持续 6 个月以上则考虑已转为慢性。HBV 无症状携带者肝功能多正常，但这类感染者如进行肝穿刺活检，常发现已有病变，少部分可发展成为肝硬化甚至肝癌。HBsAg 阳性者具有传染性，应禁止献血，同时 HBeAg、抗 - HBc 或 HBV DNA 阳性者的传染性更强。

HBeAg 阳性是体内 HBV 复制的指标。若 HBeAg 转阴、抗 - HBe 出现，表示病毒停止复制，机体已获得一定免疫力。

抗 - HBc - IgM 是病毒在体内复制的指标，常出现于急性乙型肝炎的早期，且滴度很高。而慢性乙型肝炎抗-HBc-IgM可持续阳性，但滴度低。抗-HBc-IgG出现较晚，且持续多年，仅抗-HBc-IgG阳性是既往感染的指标。HBV的抗原、抗体检测结果的临床意义见表7-4。

表7-4 HBV抗原抗体检测结果的临床意义

HBsAg	HBeAg	抗-HBe	抗-HBc IgM	抗-HBc IgG	抗-HBs	临床意义
+	+	-	+	-	-	急性或慢性乙型肝炎(传染性强，俗称"大三阳")
+	-	+	-	+	-	急性感染趋向恢复(俗称"小三阳")
+	+	-	-	-	-	急性或慢性乙型肝炎或无症状携带者(有传染性)
-	-	+	-	+/-	+	乙型肝炎恢复期(传染性低)
+	-	-	-	-	-	无症状携带者
-	-	-	-	+	-	既往感染
-	-	-	-	-	+	接种过乙型肝炎疫苗或既往感染，已恢复
-	-	-	-	-	-	未感染过HBV，无免疫力

2. 病毒核酸的检查 用核酸杂交或PCR技术等检测血清中HBV DNA的存在，是病毒感染复制的重要指标，也是乙型肝炎诊断和鉴别诊断的依据。

3. 防治原则 乙型肝炎治疗尚无特效药物。由于对传染源的管理有一定的困难，所以对乙型肝炎的预防应重点针对切断传播途径及保护易感人群等综合性措施，如加强血液及血液制品的管理，严格筛选输血员，对各种医疗器械严格灭菌以防止医源性感染，在进行手术、牙科诊疗、内镜检查和妇科操作时避免意外受伤以防止医务人员感染，对HBsAg阳性的孕妇应设专床分娩，分娩过程中尽量防止损伤胎儿，以防母婴传播等。对有高度感染危险的人群、HBV阳性母亲的婴儿应采取特异性预防措施。

(1) 人工主动免疫 注射乙型肝炎疫苗是最有效的预防方法。其使用对象主要包括新生儿、易感婴幼儿及儿童、高危人群(包括接触乙型肝炎患者的医务人员及家庭成员)。常用方法是于新生儿出生时、出生后1个月、6个月各注射疫苗1次，共3次。其他使用对象参考此方法。我国已将乙肝疫苗纳入计划免疫项目，新生儿免费接种。

(2) 人工被动免疫 注射高效价乙肝免疫球蛋白(HBIg)，可用于与乙型肝炎患者密切接触者及意外事故的紧急预防或HBV阳性母亲所生的新生儿。在8天之内均有预防效果，两个月后重复注射一次。

知识链接与拓展

"两对半"即血清学检查中HBsAg、抗-HBs、HBeAg、抗-HBe、抗-HBc这五项检查项目的俗称。"大三阳"是指HBsAg、HBeAg、抗-HBc三项指标为阳性，它是乙肝病毒在体内复制的指标，传染性很强；"小三阳"是指HBsAg、抗-HBe、抗-HBc三项指标阳性，它提示慢性HBsAg携带者或趋向恢复，传染性相对较弱。

三、丙型肝炎病毒

丙型肝炎病毒(Hepatitis C virus,HCV)是丙型肝炎的病原体。过去被称为非胃肠道传播的非甲非乙型肝炎病毒,1989 年被正式命名。

(一)生物学性状

HCV 为单正链有包膜结构的 RNA 病毒。病毒呈球形,直径 30 ~ 60 nm。病毒可分为 6 个基因型,我国以Ⅰ、Ⅱ型为主。

HCV 对温度较敏感,加热 100 ℃ 5 min 或 60 ℃ 10 h 可将其灭活;20% 次氯酸钠可消除其传染性;在碱性环境及锰或镁离子溶液中稳定。

(二)致病性与免疫性

传染源是丙型肝炎患者和 HCV 隐性感染者。潜伏期为 30 ~ 80 天。其传播途径与 HBV 相似,主要通过输血及血制品、注射、血液透析、器官移植等途径传播,也可通过性接触及母婴传播。HCV 感染后 40% ~ 50% 可发展成为慢性肝炎,慢性肝炎中约 20% 可发展成为肝硬化,少数可诱发成为肝癌。

(三)检查方法与防治原则

用 ELISA 法检测血清中抗 HCV IgM 或 IgG 抗体,可快速筛选献血人员并可诊断丙型肝炎。用 RT - PCR 扩增患者血清中 HCV RNA,作为 HCV 存在、复制和活动性感染的指标。

丙型肝炎尚无特异性预防手段,疫苗正在研制中。预防应采取以管理传染源、切断传播途径为主的综合性防治措施,如加强血源及血液制品的管理、禁止静脉吸毒、防止医源性传播等。

四、其他肝炎病毒

(一)丁型肝炎病毒

1977 年,意大利学者 Rizzetto M 在慢性乙型肝炎患者的肝细胞内发现一种新的肝炎病毒,当时称之为 δ 因子,1983 年被命名为丁型肝炎病毒(Hepatitis D virus,HDV),是丁型肝炎的病原体。HDV 的感染呈世界性分布,我国乙型肝炎患者中 HDV 的感染率约 10%,以四川等西南地区多见。

HDV 呈球形,病毒核酸类型为 RNA,外壳为 HBsAg。HDV 是一种缺陷病毒,其缺陷性表现在自身不能复制,必须由 HBV 或其他嗜肝 DNA 病毒提供外壳,并在装配、成熟、释放等环节中发挥作用,才能装配成完整的病毒颗粒。因此,HDV 必须与 HBV 同时感染(共同感染)或在 HBV 感染的基础上再感染(重叠感染)才能复制增殖。共同感染或重叠感染常导致肝炎病情加重甚至引起暴发型肝炎。HDV 传播途径与 HBV 相同。其致病机理尚不清楚。目前尚无特异性预防措施,预防的重点是防止 HBV 的感染。

(二)戊型肝炎病毒

戊型肝炎病毒(Hepatitis E virus,HEV),是戊型肝炎的病原体。HEV 为 RNA 病毒,无包膜。

戊型肝炎的传播常因患者的粪便污染水源和食物所致,传播途径为粪 - 口传播。患者以青壮年多见,潜伏期为 10 ~ 75 天。临床症状与甲型肝炎相似,包括亚临床型和临床型,少部分患者可表现为重症肝炎。孕妇感染 HEV 可引起流产或死胎,孕妇病死率可达 10% ~ 20%。

防治原则与甲型肝炎相同，采取以切断传播途径为主的预防措施，包括加强水源及粪便管理，注意饮食卫生，及时发现和隔离患者等。HEV疫苗正在研制中。

（三）庚型肝炎病毒

庚型肝炎病毒（Hepatitis G virus，HGV）是黄病毒中新发现的一种与人类肝炎相关的病毒。HGV感染呈世界性分布，我国人群感染率约为2%。HGV为RNA病毒，主要经输血等肠道外途径传播，也存在母-婴传播及性传播途径。血液透析患者及接触血源的医务人员是HGV感染的高危人群。HGV的致病机理目前尚不十分明确。HGV疫苗尚在研制中。

（四）输血传播病毒

输血传播病毒（transfusion transmitted virus，TTV）是从输血后非甲-庚型肝炎患者血清中获得的一类新的DNA病毒。TTV与输血后肝炎有相关性，可能是一类新型的肝炎相关病毒。

TTV为无包膜的单负链环状DNA病毒，呈球形。TTV在人群中分布广泛，在非甲-庚型重型肝炎患者中TTV感染率较高，可经血液传播，也有非血源传播途径。TTV感染的临床特征与乙型肝炎相似。尚无特异性免疫预防方法，主要措施是严格筛选献血员和管理血制品。各型肝炎病毒的比较见表7-5。

表7-5 各型肝炎病毒比较

病毒型别	核酸类型	传播途径	潜伏期（天）	无症状携带者	慢性肝炎或肝硬化
HAV	RNA	粪-口传播	15~50	罕见	罕见
HBV	DNA	血液、性接触、母婴垂直传播	5~150	较多	较多
HCV	RNA	同HBV	30~80	较多	较多
HDV	RNA	同HBV	40~90	未明	较多
HEV	RNA	同HAV	10~75	罕见	罕见
HGV	RNA	同HBV	未明	较少	较少
TTV	DNA	血液传播	未明	较多	较多

第四节 反转录病毒

反转录病毒是一组含有反转录酶的单正链RNA病毒。具有以下共同特点：直径为80~120 nm的球形有包膜病毒；具有两条相同正链RNA组成的基因组；病毒含有反转录酶和整合酶；基因复制时通过DNA中间体，并与宿主DNA整合。按其致病作用分3个亚科，对人类致病的主要有人类免疫缺陷病毒和人类嗜T细胞病毒。

一、人类免疫缺陷病毒

人类免疫缺陷病毒（human immunodeficiency virus，HIV）是1983—1984年先后由法国巴斯德研究所和美国国立卫生研究所发现的一种反转录病毒，HIV引起获得性免疫缺陷综合征（acquired immunodeficiency syndrome，AIDS），简称艾滋病。

（一）生物学性状

1. 形态结构 HIV 为球形有包膜病毒，直径 100～120 nm。核心为两条单股 RNA 并与核衣壳蛋白（P7、P9）结合形成双体结构，外被衣壳蛋白（P24）而构成病毒核衣壳。核心中还有反转录酶和整合酶等。核衣壳外侧为内膜蛋白（P17），最外层是脂质双层包膜，其表面的刺突含病毒特异的包膜糖蛋白 gp120 和 gp41（图 7－6）。

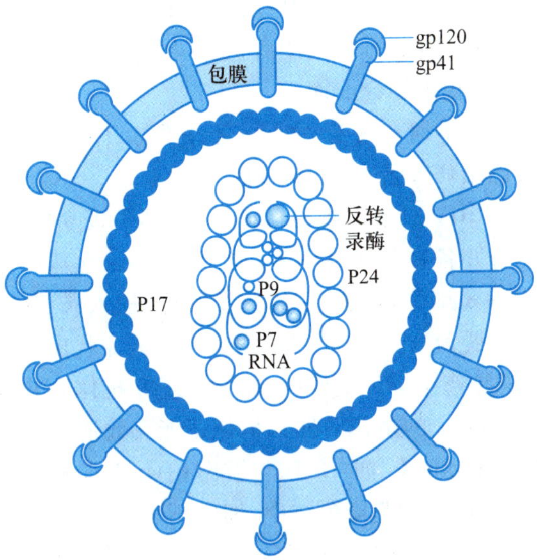

图 7－6　HIV 病毒的模式图

2. 抵抗力 HIV 的抵抗力较弱。在体液或血清中加热 56 ℃ 10 min 可被灭活，在室温（20～22 ℃）可保存活力 7 天，在冻干血制品中必须经 68 ℃ 72 h 方能保证灭活病毒；在 0.1% 含氯石灰液、50% 乙醚、70% 乙醇、0.3% 过氧化氢或 0.5% 甲酚等消毒液中处理 10 min 即被完全灭活。按 WHO 标准，HIV 的消毒与彻底灭活必须煮沸20 min或高压蒸汽灭菌 20 min。

（二）致病性与免疫性

1. 传染源和传播途径 AIDS 的传染源是 HIV 无症状携带者和 AIDS 患者。其血液、精液、阴道分泌物、乳汁中均可分离到病毒。传播途径主要有以下几种。

（1）性传播　性传播是 HIV 的主要传播方式，包括同性恋及异性间的性接触感染。

（2）血液传播　输入带有 HIV 的血液或血制品，静脉吸毒者共用污染 HIV 的注射器和针头，骨髓或器官移植、人工授精等均可感染。

（3）垂直传播　经胎盘、产道或哺乳感染。

2. 致病机制及临床表现 HIV 选择性地侵犯表达 CD4 分子的 T 淋巴细胞、单核－巨噬细胞、树突细胞及神经胶质细胞等，HIV 通过包膜刺突糖蛋白 gp120 与靶细胞受体 CD4 分子结合后引起跨膜蛋白 gp41 构象改变，导致病毒包膜与细胞膜融合而使病毒侵入细胞；其结果是大量 $CD4^+$ T 细胞受病毒感染而遭破坏，引起以 $CD4^+$ T 细胞减少为主的免疫功能低下，由于 $CD4^+$ T 细胞减少而 $CD8^+$ T 细胞相对增多，导致 $CD4^+/CD8^+$ 比例倒置，细胞免疫和体液免疫功能均受到损伤。

HIV 感染的临床表现包括急性感染、潜伏感染、AIDS 相关综合征及典型 AIDS 4 个阶段，整个过程2～10年。

(1) 急性感染　许多患者在感染后3～6周机体出现急性单核细胞增多症样表现,如发热、咽炎、淋巴结肿大、皮疹和黏膜溃疡等。其后大多数病毒以前病毒的形式整合于宿主细胞染色体内,转入长期的、无症状的潜伏感染。HIV进入机体后即开始复制,在8～12周时出现病毒血症,此期病毒在体内向淋巴器官广泛播散。

(2) 潜伏感染　此期可持续6个月～10年。无明显临床症状,有些患者可出现无痛性淋巴结肿大。当机体受到各种因素的刺激使潜伏感染的病毒大量增殖而引致免疫损害时,才出现临床症状,进入AIDS相关综合征期。

(3) AIDS相关综合征　早期有发热、盗汗、全身倦怠、体重下降、皮疹及慢性腹泻等胃肠道症状,并有进行性淋巴结病及舌上白斑等口腔损害。

(4) 典型AIDS　随着HIV对淋巴细胞的破坏,机体免疫功能进行性恶化,患者出现中枢神经系统疾患,且极易合并各种条件致病菌(如分枝杆菌、念珠菌、卡氏肺孢菌等)或其他病毒(如EBV、CMV、HHV－8型等)的感染,或并发肿瘤,进入典型AIDS期。估计在感染后10年内约有50%的人会发展为AIDS。死亡多发生于临床症状出现后的2年之内。

机体感染HIV后可诱导产生多种抗体(包括抗gp120抗体),也可刺激机体产生细胞免疫(包括CTL、NK细胞及ADCC的杀伤活性),但均不能有效清除潜伏在感染细胞内的HIV,其机理与病毒的免疫逃逸机制有关,如:① HIV损伤$CD4^+$ T细胞,进而使整个免疫系统的功能失效;② 病毒基因整合于宿主细胞染色体中,细胞不表达或少表达病毒结构蛋白,使宿主长期呈“无抗原”状态;③ 病毒包膜糖蛋白的高变异性,致使不断出现新抗原而逃逸免疫系统的识别;④ HIV对各种免疫细胞均有损害。因此,宿主一经感染会终生携带病毒。

(三) 检查方法与防治原则

HIV感染早期呈病毒血症时,从患者血液、脑脊液和骨髓细胞中均能分离到病毒,此时从血清中能查到HIV抗原;在无症状的潜伏期内一般不能或很少从外周血中检测到HIV抗原,HIV感染2～3个月后均可检出HIV抗体。当患者进入AIDS相关综合征或典型AIDS期时,外周血中均可查到病毒抗原、核酸及抗体。

1. 检测方法

(1) 检测抗体　HIV感染2～3个月后均可检出HIV抗体,常用的方法有ELISA、IFA、RIA等。检测抗体可用于筛选HIV抗体阳性的人。我国规定筛选献血者时必须检查HIV抗体。

(2) 检测病毒及其组分　① 病毒分离:采用共培养技术,即取正常人淋巴细胞与患者血液的单核细胞、骨髓细胞、血浆或脑脊液等标本混合培养,2～4周后观察病毒生长情况。如能出现CPE,尤其见到多核巨细胞,则说明有病毒增殖。还可检测细胞液中的HIV抗原或反转录酶活性。② 检测病毒蛋白:用ELISA法检测衣壳蛋白P24。HIV感染的急性期多为阳性,而潜伏期多为阴性。到典型的AIDS症状时,P24又重新升高。③ 检测核酸:应用核酸探针检测整合在细胞中的前病毒DNA片段,可确定细胞中潜伏感染的HIV。

2. 防治原则　AIDS是全球性疾病,因其蔓延速度快、病死率高、无特效药物治疗而引起全世界的关注。WHO和许多国家都制定了控制HIV感染的综合措施,包括:① 建立HIV感染的监测网络,控制疾病的流行蔓延;② 进行广泛的宣传教育,普及预防知识,认识HIV感染方式及其危害;③ 检测高危人群,包括献血员、同性恋者、静脉吸毒者、血友病患者等;

④ 确保血液制品及输血的安全，禁止进口血液制品；⑤ 加强国境检疫。

AIDS 的特异性预防疫苗正在研制，但较为困难，主要种类有基因工程亚单位疫苗、重组活病毒载体疫苗等。

二、人类嗜 T 细胞病毒

1978 年，从 T 细胞白血病患者的淋巴结和外周血淋巴细胞中，分离到一种新的病毒，并证实与人 T 细胞白血病发病有关，命名为人类嗜 T 细胞病毒（human T－cell lymphouopic virus，HTLV）。HTLV 分 HTLV－Ⅰ型和 HTLV－Ⅱ型。

HTLV－Ⅰ型可引起成人 T 细胞白血病、热带痉挛性下肢瘫和 B 细胞淋巴瘤；HTLV－Ⅱ型可引起毛细胞白血病和慢性 $CD4^+$ T 细胞淋巴瘤。

第五节　其他病毒

一、虫媒病毒及出血热病毒

（一）虫媒病毒

虫媒病毒（Arbovirus）是指一大类能在节肢动物体内增殖，通过吸血节肢动物（蚊、蜱等）叮咬易感的脊椎动物而传播的病毒。虫媒病毒有 500 多种，对人致病的有 100 种以上。主要引起脑炎或脑脊髓膜炎、发热性疾病、出血热及肝炎等。在我国流行的主要有流行性乙型脑炎病毒、登革病毒、森林脑炎病毒和新疆出血热病毒等。

1. 流行性乙型脑炎病毒

流行性乙型脑炎病毒（Encephalitis B encephalitis virus）简称乙型脑炎病毒，是流行性乙型脑炎的病原体。1935 年，首先由日本学者从脑死亡者体内分离，又称日本脑炎病毒（Japanese encephalitis virus）。乙型脑炎病死率高，幸存者可遗留后遗症。

（1）生物学性状　乙型脑炎病毒为有包膜的 RNA 病毒，球形。病毒抗原性稳定，只有一种血清型。敏感动物是小鼠或乳鼠。经脑内接种乙型脑炎病毒后，经 3～5 天潜伏期，乳鼠出现神经系统兴奋性增高、肢体痉挛、麻痹而死亡。C6/36 蚊传代细胞或地鼠及猪肾的原代细胞对病毒敏感，引起明显的细胞病变效应。

乙型脑炎病毒抵抗力不强，一般化学消毒剂可消除其感染性，对酸、乙醚和氯仿等脂溶剂敏感，不耐热，56 ℃ 30 min 或 100 ℃ 2 min 均可使病毒灭活。

（2）传播途径

1）传染源　乙型脑炎病毒的传染源是带病毒的蚊子叮咬过的家畜或家禽，如猪、牛、马、羊等，幼猪是最重要的传染源和中间宿主或扩散宿主。

2）传播媒介　乙型脑炎病毒的主要传播媒介是三带喙库蚊。乙型脑炎的流行有明显的季节性，我国华南地区的流行高峰在 6、7 月，华北地区为 7、8 月，东北地区为 8、9 月。易感者主要是 10 岁以下儿童，尤其是 2～6 岁的儿童发病率最高。

（3）致病性与免疫性　乙型脑炎病毒侵入人体后，先在局部血管内皮细胞及淋巴结增殖，少量病毒随后进入血液循环，形成第一次病毒血症。病毒随血流播散至肝、脾等处的单核－巨噬细胞继续增殖后再次进入血流循环，导致第二次病毒血症，出现发热、全身不适等症状。对少数免疫力不强或血、脑脊液屏障发育不完善者，病毒可侵犯中枢神经系统，引起脑实质和脑膜病变，表现为高热、呕吐、惊厥、抽搐、昏迷等症状，病死率可高达10% ~40%，少数患者留有后遗症。乙型脑炎病后免疫力稳定而持久，隐性感染同样可获得免疫力。

(4) 防治原则　目前尚无有效的治疗方法。预防原则包括防蚊灭蚊、对动物宿主进行管理和对易感人群进行疫苗接种等综合措施。目前我国使用的疫苗主要是地鼠肾细胞培养的灭活疫苗，免疫对象为9个月~10岁儿童，免疫保护率可达60% ~90%。

2. 登革病毒　登革病毒(Dengue virus)是登革热的病原体。Dengue原意是指喝醉酒满脸通红、步态不稳的人，由于登革热有发热、肌肉关节剧痛等临床症状，故以Dengue一词命名。登革热广泛流行于全球热带和亚热带地区，我国广东、广西、海南等均有发生。

人和猴是登革病毒的储存宿主，伊蚊是传播媒介。病毒经蚊虫叮咬进入人体，先在毛细血管内皮细胞及单核-巨噬细胞内增殖，然后经血流扩散，引起发热、肌肉和关节酸痛、淋巴结肿大、皮肤出血及休克等。预防登革热的主要措施包括改善卫生环境，减少蚊虫滋生和防止蚊虫叮咬。疫苗正在研究之中。

(二) 出血热病毒

出血热可由多种不同的病毒引起，疾病的特征以发热、出血为主要临床症状。近年来在非洲发生由埃博拉病毒引起的埃博拉出血热以其发病快、传播迅速和病死率高而引起世界的广泛关注。在我国已发现的出血热病毒有汉坦病毒、新疆出血热病毒等。

1. 汉坦病毒　汉坦病毒(Hantaan virus)于1978年首次在韩国汉坦河附近的肾综合征出血热疫区分离，故得名。汉坦病毒引起肾综合征出血热(hemorrhagic fever with renal syndrome，HFRS)，以发热、出血和严重的肾衰竭等为主要症状。本病主要流行于欧亚大陆，在我国流行地域较广，除新疆、西藏、台湾和海南外，均有病例报告。

汉坦病毒为有包膜的RNA病毒，球形。我国汉坦病毒的宿主动物主要有黑线姬鼠、褐家鼠、野兔、猫、犬等。病毒通过带毒动物的唾液、尿液及粪便污染食物、水、空气等，人经呼吸道、消化道或直接接触等方式被感染。临床表现以高热、出血和肾损害为特征。典型的临床过程包括发热期、低血压休克期、少尿期、多尿期和恢复期。某些血清型引起汉坦病毒肺综合征，出现呼吸道缺氧和急性进行性呼吸衰竭，病死率较高。预防原则主要是针对灭鼠、消毒、注意饮食卫生及环境卫生等采取综合性措施。人群接种灭活疫苗，安全可靠，2年保护率90%以上。

2. 新疆出血热病毒　新疆出血热病毒是从我国新疆塔里木盆地出血热患者分离出的一种病毒，是新疆出血热病原体。病毒为有包膜的RNA病毒，球形。新疆出血热是一种自然疫源性疾病，有严格的地区性和明显的季节性，主要分布在有硬蜱活动的荒漠牧场。野生啮齿动物以及羊、牛、马等是病毒主要的储存宿主。硬蜱(亚洲璃眼蜱)既是该病毒的传播媒介，又是储存宿主。流行季节以4、5月为高峰，人通过被蜱叮咬或经皮肤伤口而感染。潜伏期1周左右，临床以发热、全身疼痛、中毒症状和皮肤黏膜出血点为主要特征，严重者可出现鼻出血、呕血、血尿及蛋白尿。预防主要针对传染源和传播途径采取措施。灭活疫苗已研制成功，其免疫效果有待进一步确定。

3. 埃博拉病毒　1976年和1995年非洲的苏丹和扎伊尔[今刚果(金)]暴发流行出血热，病死率约80%，从患者体内分离到一种新的病毒，故命名为埃博拉病毒(Ebola virus)，所引发的疾病称为埃博拉出血热。

埃博拉病毒为RNA病毒，其自然宿主主要为啮齿动物，人群间主要通过患者的体液传播。发病无明显季节性。

二、狂犬病毒

狂犬病毒(Rabies virus)是人和动物狂犬病的病原体。狂犬病是一种急性传染病，病死率高，世界大部分地区都有流行。近年来第三世界狂犬病死亡人数明显上升，已成为对人类危害较大的致死性传染病。

(一) 生物学性状

狂犬病毒外形似子弹状，核酸类型为RNA，有包膜。病毒只有一个血清型。从自然感染动物体内分离得到的野毒株(或街毒株)毒力强、致病潜伏期长。野毒株在兔脑内连续传50代后其致病潜伏期缩短至固定不变，称为固定株。固定株对人和动物失去致病力，但仍保持其免疫原性，可供制备疫苗。狂犬病毒与神经细胞有亲嗜性，易在神经细胞内大量增殖并在胞质内形成嗜酸性、圆形或椭圆形包涵体，称内氏小体(彩图1)，有诊断意义。

狂犬病毒对外界的抵抗力弱，加热60 ℃ 30 min或100 ℃ 2 min可被灭活，甲醛、乙醇、碘酒、乙醚以及氧化剂和表面活性剂均可灭活病毒。

(二) 致病性与免疫性

狂犬病是一种人畜共患传染病。主要在家畜(犬、猫)及野生动物(狼、狐狸、蝙蝠等)中传播。家畜中的狂犬病由野生动物传播而来。人患狂犬病主要是被患病的动物咬伤、抓伤所致(尤其是患病的犬)；也可由带毒唾液经各种伤口及黏膜而感染；少数可在对病犬宰杀、剥皮、切割的过程中被感染。

狂犬病潜伏期长短不一，一般为1～3个月，少数可达数年甚至更长时间。潜伏期的长短与伤口部位、病毒的毒力、感染的病毒数量及患者的个体差异等因素有关。病毒通过伤口进入体内，先在感染局部的肌纤维细胞中增殖，然后沿神经末梢上行至中枢神经系统，在脊髓背根神经节大量增殖，再侵犯脊髓、脑干和小脑等处，引起急性弥漫性脑脊髓炎。最后，病毒从中枢神经下行向周围神经扩散，到达唾液腺和其他组织。典型的临床表现是早期对刺激兴奋性增高，表现为恐惧不安，对声、光、风等的刺激均高度敏感。恐水是狂犬病特有的症状，患者吞咽或饮水时，甚至闻水声亦可引起严重的喉头肌肉痉挛，故狂犬病又称“恐水症”。经3～5天后，患者转入麻痹期，最后因昏迷、呼吸及循环衰竭而死亡。病死率几乎达100%。

(三) 检查方法与防治原则

人被犬或其他动物咬伤后，首先应检查动物是否患有狂犬病。一般不宜将动物立即杀死，应将其隔离观察。若经过7～10天不发病，一般可认为该动物未患狂犬病或咬人时唾液尚无狂犬病毒。若观察期间动物发病，即将其杀死，取脑海马回部位组织切片，寻找内氏小体，或用免疫荧光法检查病毒抗原。

捕杀野犬，加强家犬管理，注射犬用疫苗是控制狂犬病积极有效的措施。人被动物咬伤后应采取下列预防措施。

1. 伤口处理 就地及时(最好是在咬伤后几分钟内)对伤口进行彻底清洗消毒，可用20%肥皂水、0.1%苯扎溴铵或清水反复冲洗伤口，再用70%乙醇及2%碘酒涂擦。

2. 被动免疫 用高效价抗狂犬病毒血清或狂犬病毒免疫球蛋白在伤口周围及底部行浸润注射及肌内注射。

3. 疫苗接种　人被咬伤后若能及时接种疫苗可以预防发病。目前常用地鼠肾原代细胞或二倍体细胞培养制备的灭活病毒疫苗，方法为第1、3、7、14、28天各肌内注射1 mL，免疫效果好。

三、疱疹病毒

疱疹病毒是一群中等大小、有包膜的DNA病毒，广泛分布于自然界，现已发现100多种，其中与人类感染有关的人疱疹病毒（human herpes viruses，HHV）有8种，所致主要疾病见表7－6。

表7－6　人类疱疹病毒的种类及其所致主要疾病

病毒名称	常用名	所致疾病
人疱疹病毒1型	单纯疱疹病毒1型	生殖器以外的皮肤、黏膜和器官感染，如齿龈口炎、唇疱疹、疱疹性脑炎、脑膜炎、角膜炎等
人疱疹病毒2型	单纯疱疹病毒2型	生殖器疱疹、新生儿疱疹，与宫颈癌有关
人疱疹病毒3型	水痘－带状疱疹病毒	水痘、带状疱疹、肺炎、脑炎等
人疱疹病毒4型	EB病毒	传染性单核细胞增多症、Burkitt淋巴瘤、鼻咽癌
人疱疹病毒5型	巨细胞病毒	新生儿巨细胞病毒感染、先天性畸形、输血后传染性单核细胞增多症、间质性肺炎、肝炎、视网膜炎
人疱疹病毒6型	疱疹病毒6型	幼儿急疹、婴儿热症、脑炎、传染性单核细胞增多症、间质性肺炎、骨髓抑制等
人疱疹病毒7型	人疱疹病毒7型	未确定
人疱疹病毒8型	人疱疹病毒8型	Kaposi肉瘤、B淋巴细胞瘤、增生性皮肤病等

疱疹病毒共有的特点：

（1）病毒呈球形，核衣壳为对称20面体，其内是由双股DNA组成的病毒核心，核衣壳外是病毒包膜，其表面有糖蛋白刺突。

（2）能产生明显的细胞病变，被感染细胞形成核内嗜酸性包涵体。感染细胞与邻近未感染细胞融合，形成多核巨细胞。

（3）病毒感染宿主细胞可表现为：① 增殖性感染：病毒增殖并引起细胞破坏；② 潜伏性感染：病毒不增殖，其基因组的表达受到抑制，病毒与宿主细胞处于暂时平衡状态，病毒基因组受刺激因素激活后可转为增殖性感染；③ 先天性感染：病毒经胎盘引起先天性感染，诱发流产、早产或先天性畸形；④ 病毒基因组的一部分可整合于宿主细胞的DNA中。

（一）单纯疱疹病毒

单纯疱疹病毒（Herpes simplex virus，HSV）有两个血清型：HSV－1和HSV－2。人群中HSV感染非常普遍。传染源为患者和健康带毒者，主要传播途径是直接密切接触与性接触，亦可通过飞沫经空气传播。临床表现为：① 原发感染：HSV－1原发感染多见于儿童，表现为腰以上的感染，常引起牙龈炎、疱疹性角膜结膜炎、皮肤疱疹性湿疹或疱疹性脑膜炎；HSV－2原发感染主要引起腰以下及生殖器的感染。② 潜伏感染与复发感染：病毒从侵入部位，沿感觉神经纤维上行到感觉神经节，以潜伏的形式长期存在于宿主体内而不出现临床症状。HSV－1 潜伏于三叉神经节和颈上神经节，HSV－2 潜伏于骶神经节。当机体受到某种非特异性刺激，如发热、寒冷、日晒、经期、某些细菌或病毒感染或免疫力下降时，潜伏病毒被激活转为增殖性感染，病毒沿感觉神经纤维下行返回末梢，导致局部疱疹复发。③ 先天性及新生儿感染：HSV－1 可通过胎盘感染胎儿，引起流产、早产、死胎、先天性畸形或智力低下等。在分娩时，如胎儿通过有疱疹病损的生殖道，可受到感染而发生新生儿疱疹。此外，HSV－2 与宫颈癌的发生密切相关。

（二）水痘－带状疱疹病毒

水痘－带状疱疹病毒（Varicella-zoster virus，VZV）是水痘和带状疱疹的病原体。在儿童初次感染时引起水痘，潜伏多年后在成人或老年人时复发则表现为带状疱疹，故名。VZV 只有一个血清型，人是 VZV 的唯一自然宿主。VZV 主要通过飞沫经空气传播，亦可通过密切接触而传播。VZV 经上呼吸道侵入人体，潜伏期 2 周左右，全身皮肤出现斑丘疹、水疱疹，甚至脓疱疹。皮疹分布呈向心性。皮疹发展快是水痘的特征。水痘病情一般较轻，预后良好。免疫缺陷或极度低下的患儿易患重症水痘。成人首次感染 VZV 者，常发生重症水痘，病死率较高。妊娠早期孕妇发生水痘可致流产、死胎或胎儿先天性水痘综合征，表现为胎儿畸形及意识运动障碍等。

带状疱疹仅发生于过去有水痘病史的人，成人和老人多见。儿童在水痘病愈后，VZV 能长期潜伏于脊髓后根神经节或颅神经的感觉神经节，中年以后，在机体免疫力下降、外伤或其他诱因作用下，潜伏在神经节中的病毒被激活而增殖，病毒沿感觉神经纤维下行至所支配的胸腹或脸部皮肤细胞内增殖，引起复发感染形成疱疹。由于疱疹沿感觉神经支配的皮肤分布，串联成带状，故称为带状疱疹。

（三）EB 病毒

EB 病毒（Epstein-Barr virus，EBV）是 1964 年 Epstein 和 Barr 在研究非洲儿童恶性淋巴瘤的病因时发现的一种新病毒，是传染性单核细胞增多症的病原体，并与鼻咽癌的发生有关。

EBV 感染在人群中非常普遍，我国 3～5 岁儿童 EBV 抗体阳性率达 90% 以上，多为隐性感染。病毒主要通过唾液传播，偶见经输血传播。与 EBV 感染有关的主要疾病如下。

1. 传染性单核细胞增多症 传染性单核细胞增多症是一种急性全身淋巴细胞增生性疾病，其临床特征为发热、咽炎、淋巴结炎、脾大、肝功能紊乱及外周血单核细胞和异型淋巴细胞显著增多。

2. 非洲儿童恶性淋巴瘤 又称 Burkitt 淋巴瘤，多见于 6～7 岁儿童，发生于非洲中部和新几内亚某些热带林区。

3. 鼻咽癌 鼻咽癌是我国广东等地的一种多发性恶性肿瘤，好发于 40 岁以上人群。鼻咽癌的发生与 EBV 感染、遗传易感性和某些环境因素有关。

EBV 早期抗原（early antigen，EA）及衣壳抗原（viral capsid antigen，VCA）可刺激机体产生相应抗体（抗－EA 及抗－VCA），检测 EA－IgA 或 VCA－IgA 型抗体是鼻咽癌早期发现、早期诊断、预后监测及大规模普查的敏感、可靠、简便的方法。

（四）巨细胞病毒

巨细胞病毒（cytomegalovirus，CMV）是新生儿巨细胞病毒感染的病原体。由于感染 CMV

的细胞发生肿胀、核变大并有巨大的核内包涵体，故称为巨细胞病毒。

人群中CMV感染较普遍，大多数无症状或潜伏感染。CMV潜伏于唾液腺、乳腺、肾、白细胞或其他腺体中，可长期或间歇地自唾液、乳汁、尿液、精液或宫颈分泌物中排出，通过口腔、产道、胎盘、哺乳、输血、器官或骨髓移植等多种途径传播。病毒通过垂直传播引起宫内感染，可致全身性巨细胞病毒感染，表现为新生儿黄疸、肝脾大、血小板减少性紫癜、溶血性贫血和不同程度的神经系统损害，包括小脑畸形、听觉异常、脉络膜视网膜炎、视神经萎缩等。严重者可致流产或死产，部分CMV先天性感染患儿出生后出现耳聋和智力低下等症状。近年来，随着艾滋病、器官移植、放射治疗等所致的免疫低下人群的增多，CMV感染及其引发的严重疾病也日益增多。

本章小结

常见病毒形态结构及所致疾病

病毒	形态与结构	所致疾病
流行性感冒病毒	球形RNA病毒，分节段，有包膜	流行性感冒
麻疹病毒	球形RNA病毒，有包膜	麻疹、SSPE
SARS冠状病毒	球形RNA病毒，无包膜	普通感冒、SARS
甲型肝炎病毒	球形RNA病毒	甲型病毒性肝炎
乙型肝炎病毒	球形DNA病毒	乙型病毒性肝炎
人类免疫缺陷病毒	球形RNA病毒，有包膜	艾滋病
乙脑病毒	球形RNA病毒，有包膜	乙型脑炎
登革病毒	球形RNA病毒，有包膜	普通登革热、登革出血热
汉坦病毒	球形RNA病毒，有包膜	肾综合征出血热、肺综合征出血热
新疆出血热病毒	球形RNA病毒，有包膜	新疆出血热
狂犬病毒	子弹状RNA病毒，有包膜	狂犬病(恐水症)
单纯疱疹病毒	球形DNA病毒，有包膜	单纯疱疹、疱疹性角膜炎、疱疹性湿疹、疱疹性脑炎
EB病毒	球形DNA病毒，有包膜	传染性单核细胞增多症、非洲儿童恶性淋巴瘤、鼻咽癌

思考题

1. 思考流感病毒的流行与变异的关系。
2. 比较甲～戊型肝炎病毒的传播方式及所致疾病。
3. 解释HBV抗原、抗体检测的临床意义。
4. 艾滋病的传播途径有哪些？防治原则是什么？
5. 乙脑病毒的流行环节是什么？如何进行预防？
6. 举例说明可致先天性感染的疱疹病毒。

（章真真）

第八章

细菌的基本特性

学习目标

1. 掌握细菌的形态与结构、细菌的感染方式与途径。
2. 掌握消毒、灭菌、防腐、无菌操作、条件致病菌及菌群失调的概念。
3. 熟悉细菌的生长繁殖条件、方式及外界因素对细菌的影响。
4. 了解医院感染的控制及细菌的培养。

细菌(bacterium)是一类单细胞原核型微生物,有广义和狭义两种范畴。广义上泛指各类原核细胞型微生物,包括细菌、放线菌、支原体、衣原体、立克次体及螺旋体;狭义上则指其中数量最大、种类最多、生物性状最具有典型性的细菌。

第一节　细菌的生物学性状

一、细菌的大小与形态

细菌的个体微小、肉眼看不见,必须用显微镜放大数百倍至上千倍才能看见,以微米(μm)为测量单位。不同种类的细菌大小不一,同种细菌的大小也因菌龄和生长条件不同而有差异。细菌的基本形态有球形、杆形和螺形三种,相对应的细菌称为球菌、杆菌和螺形菌(图 8－1)。

(一) 球菌

多数球菌(coccus)直径约为 1 μm,外观呈球形或近似球形。根据其分裂后的排列方式不同,可分为双球菌、链球菌、葡萄球菌、四联球菌和八叠球菌等。

(二) 杆菌

不同杆菌(bacillus)的大小、长短、粗细差异较大。大的杆菌(如炭疽芽胞杆菌)长 3～10 μm,中等大小的杆菌长 2～3 μm,小的(如布鲁菌)长仅 0.5～1.5 μm。杆菌的形态多数呈直杆状,也有的菌体微弯;菌体两端多呈钝圆形,少数两端平齐(如炭疽芽胞杆菌)或两端尖细(如梭杆菌);有的末端膨大呈棒状,称为棒状杆菌;有的常呈分枝生长趋势,称为分枝杆菌。多数杆菌分散存在,无一定排列形式,亦有呈链状或栅栏状。

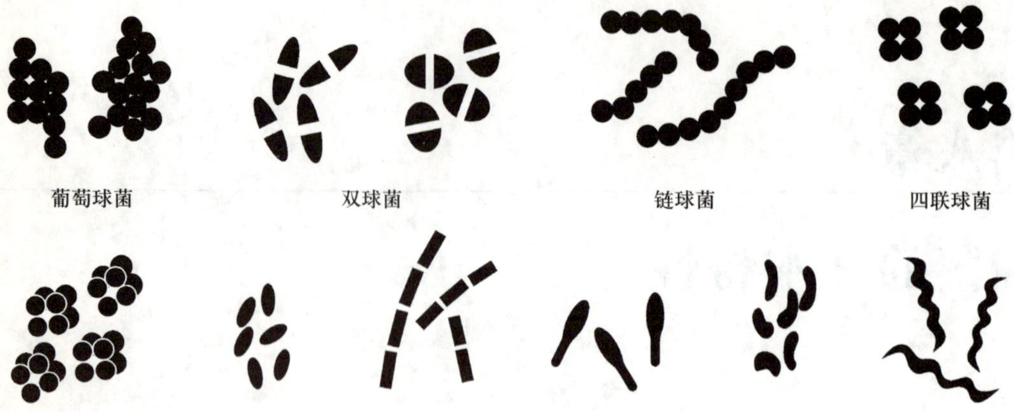

图 8－1　细菌的各种形态

（三）螺形菌

螺形菌（spiral bacterium）菌体弯曲。有的菌体短，只有一个弯曲，呈弧形或逗点状称为弧菌，如霍乱弧菌；有的菌体较长，有数个弯曲称为螺菌，如鼠咬热螺菌；也有的菌体细长弯曲，呈弧形或螺旋状称螺杆菌，如幽门螺杆菌。

二、细菌的结构

细菌的结构分为基本结构与特殊结构（图 8－2）。基本结构指所有细菌都具有的结构，包括细胞壁、细胞膜、细胞质和核质；在一定条件下，某些细菌还形成一些特有的结构，称为特殊结构，包括荚膜、鞭毛、菌毛和芽胞。

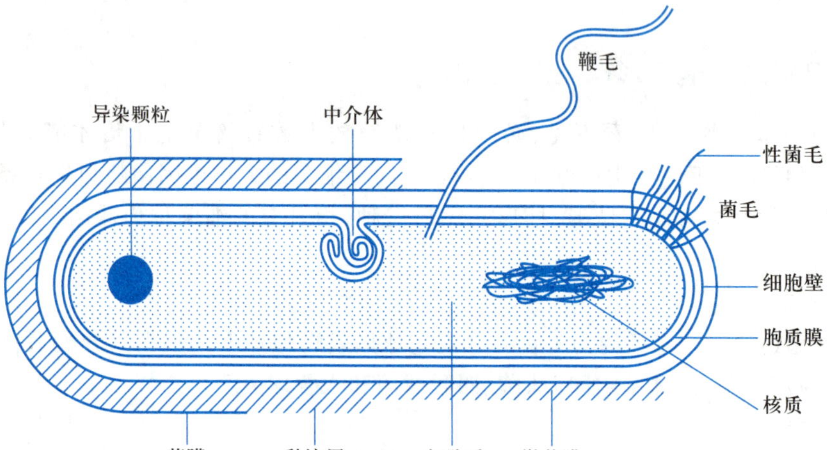

图 8－2　细菌细胞的结构模式

（一）细菌的基本结构

1. 细胞壁　细胞壁（cell wall）是位于细菌细胞最外层的坚韧而富有弹性的结构。用革兰染色法可将细菌分为两大类，即革兰阳性菌（G^+菌）和革兰阴性菌（G^-菌），两类细菌细胞壁结构的差异较大。

（1）肽聚糖　肽聚糖（peptidoglycan）是细菌细胞壁的主要成分，为原核生物细胞所特有，又称为黏肽。G^+菌的肽聚糖由聚糖骨架、四肽侧链和五肽交联桥三部分组成，G^-菌的肽聚糖仅由聚糖骨架和四肽侧链两部分组成。各种细菌的聚糖骨架均由N－乙酰胞壁酸（以M表示）和N－乙酰葡糖胺（以G表示）交替间隔排列，通过β－1,4糖苷键连接而成。四肽侧链的氨基酸组成及连接方式因细菌的种类而异。如金黄色葡萄球菌（G^+菌）的四肽侧链由L－丙氨酸、D－谷氨酸、L－赖氨酸和D－丙氨酸依序构成，第3位的L－赖氨酸通过由甘氨酸组成的五肽交联桥，连接到相邻聚糖骨架四肽侧链末端的D－丙氨酸上。从而构成机械强度相当大的三维立体框架结构（图8－3）；在大肠埃希菌（G^-菌）四肽侧链中，第3位氨基酸为二氨基庚二酸（DAP），DAP与相邻四肽侧链末端的D－丙氨酸直接连接，无甘氨酸五肽链交联，只能形成较疏松的二维单层平面网状结构（图8－4）。

（2）细胞壁的化学组成　G^+菌细胞壁较厚（20～80 nm），肽聚糖层数多，15～50层，占细胞壁干重的50%～80%。除含有肽聚糖结构外，还含有大量磷壁酸。磷壁酸是G^+菌细胞壁的特有成分，依据结合部位不同分为壁磷壁酸与膜磷壁酸，前者与肽聚糖的N－乙酰胞壁酸相连，后者与细胞膜中的磷脂相连，二者均伸到肽聚糖的表面，构成表面抗原（图8－5）。此外，某些G^+菌细胞壁表面还有一些特殊的表面蛋白质，如金黄色葡萄球菌的A蛋白，与细菌致病性有关。

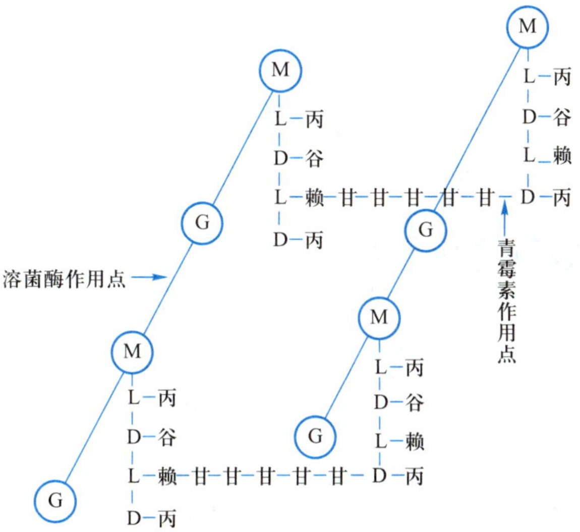

图8－3　金黄色葡萄球菌细胞壁肽聚糖结构

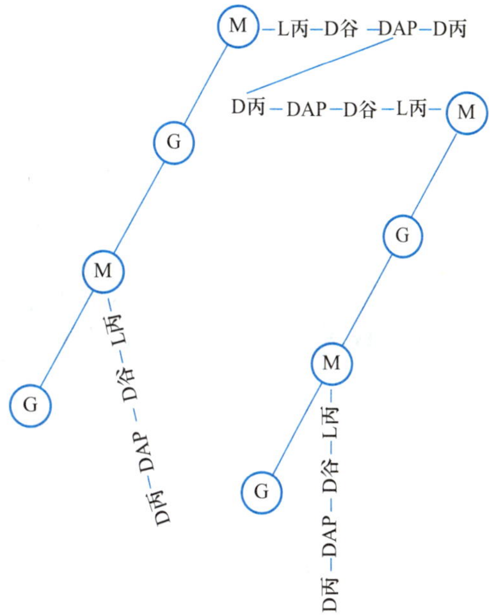

图8－4　大肠埃希菌细胞壁肽聚糖

G^-菌细胞壁较薄（10～15 nm），肽聚糖含量少，仅1～2层，占细胞壁干重的10%左右。肽聚糖层的外侧有结构复杂的外膜层，约占细胞壁干重80%，外膜层由脂蛋白、脂质双层和脂多糖（lipopolysaccharide，LPS）组成。脂蛋白与肽聚糖的侧链相连，使外膜和肽聚糖构成一个稳定的整体；脂质双层类似于细胞膜，其上镶嵌有多种特异性蛋白，与细菌的物质交换有关；LPS为G^-菌的内毒素成分，由脂质A、核心多糖和特异性多糖三部分组成，与细菌致病性有关，也是 G^- 菌的菌体抗原（图 8－6）。

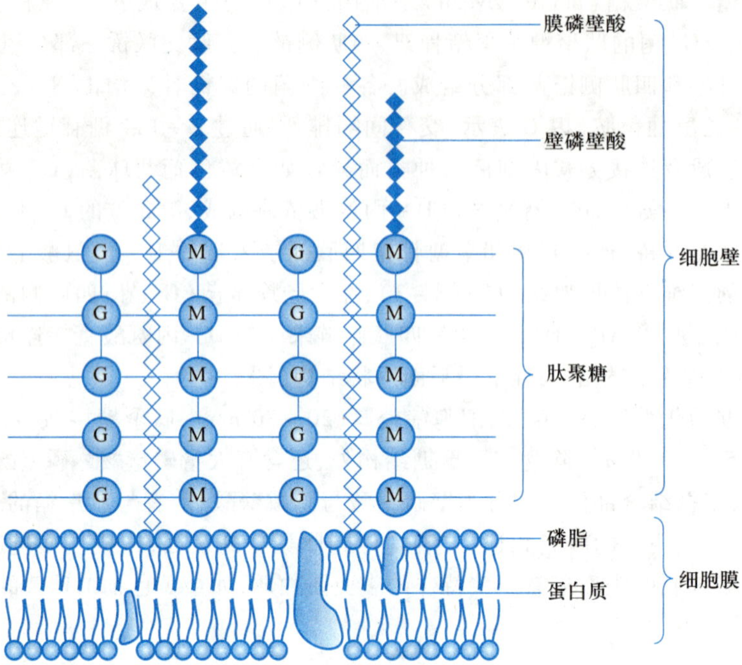

图 8－5　G^+ 菌细胞壁结构模式

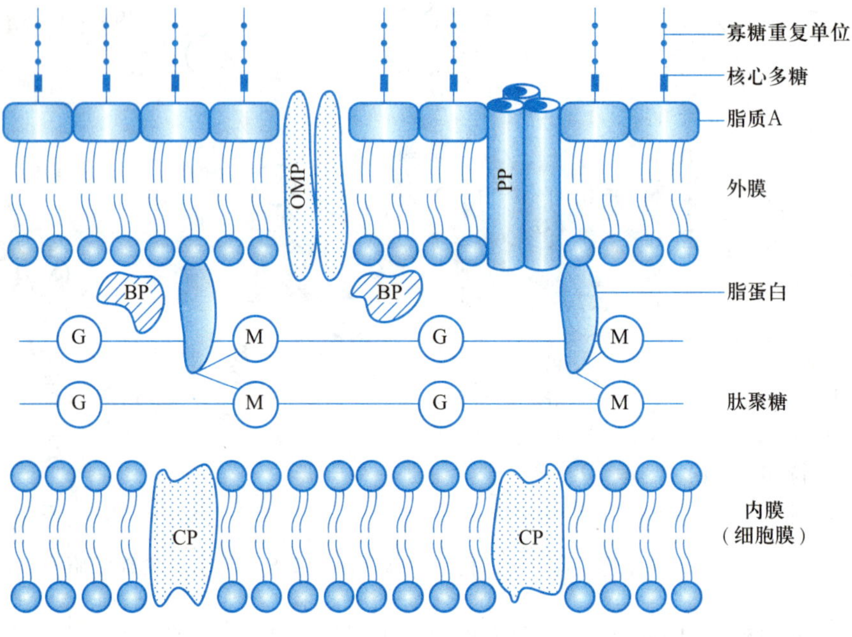

图 8－6　G^- 菌细胞壁结构模式

G^+ 菌和 G^- 菌的细胞壁结构和组分的差别显著（表 8－1），导致它们在染色性、抗原性、致病性及对某些药物的敏感性等方面均有很大的差异，这在细菌感染性疾病的诊断、治疗及检查等方面均具有实际指导意义。如 G^+ 菌一般对溶菌酶和青霉素敏感，原因是溶菌酶能破坏肽聚糖中 N－乙酰胞壁酸和 N－乙酰葡糖胺之间的 β－1,4 糖苷键；青霉素能干扰肽聚糖中五肽交联桥与四肽侧链之间的连接，干扰细胞壁合成，导致细菌裂解死亡。G^- 菌细胞壁中肽聚糖含量少，又有外层保护，故对溶菌酶和青霉素均不敏感。

表 8－1　G^+ 菌和 G^- 菌细胞壁结构比较

特征	革兰阳性菌	革兰阴性菌
强度	较坚韧	较疏松
厚度	厚，20～80 nm	薄，10～15 nm
肽聚糖层数	多，可达 50 层	少，1～2 层
肽聚糖含量	多，可占胞壁干重 50%～80%	少，占胞壁干重 5%～20%
磷壁酸	有	无
外膜	无	有
结构	三维空间	二维空间

（3）细胞壁的功能　① 维持菌体固有形态；② 保护细菌抵抗低渗的外环境；③ 参与菌体内外物质交换；④ 决定菌体的抗原性；⑤ 与细菌的致病性有关。

（4）细胞壁缺陷型细菌（细菌 L 型）　在自然情况或人工诱导（如青霉素、胆汁、抗体等）下，细菌细胞壁中的肽聚糖结构可直接被破坏或合成受抑制，这类细菌在普通培养基中不易生长，但在高渗环境中仍可存活，称为细胞壁缺陷型细菌，即细菌 L 型。某些细菌 L 型仍可对机体致病，通常引起慢性感染和反复发作的感染，如尿路感染、肾盂肾炎、心内膜炎等，常在抗菌药物治疗过程中发生。临床上症状明显而标本常规细菌培养阴性者，应考虑细菌 L 型感染的可能性。

2. 细胞膜　细胞膜是位于细胞壁内侧，紧包在细胞质外的一层柔韧致密、且富有弹性的生物膜。其基本结构由磷脂双分子层和多种蛋白质组成，这些蛋白质多为具有特殊作用的酶类和载体蛋白。细胞膜的主要功能有物质交换、生物合成、呼吸和分泌作用等。

部分细胞膜内陷、折叠、卷曲形成的囊状物称中介体，其功能类似真核细胞的线粒体。中介体的形成，有效地扩大了细胞膜的面积，相应地增加呼吸酶的含量，加强了细胞膜的生理功能。

3. 细胞质　细胞质（cytoplasm）是由细胞膜包裹的无色透明的胶状物质。基本成分是水、蛋白质、脂质、核酸及少量无机盐。细胞质是细菌新陈代谢的重要场所，其中含有一些重要结构。

（1）核糖体（ribosome）　又称核蛋白体，是游离于细胞质中的微小颗粒，由 RNA 和蛋白质组成，是蛋白质合成的场所。链霉素、红霉素等抗菌药物能与细菌核糖体结合，从而干扰了细菌蛋白质的合成，导致细菌死亡，但对人类的核糖体则无作用。

（2）质粒（plasmid）　质粒是细菌染色体外的遗传物质，为闭合环状的双链 DNA 分子，携带遗传信息，控制细菌某些特定的遗传性状。医学上重要的质粒有 F 质粒、R 质粒、Vi 质粒及 Col 质粒等，分别决定细菌的性菌毛、耐药性、毒力及细菌素的产生。

（3）胞质颗粒　细菌胞质中含有多种颗粒，多数是细菌暂时储存的营养物质，包括多糖、脂质、磷酸盐等。医学上有意义的胞质颗粒是异染颗粒，主要成分是 RNA 和多偏磷酸盐,嗜碱性强,经特殊染色后与菌体着色不同,有助于细菌的鉴定。如白喉棒状杆菌的异染颗粒。

4. 核质 细菌是原核细胞型微生物,不具备完整的核,无核膜和核仁,故称为核质或拟核。构成核质的主要物质是一个大型环状双链 DNA 分子,还有与之结合的少量蛋白质。核质携带有遗传信息,决定细菌的遗传性状,是细菌遗传变异的物质基础。

(二)细菌的特殊结构

1. 荚膜 某些细菌合成并分泌到细胞壁外一层黏液性物质,厚度在 0.2 μm 以上、边界明显者称为荚膜(capsule);厚度在 0.2 μm 以下者称为微荚膜,如溶血性链球菌的 M 蛋白、伤寒杆菌的 Vi 抗原及大肠埃希菌的 K 抗原等。荚膜不易着色,普通染色只能见到菌体周围有未着色的透明圈(图 8-7),用特殊荚膜染色法可将荚膜染成与菌体不同的颜色。荚膜的形成与细菌所处的生长环境有关,一般在机体内或营养丰富的培养基中容易形成,在普通培养基上则易消失。荚膜化学成分随细菌种类不同而有差异,多数细菌的荚膜为多糖,如肺炎链球菌、炭疽芽胞杆菌等;少数细菌的荚膜为多肽。

荚膜的医学意义:① 抗吞噬及抗有害物质对细菌的损伤作用:荚膜具有亲水性,并带有负电荷,与吞噬细胞膜有静电排斥力,故能抵抗吞噬细胞的吞噬作用,荚膜能保护细菌免受溶菌酶、抗体、补体及抗菌药物等对其的损伤作用;② 黏附作用:细菌可借助于荚膜黏附于组织细胞表面,是引起感染的重要因素;③ 鉴别细菌:荚膜具有抗原性,对细菌鉴定和分型有重要作用。

2. 鞭毛 某些细菌表面附有细长并呈波状弯曲的丝状物,称为鞭毛(flagellum)。鞭毛很细,经特殊染色法使鞭毛增粗并着色,在普通显微镜下可见。依据鞭毛的数目和排列方式不同,可将鞭毛菌分为单毛菌、双毛菌、丛毛菌和周毛菌四种(图 8-8)。

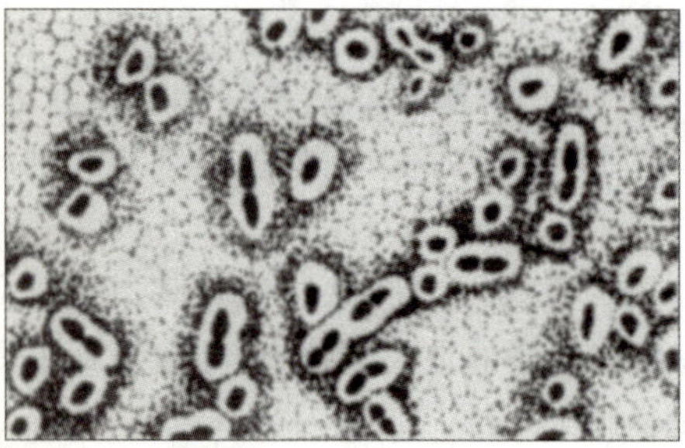

图 8-7 细菌的荚膜

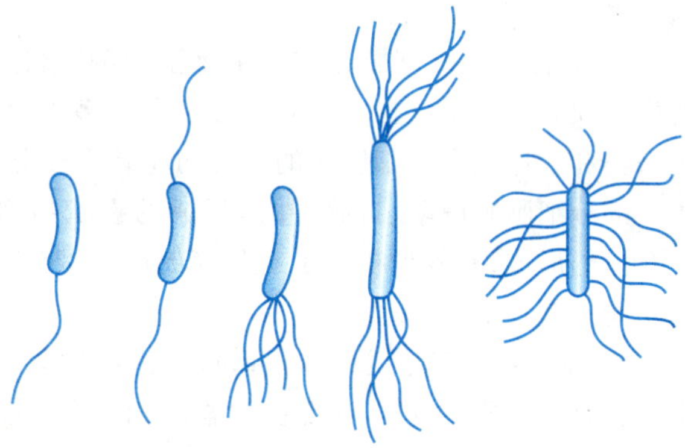

图 8-8 细菌鞭毛类型模式

鞭毛的功能:① 鞭毛是细菌的运动器官,有鞭毛的细菌能运动;② 某些细菌的鞭毛与致病性有关,如霍乱弧菌、空肠弯曲菌等借助鞭毛的运动,穿透小肠黏膜表面的黏液层使菌体黏附于肠黏膜上皮细胞而致感染;③ 鉴别细菌,根据细菌有无动力、鞭毛的数量、部位和抗原性不同,可用以鉴定细菌及对细菌进行分类。

3. 菌毛 许多 G^- 菌和少数 G^+ 菌菌体表面附着的一种比鞭毛更短、更细,且硬而直的丝状物,称为菌毛(pilus)。菌毛必须在电子显微镜下才可见。菌毛由菌毛蛋白组成,具有抗原性。按功能不同,分为普通菌毛和性菌毛两类。① 普通菌毛:遍布于菌体表面,数目可达数百根。普通菌毛具有黏附作用,细菌借此与宿主细胞表面的特异性受体结合,是细菌感染的第一步。无菌毛的细菌则易被黏膜的纤毛运动、肠蠕动或尿液冲洗而排除。因此,普通菌毛与细菌致病性有关,若失去菌毛,致病力亦随之丧失。② 性菌毛:性菌毛比普通菌毛长而粗,仅有 1 ~4 根,为中空管状。性菌毛由致育因子即 F 质粒编码,带有性菌毛的细菌称雄性菌或 F^+ 菌,无性菌毛的细菌称雌性菌或 F^- 菌。性菌毛能将 F^+ 菌的某些遗传物质转移给 F^- 菌,使 F^- 菌获得 F^+ 菌的某些性状。如细菌的耐药性、毒力等性状可通过此方式传递。

4. 芽胞 某些细菌在一定环境条件下,在菌体内形成的一个圆形或椭圆形、壁厚、含水量低、抗逆性强的构造,称为芽胞(spore)。芽胞的代谢和与外环境的物质交换基本静止,芽胞不是细菌的繁殖体,而是细菌的新陈代谢处于相对静止的休眠状态。芽胞不易着色,用特殊染色法才能着色。芽胞的大小、形态及在菌体内的位置随菌种而异,对细菌的鉴别具有重要意义(图 8 -9)。芽胞保存着菌体的全部生命物质,芽胞形成并成熟后,菌体崩解、芽胞脱落游离。

成熟的芽胞具有多层致密膜状结构(图 8 - 10),含水量少,芽胞核心和皮质层含大量的吡啶二羧酸,此成分可以提高芽胞中各种酶类的热稳定性,故芽胞抵抗力强,在自然界可存活几年至几十年。芽胞对热、干燥、紫外线、电离辐射和化学消毒剂等都有很强的抵抗力,有的芽胞可耐 100 ℃沸水煮沸数小时。如肉毒梭菌的芽胞在沸水中要经过 5 ~9 h 才被杀死。

研究芽胞有着重要的医学意义。芽胞广泛存在自然界,在适宜条件下,芽胞发芽并形成新的菌体,因此要严防芽胞污染伤口、用具、敷料、手术器械等。当进行消毒灭菌时,应以芽胞是否被杀死作为判断灭菌效果的指标,杀灭芽胞最可靠的方法是高压蒸汽灭菌法。

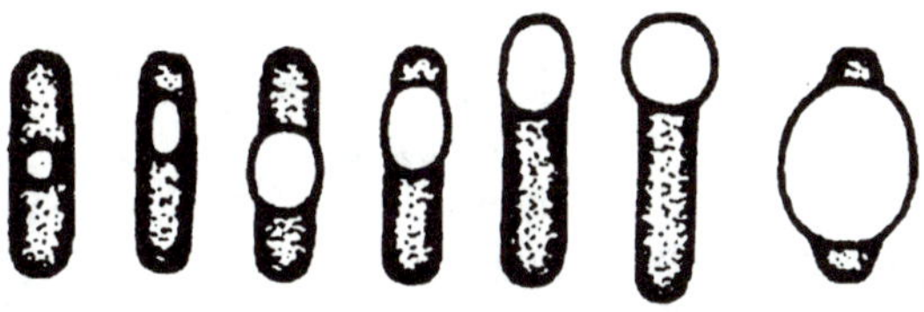

图 8 -9 细菌的芽胞形态

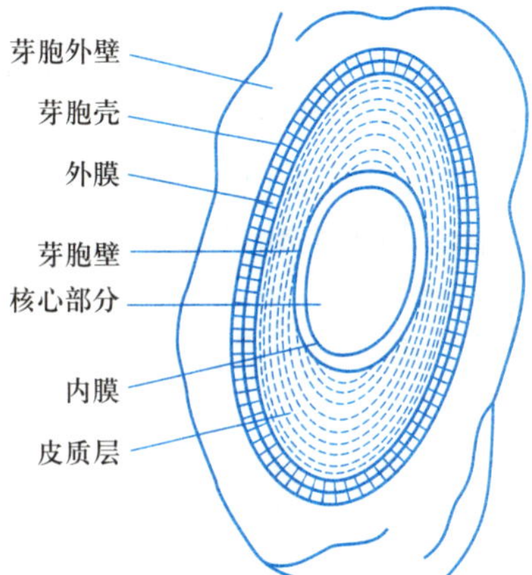

图 8 -10 芽胞结构模式图

三、细菌的生长繁殖与代谢

(一) 细菌生长繁殖的条件

1. 营养物质 细菌生长繁殖所需要的营养物质主要有碳源、氮源、水、无机盐及生长因子。充足的营养物质可以为细菌的生长繁殖和新陈代谢提供必需的原料和充足的能量。

2. 酸碱度 多数病原菌生长繁殖最适宜的酸碱度为 pH 7.2 ~7.6,个别细菌如霍乱弧菌在 pH 8.4 ~9.2 生长良好,结核分枝杆菌生长的最适 pH 为 6.5 ~6.8。

3. 温度 大多数病原菌最适宜的生长温度与人体温度接近，即 37 ℃。

4. 气体 病原菌生长繁殖时需要的气体主要是氧气和二氧化碳。根据细菌代谢时对氧气需求的不同，可将细菌分为：① 专性需氧菌：必须在有氧的环境下才能生长繁殖，如结核分枝杆菌；② 微需氧菌：在低氧（5% ~6%）生长最好，氧浓度 >10% 对其有抑制作用，如幽门螺杆菌；③ 兼性厌氧菌：在有氧和无氧的环境中都能生长繁殖的细菌，大多数病原菌属于此类；④ 专性厌氧菌：只能在无氧的条件下才能生长繁殖的细菌，在有氧环境中，细菌不仅不能生长，还将受其毒害，甚至死亡，如破伤风梭菌。

（二）细菌生长繁殖的方式与速度

细菌个体以简单的二分裂方式繁殖，结核杆菌偶有分枝繁殖的方式。在适宜条件下，细菌繁殖速度极快，多数细菌 20 ~ 30 min 繁殖一代，个别细菌繁殖较慢，如结核分枝杆菌 18 ~20 h 繁殖一代。

（三）细菌生长繁殖的规律

细菌繁殖速度极快，若按 20 min 繁殖一代来计算，一个细菌经 10 h 后，可达 10 亿个以上。但事实上，由于营养物质的消耗，有害代谢产物的积聚，细菌繁殖速度会逐渐减慢，甚至死亡。将一定量的细菌接种于适宜的液体培养基中培养，以培养时间为横坐标，以不同时间培养物中细菌的对数为纵坐标，绘出的曲线称生长曲线（图 8 –11）。生长曲线分为四个期：① 迟缓期：为最初培养的 1 ~4 h。此期细菌体积增大，代谢活跃，但数量基本不变，主要为细菌的分裂繁殖合成并储备充足的酶、能量及中间代谢产物。② 对数期：细菌以稳定的几何级数极快增长，细菌数量的对数呈直线上升。此期细菌形态、结构、生理特性、染色特性都很典型，对抗生素比较敏感，是研究细菌的最佳时期。一般细菌对数期为培养后的 8 ~18 h。③ 稳定期：由于培养基中营养物质消耗、毒性产物（有机酸、H_2O_2 等）积累和 pH 下降等不利因素的影响，细菌繁殖数与死亡数渐趋平衡，此期细菌性状发生改变，芽胞开始形成，外毒素、抗生素等相应的代谢产物开始产生。④ 衰亡期：细菌代谢趋于停滞，形态显著改变，甚至发生自溶，难以辨认，故陈旧培养物上细菌难以鉴别。

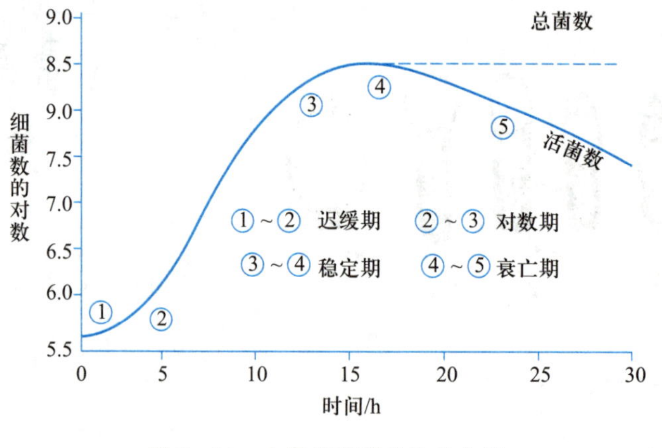

图 8 –11 大肠埃希菌的生长曲线

（四）细菌的新陈代谢

1. 细菌的分解代谢产物和生化反应 各种细菌具有的代谢酶系统不完全相同，对各种营养物质的分解能力和代谢产物亦不一致。通过生化试验来检测细菌对各种物质的分解能力及代谢产物，用以鉴定细菌的反应称为生化反应。常用的生化反应有以下几种。

(1) 糖发酵试验　糖发酵试验是检测细菌分解某种糖、产生酸和气体能力的试验。如大肠埃希菌能发酵葡萄糖和乳糖产酸、产气，而伤寒沙门菌发酵葡萄糖产酸、不产气，不分解乳糖。试验中因产酸可使培养基 pH 降低，在指示剂存在时，显示颜色的改变，产气则可见气泡形成。糖发酵试验是鉴定细菌最常用的生化反应，特别用于肠杆菌科细菌的鉴定。

(2) 吲哚试验　吲哚试验是检测细菌分解色氨酸产生靛基质能力的试验。某些细菌能分解培养基中的色氨酸，生成吲哚(靛基质)，加入对二甲基氨基苯甲醛指示剂后，生成玫瑰吲哚而呈红色，为靛基质试验阳性。大肠埃希菌、霍乱弧菌等为靛基质试验阳性。

(3) 硫化氢试验　硫化氢试验是检测细菌分解含硫氨基酸产生硫化氢能力的试验。变形杆菌、乙型副伤寒杆菌等能分解含硫氨基酸生成硫化氢，在有醋酸铅或硫酸亚铁存在时，则生成硫化铅或硫化亚铁而呈黑色，为硫化氢试验阳性。硫化氢试验常用于肠杆菌科属间的鉴定。

对于形态、革兰染色反应和培养特性相同或相似的细菌，需要采用多种生化反应来鉴别，在卫生细菌学检查中常用吲哚试验(I)、甲基红试验(M)、VP 试验(Vi)、枸橼酸盐利用试验(C)四项试验鉴别大肠埃希菌和产气杆菌，称为 IMViC 试验，大肠埃希菌结果为"＋＋－－"，产气肠杆菌则为"－－＋＋"。现代临床诊断已经普遍采用微量、快速的生化鉴定方法，全自动细菌鉴定仪实现了细菌生化鉴定的自动化。

2. 合成代谢产物及意义

(1) 毒素和侵袭性酶　它们是细菌重要的致病物质。毒素是病原菌在代谢过程中合成的对机体有毒害作用的物质，分为内毒素和外毒素两类。侵袭性酶是某些细菌产生的能破坏机体组织，促使细菌在体内生存、繁殖和扩散的一类酶，如金黄色葡萄球菌产生的血浆凝固酶，化脓性链球菌产生的透明质酸酶。

(2) 热原质　热原质是细菌在代谢过程中产生的一种多糖，注入人或动物体内能引起发热反应，故名热原质(pyrogen)。产生热原质的细菌大多为 G^- 菌，少数为 G^+ 菌。热原质耐高温，250 ℃高温干烤 2 h 才能将其破坏。热原质可通过一般细菌滤器，但没有挥发性，所以，除去热原质最好的方法是蒸馏。药液、水等被细菌污染后，即使高压蒸汽灭菌(121 ℃，20 min)或经滤过除菌仍可有热原质存在，输注机体后可引起严重发热反应。因此，在制备和使用生物制品、抗生素、注射液等过程中应严格无菌操作，防止因细菌污染而产生热原质。

(3) 抗生素　抗生素(antibiotic)是某些微生物在代谢过程中产生的一种能抑制或杀灭其他微生物或肿瘤细胞的化学物质。由细菌产生的很少，大多数由放线菌和真菌产生，有些已能人工合成。目前，已广泛应用于临床感染性疾病与肿瘤的治疗。

(4) 维生素　某些细菌除能合成自身所需要的维生素外，还可分泌维生素到菌体外供人体吸收利用。如人体肠道内的大肠埃希菌能合成维生素 B_{12}、维生素 B_6 和维生素 K 等，供人体利用。

(5) 色素　有些细菌能合成各种色素，对细菌鉴别有一定的意义。色素分为两类：① 脂溶性色素：不溶于水，仅使菌落着色，如金黄色葡萄球菌产生的金黄色色素；② 水溶性色素：溶于水，除菌落带有颜色，同时也能弥散到培养基或周围组织，如铜绿假单胞菌产生的绿色色素。

(6) 细菌素　细菌素是某些细菌产生的一种具有抗菌作用的蛋白质。与抗生素不同,细菌素抗菌范围窄,仅对近缘关系的细菌有杀伤作用,主要用于细菌分型和流行病学调查。细菌素以产生菌而命名,如大肠埃希菌产生的细菌素称大肠菌素,绿脓杆菌产生的称绿脓菌素。

(五)细菌的人工培养

1. 概念 用人工的方法为细菌提供生长繁殖所需要的营养物质及适宜的生长环境,使其能在体外生长繁殖,即为人工培养。所用的营养基质称为培养基。

2. 培养基的分类 培养基按物理性状不同分为液体培养基、半固体培养基、固体培养基;按用途不同分为基础培养基、营养培养基、选择培养基、鉴别培养基、厌氧培养基。细菌的种类和培养目的不同,可采用的培养基不同。

(1)基础培养基 含有一般细菌生长繁殖所需的基本营养成分。最常用的是肉汤培养基,主要成分含牛肉浸液、蛋白胨和 NaCl。用于大多数细菌的培养,也是制备其他培养基的基础。

(2)营养培养基 在基础培养基中加入葡萄糖、血液、血清、生长因子等特殊成分,供营养要求较高或需要特殊生长因子的细菌生长。最常用的是血琼脂培养基。

(3)鉴别培养基 指用于培养和鉴别不同类型微生物的培养基。在培养基中加入特定的底物和指示剂,利用细菌分解糖类和蛋白质的能力及其代谢产物的不同,通过指示剂的显色来鉴别细菌。例如,双糖铁培养基、伊红－亚甲蓝培养基等。

(4)选择培养基 在培养基中加入某些化学物质,使之抑制某些微生物的生长,有利于所选择微生物的生长,从而将后者从混杂的微生物群体中分离出来。例如,培养肠道致病菌的 SS 琼脂培养基。

(5)厌氧培养基 指培养专性厌氧菌的培养基。除含营养成分外,还加入还原剂以消耗培养基的 O_2。如疱肉培养基、巯基乙醇酸钠肉汤培养基等。

3. 细菌在培养基中的生长现象见表 8－2。

表 8－2 细菌在培养基中的生长现象

培养基种类	生长现象	常见细菌
液体培养基	混浊生长	葡萄球菌
	沉淀生长	链球菌
	菌膜生长	结核分枝杆菌等需氧菌
固体培养基	菌落、菌苔	球菌、杆菌、螺菌
半固体培养基	沿穿刺线生长(无鞭毛细菌)	痢疾志贺菌
	沿穿刺线向周围扩散生长(有鞭毛细菌)	伤寒沙门菌

4. 人工培养细菌在医学上的应用

(1)细菌感染性疾病的诊断和治疗 取患者标本,进行细菌分离培养、鉴定,是诊断细菌感染性疾病最可靠的依据。同时,根据病原菌的药物敏感试验结果,选择最佳治疗方案,缩短治疗时间,节约治疗成本。

(2)细菌学研究 研究细菌的形态、生理、遗传变异、致病性和免疫性等,均需人工培养细菌。人工培养细菌还是人类发现未知的新病原菌的先决条件之一。

（3）生物制品的制备 诊断菌液、疫苗、类毒素、抗毒素等生物制品的制备，均需要进行细菌的人工培养。

四、细菌的遗传与变异

细菌和其他生物一样，也具有遗传和变异的生命特征。遗传是指子代与亲代之间生物学性状的相似；变异则是指子代与亲代之间生物学性状的差异。

（一）细菌的变异现象

1. 形态与结构变异 细菌在生长繁殖过程中，当外界环境条件发生改变时，其形态、结构等也常常会发生相应的改变。如鼠疫耶尔森菌典型的形态为球杆菌，若将其培养于3%～6% NaCl琼脂培养基上，则可呈现丝状、棒状、球状和哑铃状等多形态。有特殊结构的细菌在一定条件下也会失去产生特殊结构的能力。如炭疽芽胞杆菌在42 ℃培养10～20天后，会失去形成芽胞的能力；伤寒沙门菌培养于0.1%苯酚琼脂培养基中，失去产生鞭毛的能力；肺炎链球菌在机体内或营养丰富的培养基中可形成荚膜，但在营养不足的培养基上培养或体外反复传代，则失去荚膜。

2. 菌落变异 菌落变异常见于肠道杆菌，菌落由光滑（smooth，S）型变为粗糙（rough，R）型，称S－R变异。S－R变异时不仅菌落的形态特征发生改变，还常伴有生化反应能力、抗原性、毒力等改变。

3. 毒力变异 细菌的毒力变异表现为毒力的增强或减弱。用于预防儿童结核病的减毒活疫苗，即卡介苗（Bacillus of Calmette－Guerin，BCG）是将有毒力的牛型结核杆菌，经过13年230次的人工培养基传代，获得的毒力减弱株。不产生白喉外毒素的白喉杆菌被β－棒状杆菌噬菌体感染发生溶原化时，则细菌获得了产生白喉外毒素的能力，由无毒株变异成有毒株，并可引起白喉。

4. 耐药性变异 细菌对某种抗生素由敏感变成耐药，称耐药性变异。自从抗生素使用以来，耐药菌株不断增多，如金黄色葡萄球菌耐青霉素菌株，已由1946年的14%上升至目前的80%以上，耐青霉素的肺炎链球菌已达50%以上；有些细菌还对多种抗生素耐药，称多重耐药性；甚至有的细菌对某种抗生素从敏感到耐药进而变异成依赖该种抗生素的菌株，如痢疾志贺菌依链菌株。

（二）细菌变异的物质基础

1. 细菌染色体 细菌染色体为单一环状双股DNA长链，缺乏组蛋白，一端附着于横隔中介体（G^+菌）或细胞膜上（G^-菌），在菌体内高度盘绕卷曲成丝团状。其DNA复制也是按碱基配对原则进行，若复制过程中子代DNA碱基发生变化，就会使子代发生变异而出现新的性状。

2. 细菌质粒 质粒是细菌染色体外的环状闭合的双股DNA。其大小为1～400 kb，占染色体的0.5%～10%，它能通过转化、传导、接合等方式在细菌间传递，也能在细菌胞质中自我复制，并随细菌分裂而传至子代细菌。质粒不是细菌生命活动所必需的，它只能控制细菌某些特定的遗传性状，如耐药性、致育性、致病性等。

3. 噬菌体 噬菌体是侵袭细菌、真菌、放线菌、螺旋体等微生物的病毒的总称。

(1) 噬菌体的生物学性状　噬菌体广泛分布于自然界，个体微小，只有在电子显微镜下才能观察到，其形态有蝌蚪形、微球形和纤线形。大多数噬菌体呈蝌蚪形，由头部和尾部组成(图 8－12)。头部为对称二十面体，内含核酸，外围绕一层蛋白质外壳。尾部呈管状，由尾髓、尾鞘、尾板组成。尾板附有尾刺和尾丝，是噬菌体与细菌的接触部位。

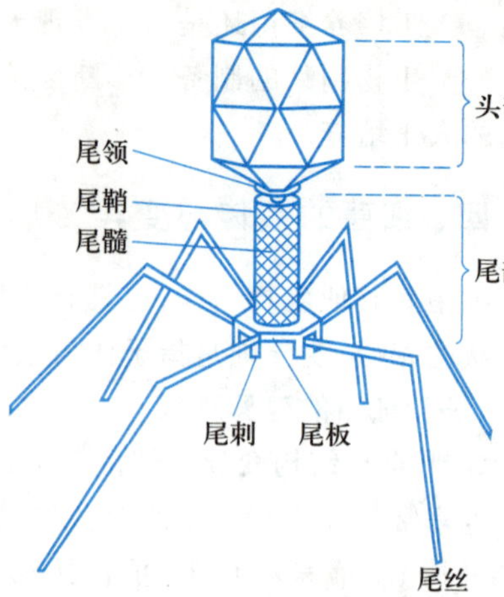

图 8－12　蝌蚪形噬菌体

噬菌体具有抗原性，能刺激机体产生特异性抗体。噬菌体对理化因素抵抗力比一般细菌繁殖体强。

(2) 噬菌体与细菌的相互关系　噬菌体侵入敏感细菌后，根据与宿主菌相互作用的结果不同，将噬菌体分为两种类型：① 毒性噬菌体：能在宿主菌细胞内复制增殖，产生子代噬菌体，最终使细菌裂解的噬菌体称毒性噬菌体。毒性噬菌体感染细菌时，先以尾刺或尾丝吸附在敏感细菌的细胞壁上，尾鞘收缩，头部中的核酸经尾髓注入细菌体内，蛋白质外壳留在菌体外。核酸在菌体内迅速复制，同时合成蛋白质外壳，核酸和蛋白质外壳在细菌细胞内装配成完整的噬菌体，当噬菌体增殖到一定程度时，细菌裂解，释放出子代噬菌体。② 温和噬菌体：噬菌体感染细菌后不增殖，不引起宿主菌裂解，而是将其基因与宿主菌基因整合，并随细菌 DNA 进行同步复制、传代，这种的噬菌体称温和噬菌体。整合在细菌基因组中的噬菌体基因称为前噬菌体，带有前噬菌体的细菌称溶原性细菌。溶原性细菌中的前噬菌体可自发地或经诱导脱离宿主菌，其结果导致噬菌体增殖而引起细菌裂解。

(三) 细菌变异的机制

1. 基因突变　突变是细菌遗传物质的分子结构或数量发生突然且不可逆转的可遗传变异。根据突变的诱因不同分自然突变和诱发突变，前者指细菌在生长繁殖过程中 DNA 分子自然出现的变化而导致的变异，后者指人工应用各种诱变剂而引起的基因突变。根据改变片段的大小不同，可分为小突变与大突变。小突变又称基因突变或点突变，是由于个别碱基的插入、置换或缺失引起的，影响到一个或几个基因的改变；大突变又称染色体畸变，是由于大段核苷酸序列发生缺失、易位、重复或倒位等变化，此种突变常导致细菌死亡。

2. 基因的转移与重组　遗传物质由一个细菌(供体菌)转移至另一个细菌(受体菌)体内的过程，称基因转移。转移后的基因与受体菌的基因组重新整合在一起，称为重组。重组使受体菌获得供体菌的某些特性。细菌基因转移与重组的方式有转化、接合、转导和溶原性转换四种。

(1) 转化　受体菌直接摄取供体菌游离的 DNA 片段，并与自身 DNA 进行整合重组，使受体菌获得供体菌的某些遗传性状。例如，把肺炎双球菌 RⅡ型无毒株(无荚膜，菌落粗糙型)和从 SⅢ型有毒株(有荚膜，菌落光滑型)提取的 DNA 混合后，注射至小鼠体内，结果一部分 RⅡ型菌转化为有毒的、有荚膜的 SⅢ型菌，并且它们的后代都是具有荚膜的有毒株。

(2) 接合　细菌通过性菌毛相互沟通将遗传物质(如质粒)从供体菌转移给受体菌，从而使受体菌获得新的生物学性状。细菌携带的耐药质粒可通过接合的方式转移给其他细菌，这也是导致耐药性菌株日益增多的一个重要原因。

(3) 转导　以温和噬菌体为载体，将供体菌的一段 DNA 转移到受体菌体内，使受体菌获得新的性状。

(4) 溶原性转换　当温和噬菌体感染细菌时，噬菌体的 DNA 整合于细菌 DNA 上，导致细菌的基因型发生改变，使宿主菌获得新的性状。如不产毒素的白喉棒状杆菌感染了 β－棒状杆菌噬菌体后，使无毒的白喉棒状杆菌获得了产生白喉外毒素的能力。

（四）细菌遗传变异的意义

1. 疾病诊断方面　细菌的变异比较普遍，变异的细菌往往失去典型的特征，如金黄色葡萄球菌耐药菌株多产生灰白色色素，而不是金黄色色素；从临床新分离的伤寒沙门菌株有 10% 无鞭毛，无动力，缺乏 H 抗原，患者体内亦无 H 抗体的产生。因此，进行细菌学检查时，不但要掌握细菌的典型特征，还要熟悉细菌的变异规律，才能作出准确的诊断。

2. 疾病治疗方面　由于抗生素的广泛使用，临床上发现的耐药菌株日益增多，更有多重耐药菌株出现，将给临床感染性疾病的治疗带来极大困难。因此，为确保抗菌药物的疗效，应在药物敏感试验的基础上正确合理用药，必要时联合用药、交替用药，以彻底杀灭病原菌，避免耐药菌株的产生和扩散。

3. 疾病预防方面　为预防传染病的发生，从自然界分离或用人工的方法获得减毒株或无毒株，制备成预防疾病的各种减毒活疫苗，如卡介苗。由于疫苗的广泛应用，使很多疾病的发病率显著下降，近年来在疫苗的研究进展中，应用遗传变异的原理，通过筛选和基因工程来获得新的变异株，以制备更为理想的疫苗。

4. 基因工程方面　细菌遗传变异的研究，推动了基因工程的发展。基因工程是根据细菌可以通过基因的转移和重组而获得新性状的原理发展起来的。它是把供体细胞上特定的基因组即目的基因切取下来，通过载体（如质粒或噬菌体），转移到受体菌即工程菌内，并使之表达。通过工程菌的大量繁殖，即可获得目的基因所编码的产物。目前通过基因工程已能大量生产胰岛素、干扰素、生长激素、乙肝疫苗等生物制品，为疾病防治提供了一种新的途径。

第二节　人体微生态

人体中微生物种类繁多，数量巨大，它们共同组成了人体微生态系统。人体微生态系统包括口腔、皮肤、泌尿、胃肠道 4 个微生态系统。各系统正常菌群总数量达到百万亿计，这些正常菌群与人体处于共生状态，对促进人体生理机能的完善尤其是免疫功能的成熟起非常重要的作用。

一、人体微生态平衡与失调

（一）正常菌群与条件致病菌

1. 正常菌群　在正常情况下，人体的体表及与外界相通的腔道黏膜上存在着不同种类和不同数量对人无害的微生物群，称正常菌群。人体各部位常见的正常菌群见表 8－3。

表 8-3 人体常见的正常菌群

部位	主要菌类
皮肤	葡萄球菌、类白喉棒状杆菌、痤疮丙酸杆菌、铜绿假单胞菌、非致病性分枝杆菌、白假丝酵母菌
口腔	葡萄球菌、甲型和丙型链球菌、奈瑟菌、肺炎链球菌、乳杆菌、类白喉棒状杆菌、螺旋体、放线菌、白假丝酵母菌、梭杆菌
鼻咽腔	葡萄球菌、甲型和丙型链球菌、肺炎链球菌、奈瑟菌、类杆菌、梭杆菌
外耳道	葡萄球菌、类白喉棒状杆菌、铜绿假单胞菌、非致病性分枝杆菌
眼结膜	葡萄球菌、结膜干燥杆菌
胃	正常一般无菌
肠道	大肠埃希菌、双歧杆菌、变形杆菌、产气肠杆菌、铜绿假单胞菌、葡萄球菌、粪链球菌、类杆菌、产气荚膜梭菌、破伤风梭菌、真杆菌、乳杆菌、白假丝酵母菌
尿道	葡萄球菌、类白喉棒状杆菌、非致病性分枝杆菌
阴道	乳杆菌、类白喉棒状杆菌、白假丝酵母菌

正常菌群对构成机体局部的微生态平衡起着重要作用，其生理意义有：① 生物拮抗作用：正常菌群能通过竞争营养或产生有害代谢产物抵抗外来病原菌，从而构成抵御外来病原菌入侵与定居的生物屏障，实验发现，用鼠伤寒沙门菌攻击小鼠，需 10 万个活菌才能使其致死，若先给予口服链霉素杀抑正常菌群，则口饲 10 个活菌就能致死；② 营养作用：正常菌群亦可参与机体的营养物质代谢，如肠道中大肠埃希菌能合成人体所需的维生素 B 和维生素 K，供宿主吸收利用；③ 免疫作用：正常菌群具有促进机体免疫系统发育与成熟、激活巨噬细胞等免疫功能，从而增强机体抗病原微生物的能力；④ 抗衰老作用：肠道正常菌群中双歧杆菌具有抗衰老作用，成年后此类细菌减少，肠道中产生有害物质的细菌增多，有害物质经肠道吸收后可加速机体老化过程。

2. 条件致病菌 在特定条件下，若机体与正常菌群之间的平衡状态及正常菌群内各群之间的平衡状态被打破，则原来不致病的正常菌群就成了条件致病菌。其致病的特定条件通常是：① 寄居部位改变：如寄生在肠道的大肠埃希菌可转移到呼吸道，发生支气管炎和肺炎，或因手术、外伤离开肠道进入腹腔、血液等无菌区，引起相应病症；② 机体免疫功能低下：如皮肤黏膜受伤（特别是大面积烧伤）、慢性消耗性疾病、过度疲劳以及长期应用免疫抑制剂、激素、抗肿瘤药物等造成机体免疫功能降低，正常菌群中的某些细菌可引起自身感染而出现各种疾病；③ 菌群失调：由于受到某些因素的影响，正常菌群中各种细菌的种类、数量和比例关系发生变化，导致微生态失去平衡，称为菌群失调，由此产生的疾病称菌群失调症。

（二）微生态平衡与失调

微生态平衡是指正常微生物群与其宿主生态环境在长期进化过程中形成生理性组合的动态平衡。对于不同年龄、不同发育阶段、不同生态环境的机体内部都存在着相对稳定的微生态群。

微生态失调是机体正常的微生物群之间和正常微生物群与宿主之间的微生态平衡，在外环境影响下由生理性组合转变为病理性组合状态。微生态失调的评价方式：

1. 菌群失调 主要表现在菌群量上的变化，故又称菌群比例失调。菌群失调通常分为三度：① 一度失调：只从细菌定量检查上有变化，临床无明显表现或轻度反应，如临床上用抗生素后消化道菌群紊乱，出现胃肠不适，甚至轻度腹泻，停药后即可自行恢复；② 二度失调：菌群比例失调诱因除去后，失调状态仍不能恢复，在临床上多表现为慢性疾病，如慢性肠炎、便秘、慢性肾盂肾炎、慢性口腔炎、咽喉炎等；③ 三度失调：又称菌群失调症或二重感染，表现为正常菌群被抑制，少数菌种成为优势菌，出现急性临床表现，如伪膜性肠炎等。

2. 定位转移 定位转移又称易位。主要表现在正常微生物群中的某些微生物可定位转移使宿主感染。它有横向转移与纵向转移之分。① 横向转移：正常菌群由原定位向周围转移，如上呼吸道菌向下呼吸道转移，泌尿道菌转移到肾盂等；② 纵向转移：如口腔黏膜表层是需氧菌，中层是兼性厌氧菌，下层是厌氧菌，若上层细菌转移到深层，尽管没有比例失调也会引起疾病，如条件致病菌仅在体表时无症状与体征，进入上皮细胞就会表现出水肿和炎症，侵入到淋巴组织、胸腺、骨髓、肝、脾时则表现为胸腺、淋巴结、脾、肝增大，或细胞增多，一旦侵入关节、胸膜、心包膜、腹膜、脑膜、血管内皮系统时，将出现关节炎、胸膜炎、心包炎、脑膜炎等。

二、自然环境中的细菌

1. 土壤 土壤具备了细菌生长繁殖的良好条件，在土壤中的细菌容易生长，而且种类多、数量大。距地面 10 ~ 20 cm 的土壤中，细菌数量最多。土壤中的细菌多数为非病原菌，在自然界的物质循环中起着重要的作用。但土壤中也有一些来自于人和动物的分泌物、排泄物以及死于传染病的人畜尸体的病原菌，这些菌大多容易死亡，只有形成芽孢的细菌在土壤可以长期存活，如产气荚膜梭菌、破伤风梭菌、炭疽芽孢杆菌等。在土壤中能存活几年至几十年，可通过伤口使人感染。因而在处理被泥土污染的创伤时，要特别注意防止破伤风梭菌、产气荚膜梭菌等的感染。

2. 水 水也是细菌生存的天然环境，水中细菌主要来自于土壤、人畜排泄物及垃圾等。水中细菌的种类和数量因水源不同而异，不流动的、离居民生活区较近的水源，细菌数量通常较多。水中的病原菌，如伤寒沙门菌、痢疾志贺菌、霍乱弧菌、钩端螺旋体等主要来自人或动物的粪便及污染物，若污染了水源可以引起消化道疾病的传播。因此，保护水源、加强水源和粪便的管理，是预防和控制消化道传染病的重要环节。

3. 空气 空气中因缺乏细菌生长的条件，且受日光照射，细菌不易繁殖。但土壤及水中细菌可随飞尘、水雾等扩散到空气中，人和动物也不断通过呼吸道排出细菌，所以空气中也存在着不同种类和数量的细菌。尤其在人口密集的公共场所或医院，空气中细菌种类和数量显著增多，常见的致病菌有白喉棒状杆菌、结核分枝杆菌、金黄色葡萄球菌、嗜肺军团菌等，可引起呼吸道传染症或伤口感染。

三、消毒与灭菌

（一）概念

消毒灭菌是指用物理或化学的方法抑制或杀死环境及机体中的微生物，以防止微生物的污染或病原微生物传播。常用以下术语表示。

1. 消毒　杀死物体或介质中病原微生物的方法，一般只能杀灭细菌的繁殖体，而对芽胞无效。常采用化学消毒法，用以消毒的化学制剂称为消毒剂。一般消毒剂在常用浓度下，只对细菌繁殖体有效，对杀灭芽胞则需提高消毒剂浓度和延长作用时间。

2. 灭菌　杀灭物体或介质中所有微生物的方法。包括杀灭细菌芽胞及繁殖体。

3. 无菌　无活菌存在的状态。防止微生物进入机体或物体的操作技术，称为无菌操作。

4. 防腐　防腐是防止或抑制细菌生长繁殖的方法，用于防腐的化学制剂称为防腐剂。同一化学药品在高浓度使用时为消毒剂，低浓度时则为防腐剂。

（二）物理消毒灭菌法

用于消毒灭菌的物理方法有热力、紫外线、电离辐射和滤过除菌等。

1. 热力灭菌法　热力灭菌主要是利用高温使菌体变性或凝固，酶失去活性，而使细菌死亡。热力灭菌法分为干热灭菌和湿热灭菌两大类。

（1）干热灭菌法　① 焚烧：直接点燃或用焚烧炉燃烧，适用于废弃物品或尸体；② 烧灼：直接用火焰灭菌，适用于实验用的接种环、试管口、瓶口等灭菌；③ 干烤：利用干烤箱灭菌，通常加热至 171 ℃ 1 h 或 160 ℃ 2 h，可达到灭菌目的，适用于高温下不损坏、不变质、不蒸发的物品的灭菌，如玻璃器皿、瓷器、滑石粉等。

（2）湿热灭菌法　常用的湿热灭菌方法有：① 高压蒸汽灭菌法：高压蒸汽灭菌法是一种最常用、最有效的灭菌方法。高压蒸汽灭菌器为一密闭的容器，通常在 103.4 kPa（1.05 kg/cm^2）蒸汽压力下，容器内温度可达 121.3 ℃，维持 15 ~ 20 min，能杀灭所有微生物。凡耐高温、耐湿热的物品，如手术器械、敷料、一般培养基和生理盐水等，均可用此法灭菌。② 煮沸法：一般细菌繁殖体煮沸 5 min 即被杀死，细菌芽胞则需煮沸 1 ~ 2 h 才被杀灭。常用于食具、刀剪、注射器等消毒。水中加入 2% 碳酸钠，可提高沸点至 105 ℃，既可促进芽胞的杀灭，又能防止金属器械生锈。③ 间歇灭菌法：将灭菌物品置于流通蒸汽灭菌器内，加热至100 ℃持续 15 ~ 30 min，细菌繁殖体被杀灭，但芽胞尚有残存。取出后放 37 ℃ 温箱过夜，使芽胞发育成繁殖体，次日再加热至 100 ℃持续 15 ~ 30 min，如此连续 3 次，可达到灭菌效果。常用于不耐高温的含糖、牛奶、血清等培养基的灭菌。④ 巴氏消毒法：用较低的温度杀灭无芽胞病原菌（如结核分枝杆菌、沙门菌等），而不影响物品中的营养和风味的消毒方法。此法由法国微生物学家巴斯德创用而得名，常用于牛奶、酒类的消毒。方法有两种：一种方法是加热至 61.1 ~ 62.8 ℃持续 30 min；另一种方法是加热至 71.7 ℃持续 15 ~ 30 s。

在同一温度下湿热灭菌法比干热灭菌法效果好，这是因为：① 湿热比干热穿透力强，使深部也能达到灭菌温度；② 湿热中细菌的菌体蛋白较易凝固；③ 湿热蒸汽含有大量潜热，当蒸汽与被灭菌的物品接触时，可凝结成水而放出潜热，使温度迅速升高，加强灭菌效果。

2. 日光和紫外线　日光消毒是最简单、经济的方法，将患者的被褥、衣服、书报等在日光下曝晒数小时，可杀死表面的大部分微生物。日光的杀菌作用主要来自于紫外线。紫外线的杀菌机制是干扰细菌 DNA 的合成，有效杀菌波长为 200 ~ 300 nm，其中以 265 ~ 266 nm 的杀菌力最强，这与 DNA 的吸收光谱范围一致，易被细菌 DNA 吸收，导致细菌变异或死亡。紫外线穿透力弱，普通玻璃、尘埃、纸张、水蒸气等均能阻挡紫外线，故只适用于手术室、婴儿室、传染病房、无菌室的空气消毒，或用于不耐热物品表面的消毒。应用人工紫外线灯进行空气消毒时，有效距离不超过 1 ~ 2.5 m，照射时间 1 ~ 2 h。杀菌波长的紫外线对人体皮肤、眼睛均有损伤作用，使用时应注意防护。

3. 电离辐射 包括X线、γ线和高速电子等。电离辐射有较高的能量和穿透力，在足够剂量时，对各种细菌均有致死作用。其机制在于产生游离基，破坏细菌DNA。可在常温下对不耐热的物品灭菌，故又称“冷灭菌”。目前，已广泛用于医疗器械、药物、食品、工业原料等的消毒灭菌。

4. 滤过除菌 滤过除菌是用物理阻留的方法将液体或空气中的细菌除去，以达到无菌的目的。所用的器具均是滤菌器，主要用于空气和不耐高温的血清、抗生素、抗毒素、药液等的除菌。凡在送风系统上装有高效或亚高效过滤系统的房间，一般统称为生物洁净室，在医院里可用作无菌护理室和无菌手术室。

（三）化学消毒灭菌法

化学消毒剂一般对人体组织都有害，故主要用于人体体表、医疗器械和环境的消毒。

1. 常用消毒剂的作用机制 消毒剂种类甚多，其杀菌机制各不相同，主要分为3类：① 改变细菌细胞壁或细胞膜的通透性，如酚类、表面活性剂等；② 干扰或破坏细菌的酶系统和代谢，如氧化剂、重金属盐类等；③ 使菌体蛋白质变性或凝固，如醇类、重金属盐类、醛类、酸、碱等。

2. 常用消毒剂种类、性质及用途见表8-4。

表8-4 常用消毒剂种类、性质及用途

类别	名称	消毒效力	浓度	用途
氧化剂	高锰酸钾	低效	0.1%	皮肤、黏膜、食具、水果消毒
	过氧乙酸	高效	0.2%~1%	皮肤、物品表面、空气消毒
	过氧化氢	高效	3%	皮肤、黏膜、物品表面消毒
表面活性剂	苯扎溴铵	低效	0.1%~1%	外科洗手、皮肤黏膜、手术器械消毒
	度米芬	低效	0.05%~0.1%	皮肤、创口、物品表面消毒
醛类	甲醛	高效	10%	物品表面、空气消毒
	戊二醛	高效	2%	医疗器械消毒
烷化剂	环氧乙烷	高效	50 mg/L	医疗器械、医疗器材消毒
卤素及其化合物	聚维酮碘	中效	0.5%~1%	皮肤、物品表面消毒
	碘酊	中效	2%~2.5%	皮肤、物品表面消毒
	氯	高效	0.2~0.5 ppm	饮水消毒
	含氯石灰	高效	10%~20%	物品表面、排泄物、污水消毒
	84消毒液	高效	1:25~1:1 000	皮肤、器材、食具、瓜果、蔬菜消毒
醇类	乙醇	中效	70%~75%	体温计、皮肤消毒
酚类	甲酚皂溶液	中效	3%~5%	地面、器皿表面、皮肤消毒
	氯已定	低效	0.01%~0.05%	术前洗手、阴道冲洗等

3. 影响消毒剂作用的因素 ① 消毒剂的性质、浓度和作用时间：各种消毒剂的理化性质不同，对微生物的作用大小也有差异，一般而言，消毒剂浓度越大，作用时间越长，消毒效

果就越好(醇类除外);② 细菌的种类、状态和数量:细菌的芽胞比繁殖体抵抗力强;幼龄菌比老龄菌对消毒剂敏感,细菌数量越多,所需消毒剂浓度越高,作用时间越长;③ 环境中有机物的存在:当细菌和有机物特别是蛋白质混在一起时,有机物可阻碍消毒剂与病原菌的接触,影响消毒剂对病原菌的杀伤作用。因此,在消毒皮肤及器械前应先清洁再消毒,消毒有机物含量较多的脓汁、血液、痰液等时,应选用受有机物影响较小的消毒剂。

知识链接与拓展

生物安全是生物技术安全的简称,广义上是指与生物有关的各种因素对社会、经济、人类健康及生态环境所产生的危害或潜在的风险。重要的因素之一是天然生物因子,包括动物、植物和微生物等。其中病原微生物所导致的安全问题,如病原微生物实验室的安全隐患、生物武器、重大传染病的暴发流行等是人类社会所面临的最现实的生物安全问题。

第三节　细菌的致病性与感染

细菌侵入宿主机体后,进行生长繁殖、释放毒性物质等引起不同程度的病理过程,称为细菌的感染或传染。

一、细菌的致病性

细菌在人体内寄生、增殖并引起疾病的特性称为细菌的致病性。细菌的致病性与细菌的毒力、侵入数量和侵入途径有密切关系。

(一) 细菌的毒力

毒力是指病原菌致病能力的强弱程度。构成毒力的物质基础是侵袭力和毒素。

1. 侵袭力　病原菌突破机体的防御功能,在机体内定居、生长繁殖和扩散的能力称为侵袭力。与侵袭力有关的物质基础是荚膜、黏附素和侵袭性酶类。

(1) 荚膜及微荚膜　荚膜具有抗吞噬和抵抗体液中杀菌物质的作用,使致病菌能在宿主体内大量繁殖和扩散,产生病变。例如,将无荚膜的肺炎链球菌注射至小鼠腹腔,细菌易被小鼠吞噬细胞吞噬、杀灭;但若接种有荚膜的菌株,则细菌大量繁殖,小鼠常于注射后 24 h 内死亡。A 族链球菌的 M 蛋白、伤寒沙门菌的 Vi 抗原,以及大肠埃希菌的 K 抗原等都是位于细胞壁外层的结构,称为微荚膜,其功能与荚膜相同。

(2) 黏附素　病原菌引起感染首先需黏附于宿主体表或呼吸道、消化道、泌尿生殖道黏膜上,以抵御由于分泌物的冲刷、上皮细胞纤毛的摆动及肠蠕动等的清除作用,继而在局部定居、繁殖、导致感染。细菌表面存在一类与黏附相关的蛋白质,称为黏附素。根据其来源分为两类:① 菌毛黏附素:主要为 G^- 菌的菌毛,细菌通过菌毛与宿主表面黏附素受体特异性结合,使细菌吸附在细胞表面而定居,故有些菌毛又称定居因子;② 非菌毛黏附素:见于 G^+ 菌及其他微生物,如金黄色葡萄球菌的膜磷壁酸(LTA)、肺炎支原体的 P_1 蛋白等。

(3) 侵袭性酶类　侵袭性酶属于胞外酶。一般对机体无毒性,但可协助细菌抗吞噬或促使细菌在体内扩散。如金黄色葡萄球菌产生的血浆凝固酶，能使血浆中的液态纤维蛋白原变成固态的纤维蛋白围绕在细菌表面，保护细菌不被吞噬细胞吞噬和免受体液中抗菌物质的作用；A 族链球菌产生的透明质酸酶、链激酶、链道酶，能降解细胞间质透明质酸、溶解纤维蛋白、液化脓液中高黏度的 DNA，有助于细菌在组织中扩散。

2. 毒素 毒素是细菌在代谢过程中合成的对机体组织细胞有损害作用的物质。按其来源、性质和作用等不同，分外毒素和内毒素。

（1）外毒素 能产生外毒素的细菌主要是 G^+ 菌及少数 G^- 菌。外毒素多由细菌合成并分泌到菌体外，但也有存在于菌体内，待细菌裂解后才释放出来。外毒素的化学成分是蛋白质，性质不稳定，易被蛋白酶分解，不耐热，如破伤风外毒素经 60 ℃ 20 min 可被破坏，但葡萄球菌肠毒素例外，能耐 100 ℃ 30 min。如果外毒素毒性强，微量外毒素即可使易感动物死亡，例如 1 mg 肉毒毒素纯品能杀死 2 亿只小鼠，毒性比 KCN 大 1 万倍。外毒素具有良好的抗原性，在 0.3% ~0.4% 甲醛液作用下，可脱去毒性制成类毒素。类毒素注入机体后，可刺激机体产生具有中和外毒素作用的抗毒素。类毒素和抗毒素是防治疾病中常用的生物制品。

多数外毒素的分子结构为 A – B 模式，即由 A 和 B 两种亚单位组成。A 亚单位是外毒素活性部分，决定其毒性效应。B 亚单位无毒，能与宿主靶细胞表面的特殊受体结合，介导 A 亚单位进入靶细胞。A 或 B 亚单位单独对宿主无致病作用，所以，外毒素必须 A、B 两种亚单位同时存在才有毒性。因为 B 亚单位与易感细胞受体结合后能阻止该受体再与完整外毒素分子结合，将 B 亚单位提纯制成疫苗，可以预防相关的外毒素性疾病。

不同细菌产生的外毒素，对机体的组织器官具有选择作用，各自引起特殊的临床表现。例如，肉毒毒素抑制神经末梢释放乙酰胆碱，引起肌肉松弛麻痹，特别是呼吸肌麻痹，引起眼睑下垂、复视、斜视、吞咽困难等，严重者可因呼吸麻痹而死亡。白喉毒素结合在外周神经末梢、心肌等处，使受感染细胞中蛋白质的合成受到影响，从而导致外周神经麻痹和心肌炎等。按细菌外毒素对宿主细胞的亲嗜性和作用方式不同，可分成神经毒素（破伤风痉挛毒素、肉毒毒素等）、细胞毒素（白喉毒素、A 族链球菌致热毒素等）和肠毒素（霍乱弧菌肠毒素、葡萄球菌肠毒素等）三类。

（2）内毒素 内毒素是革兰阴性菌细胞壁中的脂多糖组分，耐热，100 ℃ 高温下加热 1 h 也不会被破坏，只有在 160 ℃ 下加热 2 ~4 h，或用强碱、强酸或强氧化剂加温煮沸30 min 才能破坏它的生物活性。把内毒素注射到机体内虽可产生一定量的特异免疫产物（称为抗体），但中和作用微弱。内毒素脂多糖分子由 O – 特异性多糖、非特异性核心多糖和脂质 A 三部分构成（图 8 – 13）。

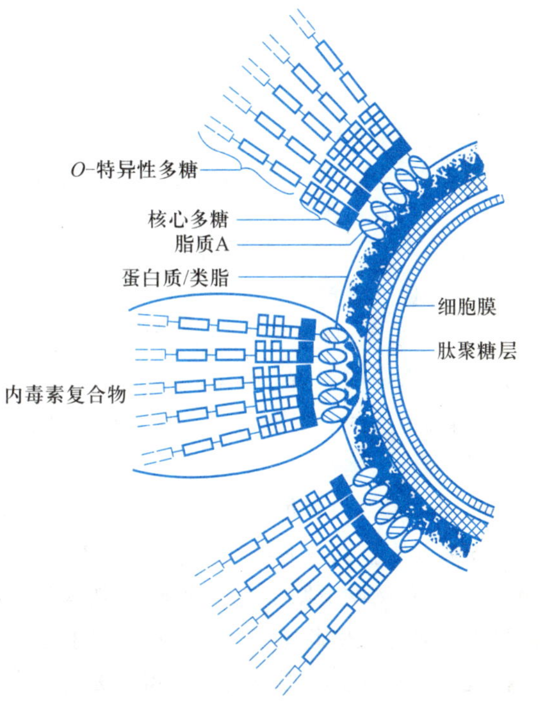

图 8 – 13 内毒素结构模式图

脂质 A 是内毒素的主要毒性组分。不同 G^- 菌的脂质 A 结构基本相似。因此，不同 G^- 菌感染时，由内毒素引起的毒性作用大致类同。这些毒性反应主要有：① 发热反应：极微量（1 ~ 5 ng/kg）内毒素就能引起人体体温上升，维持约 4 h 后恢复。其机制是内毒素作用于巨噬细胞、中性粒细胞等，使之产生 IL－1、IL－6 和 TNF－α 这些具有内源性致热原的细胞因子，这些细胞因子作用于宿主下丘脑体温调节中枢，促使体温升高。② 白细胞反应：LPS 诱生的中性粒细胞释放因子刺激骨髓释放中性粒细胞进入血流，使其数量显著增加，有部分不成熟的中性粒细胞也被释放出来。但伤寒沙门菌内毒素是例外，其内毒素使白细胞总数始终是减少状态，机制尚不清楚。③ 内毒素血症与内毒素休克：当血液中细菌或病灶内细菌释放大量内毒素入血时，可导致内毒素血症；内毒素可促使血管活性物质（5－羟色胺、组胺与激肽等）的形成和释放，引起末梢血管扩张，通透性增高，静脉回流减少，心排血量减低，导致低血压并可发生内毒素休克。④ 弥散性血管内凝血：高浓度的内毒素可激活补体替代途径和凝血系统，引起微血栓形成和炎症反应，最后导致弥散性血管内凝血（disseminated intravascular coagulation，DIC）。DIC 还常引起出血、休克、器官功能障碍，严重者可导致死亡。细菌外毒素与内毒素主要区别见表 8－5。

表 8－5　外毒素与内毒素主要区别

区别	外毒素	内毒素
来源	G^+ 菌及部分 G^- 菌	G^- 菌
存在部位	由活菌分泌，少数为细菌裂解后释出	细胞壁成分、菌体裂解后释出
化学成分	蛋白质	脂多糖
稳定性	不稳定，60 ℃以上能迅速破坏	耐热，160 ℃ 2 ~ 4 h 才被破坏
毒性作用	强，对组织器官有选择性毒害作用，引起特殊表现	较弱，各种细菌的毒性作用大致相同
抗原性	强，甲醛脱毒处理成类毒素，刺激机体产生抗毒素	弱，甲醛脱毒处理不形成类毒素，刺激机体产生的抗体中和作用弱

（二）侵入数量

感染的发生，除了病原菌的毒力外，还要有足够的数量。一般来讲，毒力强的细菌需要菌数少，毒力弱的细菌需要菌数多。例如，毒力强的鼠疫耶尔森菌，有数个菌侵入就可发生感染；而毒力弱的肠炎沙门菌，常需摄入数亿个菌才引起急性胃肠炎。

（三）侵入途径

有了一定毒力和足够数量的病原菌，若侵入易感机体的部位不适宜，仍不能引起感染。如破伤风芽胞梭菌只有经伤口侵入，厌氧条件下，在局部组织生长繁殖，产生外毒素，才引发疾病，若随食物吃下则不能引起感染；伤寒沙门菌必须进入消化道才能引起感染。但有的细菌可通过多途径引起感染。如结核分枝杆菌和炭疽芽胞杆菌，经呼吸道、消化道、皮肤创伤等都能引起感染。病原菌的这种特性是它与机体免疫系统相互作用，长期进化过程中相互适应的结果。

二、细菌的感染

（一）感染的来源

1. 外源性感染 宿主体外病原菌所引起的感染称为外源性感染。传染源主要包括患者、健康带菌者，以及病畜、带菌动物、媒介昆虫等。

2. 内源性感染 患者体内或体表的细菌引起的感染称为内源性感染。这类感染的致病菌大多是体内或体表的正常菌群，少数是以潜伏状态存在于体内的致病菌。当机体免疫力减低时，或者由于外界因素的影响，如长期大量使用抗生素引起体内正常菌群失调均易发生内源性感染。

（二）感染的方式与途径

1. 呼吸道感染 病原菌由患者或带菌者通过咳嗽、喷嚏或大声说话等喷出的飞沫或呼吸道分泌物散布到空气中，被他人吸入而造成的感染。如白喉、结核、百日咳、流脑等。

2. 消化道感染 病原菌由患者或带菌者的粪便排出，污染食物、饮水后，经口食入而发生的感染。如霍乱、伤寒、细菌性痢疾等。苍蝇及污染的手是病原菌传播的重要媒介。

3. 创伤感染 病原菌经破损的皮肤、黏膜侵入使机体感染。如局部伤口的化脓性感染、破伤风等。

4. 接触感染 病原菌通过人与人或人与动物之间的密切接触而引起的感染。其方式有直接接触的感染和通过用具等间接接触的感染。如梅毒、淋病、麻风等。

5. 节肢动物媒介感染 通过吸血昆虫的叮咬而发生的感染。如鼠疫、乙型脑炎等。

6. 多途径感染 有些致病菌的传播可通过呼吸道、消化道、皮肤创伤等多种途径。例如，结核分枝杆菌、炭疽芽胞杆菌等。此类病原菌的传染性较强，预防较困难。

（三）感染的类型

病原菌侵入机体是否引起感染，取决于病原菌的致病性与机体的免疫力，两者作用力量的对比及其变化决定着感染的发生、发展与结局，因而可出现不同的感染类型。

1. 隐性感染 当机体的抗感染免疫力较强，或侵入的病原菌毒力弱、数量少，感染后对机体造成的损害较轻，不出现或仅出现不明显的临床症状，称隐性感染。在每次传染病流行中，隐性感染者一般约占人群的90%或更多。隐性感染后，机体常可获得特异性免疫力。如流行性脑脊髓膜炎等大多由隐性感染而获得免疫力。

2. 显性感染 当机体的抗感染免疫力较弱，或入侵的病原菌毒力较强，数量较多，以致机体受到明显损害，导致出现一系列临床症状，称显性感染。显性感染根据病情缓急分为：

（1）急性感染 发病急，病程较短，只有数日至数周，病愈后病原菌即从体内消失，如流脑、霍乱等。

（2）慢性感染 发病慢，病程较长，常持续数月至数年，如结核、麻风等。显性感染按感染部位及性质不同分为局部感染和全身感染。局部感染是病原菌侵入机体，仅局限在一定部位生长繁殖，引起局部病变，如金黄色葡萄球菌引起的疖、痈等；全身感染是感染发生后病原菌或其毒性产物向全身扩散引起的全身症状。临床上常见以下几种类型：① 菌血症（bacteremia）：病原菌由原发部位一过性或间断性侵入血循环，不在血循环中繁殖，且无明显中毒症状，如伤寒感染早期，常通过菌血症向全身扩散；② 败血症（septicemia）：病原菌侵入血循环并在其中大量生长繁殖，产生毒性代谢产物引起全身中毒症状，如炭疽杆菌引起的败血症;③ 毒血症(toxemia):病原菌在局部生长繁殖不侵入血循环,只有其产生的毒素进入血循环,引起特殊的临床中毒症状,如破伤风、白喉等;④ 内毒素血症:G^-菌感染时,由于细菌大量崩解死亡,释放的内毒素进入血循环,引起的全身相应症状;⑤ 脓毒血症(pyemia):化脓性细菌在引起败血症的同时,又在其他的组织或器官产生新的化脓性病灶,如金黄色葡萄球菌引起的脓毒血症,常引起肝、肾、肺多发性脓肿。

3. 带菌状态 在显性或隐性感染后,有时病原菌未及时消除,并在体内继续存留一段时间,与机体免疫力形成相对平衡状态,称带菌状态。如白喉、伤寒等病后常出现带菌状态,处于带菌状态的人称带菌者(carrier)。带菌者经常或间歇性排出病原菌,是重要的传染源。因此,及时查出带菌者,有效地加以隔离治疗,是防止传染病流行的重要手段之一。

第四节 医院感染

近年来,医院感染已成为人们关注的问题之一。全国医院感染调查显示,我国医院感染发生率大约为5%,医院感染的主要部位为上呼吸道、下呼吸道、消化道、泌尿道、外科切口和皮肤。随着人类寿命的延长,其免疫水平却相应地呈下降趋势,加上大量新疗法和新医疗技术的广泛应用,以及抗生素和免疫抑制剂的广泛使用等,促使医院感染的发生在不断增加。

一、医院感染的概念及分类

(一)医院感染的概念

医院感染(hospital infection)亦称医院获得性感染(hospital - acquired infection,HAI),主要指患者在住院期间及出院不久发生的与住院有关的感染,不包括患者在入院时即有的或已潜伏的感染。探视者和医院职工在医院内发生的感染也属于医院感染。

(二)医院感染的类型

1. 内源性感染 又称自身感染,指寄居在患者体内的正常菌群,在患者机体免疫力低下时引起的感染。例如,寄居在肠道或口咽部的条件致病菌引起的医院获得性肺炎;尿道口处细菌经导尿管上行后引起的尿路感染。

2. 外源性感染 又称交叉感染,指患者与患者、患者与医护人员之间通过密切接触而引起的直接感染,或通过水、空气、医疗器械等而发生地间接感染。如将被微生物污染的各种侵入性诊治器材直接接触体内组织或无菌部位,可造成感染。

二、医院感染发生的主要因素

(一)主观因素

医护人员对医院感染的严重性和危害性认识不足;医院感染的管理制度不健全;消毒灭菌不严格和无菌技术操作不当;门急诊预检、分诊制度未严格执行。调查显示,ICU、血液科、妇产科、脑外科、呼吸科、内分泌科、肿瘤科、神经内科为高发科室。

(二)客观因素

1. 病原体来源广泛,环境污染严重 医院是各种病原菌汇集的场所,患者的病房、厕所、病区中的公共用品(如水池、便器、坐椅)等均具有传染性,可引起医院感染。当前引起医院感染的病原体主要为条件致病菌,其中以G^-菌为主,约占48%。临床分离的主要菌株有大肠埃希菌、铜绿假单胞菌、金黄色葡萄球菌、表皮葡萄球菌、克雷伯菌属、肠杆菌属、不动杆菌属等。近年来，真菌所致医院感染的比例在逐年上升，约占24%，主要为白假丝酵母菌。

2. 易感人群增多 从年龄分布来看，60岁以上的老年人及婴幼儿是医院感染的高危人群。高龄患者主要器官功能退化，生理防御功能衰退，而婴幼儿免疫系统未发育成熟，易发生医院感染。随着医疗技术的进步，以前某些不治之症现已可治愈或大大延长患者的生存时间，因此住院患者中慢性疾病和恶性疾病比例增加。此外，某些治疗方法如化疗、放疗等可降低患者抗感染防御能力。

3. 大量新型抗生素的广泛使用 由于在医院环境内长期接触大量抗生素，医院内耐药菌的检出率远比社区高。尤其是多重耐药菌株的出现，使许多抗生素失效，并可改变机体内正常菌群的生态环境，增加了内源性感染机会和医院感染的防治难度。

4. 各种侵入性诊疗手段增多 如各种内镜、导管、穿刺、牙钻、采血针、吸血管、监控仪器探头等侵入性诊治手段，不仅可把外界的微生物导入体内，而且损伤了机体的防御屏障，使病原体容易侵入机体。

三、医院感染的微生物学控制

有效控制医院感染的关键措施为消毒、灭菌、无菌技术，以及隔离、合理使用抗生素。护理人员尤其是护理管理者，在控制医院感染的各个环节中起着至关重要的作用。

1. 净化医院环境 医院环境常被患者及携带者病原体所污染，是引起医院感染的传染源或传播媒介。医院环境的清洁、消毒是控制感染的重要基础，室外环境应清洁卫生，一般不消毒。病房及走廊地面采取湿式拖扫，保持无尘，可用消毒液喷洒。门窗、墙壁和天花板无需消毒，但若局部被呕吐物、排泄物污染，需用化学消毒剂进行消毒。对于治疗室、换药室、手术室、传染病区的环境等都要严格实行消毒灭菌质量监控。此外，做好医院污水、污物、废弃物的净化处理和消毒等综合性工作，以达到有效防止感染的目的。

2. 合理使用抗生素 抗生素的不合理使用会使耐药菌增加，因此要严格掌握抗生素的适应证、禁忌证和不良反应，合理使用抗生素和加强对耐药菌的监控，从而降低医院感染的发生。

3. 严格执行无菌操作 无菌技术操作是医疗护理工作中防止交叉感染的一项常用基本操作。首先应树立医护人员对患者的责任心，在临床实际工作中应严格执行无菌操作。如在进行外科手术时，应防止空气中、手术器械上、手术者的体表、口腔中的微生物进入患者伤口造成感染；对于侵入性诊治要切实做好消毒、灭菌工作；手术室的空气应经常及时地进行消毒，手术器械要求严格灭菌，手术者及器械护士要求清洗、消毒双手，并穿戴无菌手术衣、口罩、手套和帽子。

4. 加强隔离预防 做好医院隔离工作是防止病原微生物从患者或带菌者传给其他人群的预防性措施。医院感染的隔离预防应以切断传播途径作为制定措施的依据，同时应考虑病原微生物和宿主的特点。普通病房一旦有传染病者，应及时转传染病科或采取相应的隔离措施。

第五节　细菌感染的检查方法与防治原则

一、细菌感染的检查方法

（一）标本的采集与送检原则

标本的采集与送检是病原菌检测的第一步，其质量直接影响到检测结果的准确性，应遵循以下几个原则。

1. 无菌采集　采取标本时应注意无菌操作，尽量避免杂菌的污染。盛装标本的容器须先灭菌或使用一次性无菌容器。采取局部病变处的标本时宜以无菌生理盐水冲洗，拭干后再取标本。

2. 早期采集　采集标本最好在病程早期、急性期或症状典型时，而且要在使用抗菌药物之前采集，否则这种标本在分离培养时要加入药物对抗剂。例如，使用磺胺药者的标本应加入对氨苯甲酸，使用青霉素者应加青霉素酶等。

3. 采集代表性标本　根据病原菌在机体内的分布、繁殖和排出部位不同，采取不同的标本。例如，流行性脑膜炎的患者可取淤点、血液或脑脊液；细菌性痢疾患者应采集沾有脓血的粪便。

4. 标本必须新鲜，采集后尽快送检　在送检过程中，除不耐寒的病原菌（如脑膜炎奈瑟菌、淋病奈瑟菌）需保温外，多数菌可冷藏运送；粪便标本常加入甘油缓冲盐水保存液。

5. 标本标注　检查容器应贴上标签，并在相应化验单上详细填写检验项目、标本种类及临床诊断，以供检验室参考。对怀疑为高危传染病（如艾滋病）患者的血液及体液标本，应加以特殊标记，以便在运送和处理标本时注意生物安全。

（二）常用的检查方法

1. 标本直接镜检　凡在形态与染色性上具有特征性的病原菌，采取直接涂片镜检的方法，有助于初步诊断。细菌不经染色直接镜检，主要用于检查细菌的动力及运动状况。细菌标本经染色后，不仅可观察细菌细胞大小、形态、细胞排列方式、细胞的特殊结构等，还可根据染色反应将细菌进行分类。例如，在痰液中查见的抗酸性结核杆菌；粪便涂片镜检观察到G^+葡萄球菌及咽喉部假膜中见有异染颗粒的白喉棒状杆菌等。某些情况下，可利用免疫荧光标记技术进行快速特异性诊断。即在直接涂片后，用荧光染料染色后或与特异性荧光抗体结合后，在荧光显微镜下观察，出现荧光的菌体即是待检的细菌。细菌染色方法有多种，常用的鉴别染色方法有革兰染色法和抗酸染色。

（1）革兰染色法（Gram stain）　丹麦细菌学家革兰（Hans Christian Gram）于1844年创用而得名，是细菌学中最经典、最常用的染色法。细菌标本经涂片固定后，先用结晶紫初染，再加碘液媒染，使之形成结晶紫与碘的复合物，此时各种细菌均被染成深紫色。然后用95%乙醇脱色，有的细菌可被脱色，有的不被脱色，最后用稀释复红复染。经此染色后可将细菌分成两大类：不被乙醇脱色，仍保留紫色者为G^+菌；被乙醇脱色，复染成红色者为G^-菌。革兰染色法的临床意义：① 鉴别细菌：它将细菌分成G^+菌和G^-菌两大类，便于初步识别细菌、缩小鉴定范围；② 指导临床选择药物：G^+菌和G^-菌对不同抗生素的敏感性不同，大多数G^+菌对青霉素、红霉素、头孢霉素等抗生素敏感；而大多数G^-菌则仅对链霉素、氯霉素、庆大霉素等抗生素敏感;③ 研究细菌与致病性的关系:大多数 G^+ 菌主要以外毒素致病,大多数 G^- 菌主要以内毒素致病,两者致病机制不同。

(2) 抗酸染色法(acid-fast stain) 抗酸性细菌(如结核分枝杆菌)细胞壁含脂质较多,染色后与苯酚复红结合牢固,能抵抗 3% 酸性乙醇的脱色作用,经亚甲基蓝复染后仍能保持复红的颜色,非抗酸性的细菌则被染成蓝色。绝大多数病原菌为非抗酸性细菌,所以抗酸染色只是针对分枝杆菌感染的检查。

2. 分离培养 除少数细菌能根据染色性和形态明确鉴定外,绝大多数需用分离培养方法获得纯种病原菌,然后进一步鉴定。在培养过程中,根据细菌生长条件、菌落形态、色素、溶血性、气味等特征对细菌进行初步识别。如乙型链球菌需在血琼脂平板上生长,菌落小而透明,周围有完全溶血环。从血液、脑脊液等原无菌部位采取的标本,可直接接种至营养丰富的液体或固体培养基。从正常菌群存在的部位采取的标本,则应接种至选择或鉴别培养基,培养温度一般为 37 ℃,经 16 ~ 20 h 孵育后大多数可生长旺盛或形成菌落。少数如布鲁菌、结核分枝杆菌等繁殖速度较慢,分别需 3 ~ 4 周或 4 ~ 8 周才长成可见菌落。分离培养的阳性率一般比直接涂片镜检为高,但需时较久。因此,遇到白喉等急性传染病时,可根据患者临床症状及直接涂片镜检结果作出初步判断并及时治疗,不必等待分离培养结果,以免延误治疗时机。

3. 生化鉴定 生化反应常用来鉴别一些在形态和其他方面不易区别的微生物。例如,肠道杆菌多为 G^- 杆菌,形态和菌落特征亦相似,可利用不同种类的糖或氨基酸作为培养基质进行生化试验,其结果可以作为进一步鉴定的依据。生化试验鉴定虽然可靠但需时较长,因此,临床现已采用细菌生化反应试剂盒及自动化的细菌鉴定系统。

4. 血清学鉴定 包括直接检测病原体和间接检测特异性抗原。利用含有已知特异性抗体的免疫诊断血清与分离培养出的未知纯种细菌进行血清学试验,可以确定致病菌的种或型。常用的方法有玻片凝集试验,一般在数分钟之内即可得出结果。近年来由于免疫标记技术、对流免疫电泳、乳酸凝集、协同凝集、间接血凝等试验的广泛应用,显著提高了检测的敏感性,这些试验能快速、灵敏地检测出标本中微量致病菌的特异性抗原。另一优点是即使患者已用抗生素等药物治疗过,标本中的细菌被抑制不易培养成功时,其特异性抗原仍可检出,从而有助于确定病因。

5. 分子生物学技术 随着分子生物学技术在临床检验领域的应用,近年来发展了一系列快速细菌鉴定检测技术,如核酸杂交和 PCR 技术。其优点是不依赖于细菌培养,从分子水平上检测标本中已经存在的病原菌有关基因。

二、细菌感染的防治原则

1. 一般性预防措施 主要是控制传染源和切断传播途径。及时发现带菌者,消灭带菌动物,隔离治疗患者;注意个人卫生和个人防护,严格执行无菌操作,防止交叉感染;做好医疗器械和污染物品的消毒灭菌;保护水源,加强食品卫生监督,加强粪便管理等。

2. 特异性防治 主要是提高人群免疫力。包括人工主动免疫和人工被动免疫。前者主要用于疾病的预防,后者主要用于疾病的紧急预防和治疗。人工主动免疫常用的生物制品有疫苗和类毒素,如伤寒疫苗、乙脑疫苗、狂犬疫苗、卡介苗、麻疹疫苗、白喉类毒素、破伤风类毒素等。人工被动免疫常用的生物制品有抗毒素、抗菌血清、丙种球蛋白及细胞免疫制剂，如破伤风抗毒素、白喉抗毒素、肺炎链球菌抗菌血清、转移因子、干扰素、IL-2、LAK细胞等。

3. 抗菌药物防治 抗菌药物是指具有杀菌或抑菌活性的抗生素和化学合成药物。它们抗菌谱广、抗菌活性强，已成为临床应用最广泛的抗感染治疗药物。抗菌药物在挽救无数患者生命的同时，也出现了不合理应用而导致的诸多后果，如不良反应的增多、细菌耐药性的增长以及二重感染的发生等，给患者健康乃至生命造成重大威胁。因此，在临床实践中应做到：① 治疗前应做药物敏感试验，根据感染致病菌种类及药物敏感试验结果，选用最敏感的抗菌药物进行治疗；② 严格掌握适应证，合理使用抗菌药物，用药要足量，疗程要合适，以彻底杀灭病原菌；③ 做好消毒灭菌工作，避免耐药菌的交叉感染。

本章小结

细菌是一类个体微小结构简单的单细胞原核型微生物，基本形态有球菌、杆菌和螺形菌三种。细菌基本结构包括细胞壁、细胞膜、细胞质及核质；特殊结构有荚膜、鞭毛、菌毛、芽胞。细菌生长繁殖需要充足的营养物质、一定的酸碱度、适宜的温度和必要的气体等条件，细菌以二分裂方式繁殖，环境条件改变时细菌会产生变异，尤其是耐药性变异。细菌在代谢过程中可合成热原质、毒素、侵袭性酶、抗生素、维生素、色素等多种代谢产物，有些代谢产物具有致病作用。决定细菌致病性的因素包括细菌毒力、侵入数量和侵入部位。其中，影响细菌毒力的因素是侵袭力和毒素。细菌通过一定的传播方式和途径感染人体，感染类型有隐性感染、显性感染和带菌状态等。正常情况下，人体体表及与外界相通的腔道中存在着不同种类和数量对人无害的微生物群，称正常菌群。正常菌群对机体有一定的生理意义，但在一定条件下也可引起宿主发病。医学实践中，可采用多种物理或化学的方法来抑制或杀死外环境中以及机体体表的病原微生物，从而达到消毒、灭菌、防腐及无菌操作的目的。

思考题

1. 比较 G^{+}菌和 G^{-}菌细胞壁的异同。
2. 简述细菌的特殊结构及临床意义。
3. 举例说明细菌产生的合成代谢产物的实际意义。
4. 列表比较细菌内毒素与外毒素的区别。
5. 外科手术切口感染的病原菌可能来源于哪些方面？怎样预防？

（王明跃　安　艳）

第九章

常见的病原菌

学习目标

1. 掌握常见病原菌的感染方式及致病特点。
2. 熟悉常见病原菌的生物学特性及防治措施。
3. 了解其他病原菌的致病性。

第一节　呼吸道感染细菌

呼吸道感染细菌指经呼吸道侵入，引起呼吸道或呼吸道以外器官病变的细菌。主要有结核分枝杆菌、脑膜炎奈瑟菌、白喉棒状杆菌、肺炎链球菌等病原菌。

一、结核分枝杆菌

结核分枝杆菌（*M. tuberculosis*）俗称结核杆菌，是结核病的病原菌。据 WHO 统计，全球约有 1/3 人口（17 亿人）感染结核，每年约有 300 万人死于结核病。我国约有活动性肺结核患者 600 万，每年约有 25 万人死于结核病。

（一）生物学特性

1. 形态与染色　典型的结核分枝杆菌菌体细长略弯曲，呈分枝状，大小为（0.3 ~ 0.6）μm ×（1 ~ 4）μm，在陈旧培养物中或抗结核药物作用下可出现球状、颗粒状等多形性。无荚膜、鞭毛和芽胞。用齐－尼抗酸染色法染色，结核分枝杆菌呈红色（彩图 3）。

2. 培养特性　结核分枝杆菌为专性需氧菌，最适生长 pH 为 6.5 ~ 6.8，营养要求较高，生长缓慢，18 h 左右繁殖一代。分离培养常用罗氏固体培养基，接种后需培养 3 ~ 4 周才出现肉眼可见的菌落，典型的菌落表面干燥呈颗粒状，不透明，乳白色或淡黄色，如菜花样。液体培养基内生长呈菌膜。

3. 抵抗力　结核分枝杆菌对理化因素的抵抗力较一般无芽胞致病菌强。耐干燥，干燥痰中的细菌可存活数周，附着在空气尘埃上的细菌可保持传染性 8 ~ 10 天；耐酸、碱，故常用 6% H_2SO_4 或 4% NaOH 处理有杂菌的标本；对 1∶13 000 孔雀绿或 1∶75 000 结晶紫有抵抗力，若在培养基中加入上述染料可抑制杂菌生长；对湿热、紫外线及乙醇抵抗力较弱，加热60 ℃ 30 min、日光照射 2 ~ 7 h 或在 75% 乙醇中作用数分钟均可被杀死。

4. 变异性　结核分枝杆菌因环境条件变化易发生形态、菌落、免疫原性、毒力及耐药性变异。卡介苗(BCG)就是牛型结核分枝杆菌毒力减弱变异株。长期抗结核药物治疗可使细菌发生耐药性变异,耐药菌株毒力会减弱,近年来结核分枝杆菌的多重耐药菌株有逐渐增多的趋势。异烟肼等抗结核药物可诱导结核分枝杆菌变异成为细菌L型,L型可能与结核病的久治不愈、反复发作或病情恶化有关。

(二)致病性与免疫性

1. 致病物质　结核分枝杆菌不产生毒素,也无侵袭性酶类。其致病性可能与菌体成分有关。

(1)脂质　① 磷脂:促使单核细胞增生,引起结核结节形成与干酪样坏死;② 分枝菌酸:分枝菌酸是脂质的主要成分,与结核分枝杆菌的抗酸性有关;③ 索状因子:存在于有毒力的结核分枝杆菌细胞壁中,使细菌在液体培养基中能形成螺旋状的索状生长现象,其主要作用是损伤细胞线粒体和抑制氧化磷酸化过程,且能抑制粒细胞的游走和引起慢性肉芽肿;④ 蜡质D:蜡质D是一种肽糖脂与分枝菌酸的复合物,可激发机体产生迟发型超敏反应;⑤ 硫酸脑苷脂:硫酸脑苷脂是有毒株细胞壁的成分,可抑制吞噬细胞中溶酶体与吞噬体的结合,促进有毒结核分枝杆菌在巨噬细胞内的生长繁殖。

(2)蛋白质　结核分枝杆菌有多种蛋白成分,结核菌素是其中之一,结核菌素无毒,与蜡质D结合注入体内能诱发机体对结核分枝杆菌的迟发型超敏反应。

(3)分枝杆菌生长素　分枝杆菌生长素是一种脂溶性的铁螯合物,对铁有亲和力,能将环境中的铁转运到菌体内。铁是结核分枝杆菌生长必需的微量元素,因其能与宿主竞争铁,故认为分枝杆菌生长素是一种毒力决定因子。

(4)多糖　常与类脂结合,存在于细胞壁中,能诱发细胞浸润。

2. 所致疾病　传染源主要是排菌的肺结核患者。结核分枝杆菌主要通过呼吸道、消化道和受损伤的皮肤等多种途径侵入易感机体,引起多种组织脏器的结核病。

(1)肺内感染　结核分枝杆菌通过飞沫或尘埃进入呼吸道引起肺结核。由于机体的免疫状态不同,肺结核感染分为原发感染和继发感染两类:① 原发感染:初次感染结核分枝杆菌后引起的,易发生于儿童。当结核分枝杆菌侵入肺泡,被巨噬细胞吞噬后,由于菌体成分能抵抗巨噬细胞的溶菌杀伤作用,故使结核分枝杆菌在巨噬细胞内大量生长繁殖,导致巨噬细胞裂解,释出大量细菌,引起渗出性炎症病灶,称为原发灶。初次感染的机体因缺乏特异性免疫,原发灶内的结核分枝杆菌可经淋巴管扩散到肺门淋巴结,引起肺门淋巴结肿大,称为原发综合征,胸透为哑铃形阴影,此为原发感染的重要特征。感染3~6周后,机体产生特异性细胞免疫,原发感染大多可经纤维化和钙化而自愈。但在病灶内常仍有一定量的结核分枝杆菌长期潜伏,不但刺激机体产生免疫力,也可成为结核内源性感染的来源。极少数免疫力低下者,结核分枝杆菌可经血液、淋巴液扩散至全身,形成全身粟粒性结核或结核性脑膜炎。② 继发感染:多发生于成年人,病灶亦以肺部为多见。病菌可以是外来的(外源性感染)或潜伏在病灶内的(内源性感染)。由于机体已有特异性细胞免疫,因此继发感染的特点是病灶多局限,一般不累及邻近的淋巴结,被纤维囊包围的干酪样坏死灶可钙化而痊愈。若干酪样结节破溃,排入邻近支气管,则可形成空洞并释放出大量结核分枝杆菌至痰中。

(2)肺外感染　部分患者可经血行播散引起脑、肾、骨、关节、生殖器等结核;痰菌被咽入消化道可引起肠结核；经破损皮肤感染可致皮肤结核。

3. 免疫性 人类对结核分枝杆菌的感染率高，但发病率不高。这表明人体对结核分枝杆菌有相当强的免疫力，主要是细胞免疫，即致敏淋巴细胞释放 IFN－γ，活化 Mϕ 使之能消化并杀死被吞入细胞内的结核分枝杆菌。机体抗结核分枝杆菌的细胞免疫与迟发型超敏反应伴随存在。

机体对结核病的免疫为有菌免疫或称感染性免疫，即当结核分枝杆菌或其成分在体内存在时机体有免疫力，而当细菌或其成分全部从体内消失后，机体的抗结核免疫力也随之消失。

（三）检查方法

1. 标本采集与处理 根据感染部位不同采集不同的标本，如痰液、尿液、脑脊液、胸水或腹水等。为提高检出率，可将标本进行浓缩集菌。

2. 直接涂片镜检 标本直接涂片，也可在集菌后涂片，用抗酸染色；若找到抗酸染色阳性菌，即可初步诊断。

3. 分离培养 将集菌后的标本接种于罗氏固体培养基上，37 ℃培养 3～4 周。

4. 快速诊断 一般涂片检查时细菌数需 $5\times10^{3\sim4}$/mL，培养时需 1×10^{2}/mL，标本中细菌数小于此数时不易获得阳性结果，且培养需时长。近年来，临床已广泛将分子生物学技术用于结核病的病原学诊断，如 PCR、核酸探针等用于结核分枝杆菌 DNA 鉴定，每毫升中只需数个细菌即可获阳性结果，但应严格操作条件，以免出现假阳性。

5. 结核菌素试验 结核菌素试验是应用结核菌素进行皮肤试验，用以检测受试者对结核分枝杆菌是否有特异性免疫力的试验。其原理是迟发型超敏反应。结核菌素有两种：一种为旧结核菌素（old tuberculin，OT），另一种为纯蛋白衍生物（purified protein derivative，PPD），OT 或 PPD 注入皮内后，若受试者对结核分枝杆菌有特异性免疫力，则 OT 或 PPD 经 APC 与致敏淋巴细胞特异性结合，刺激致敏淋巴细胞在局部释放细胞因子，引起迟发型超敏反应性炎症。

知识链接与拓展

取 PPD 5U 或 OT 0.1 mL 注射于前臂掌侧皮内，经 48～72 h 观察局部有无红肿、硬结。注射部位红肿、硬结直径在 0.5～1.5 cm 为阳性，表明机体曾感染过结核或卡介苗接种成功，对结核分枝杆菌有迟发型超敏反应和特异性细胞免疫；硬结直径超过 1.5 cm 为强阳性，表明机体可能有活动性结核，应进一步检查；注射部位无红肿或红肿、硬结直径小于 0.5 cm 为阴性，表明机体对结核分枝杆菌没有迟发型超敏反应和特异性细胞免疫，但应考虑以下情况：受试者处于原发感染的早期、患严重结核病或其他传染病、使用免疫抑制剂等原因所致的免疫功能抑制者。

下列情况需做结核菌素试验：① 选择 BCG 接种对象及测定接种效果；② 辅助诊断婴幼儿结核病；③ 对人群中结核分枝杆菌感染的流行病学进行调查；④ 测定机体的细胞免疫功能。

（四）防治原则

1. 预防接种 接种BCG是预防结核病有效的措施，接种对象主要是结核菌素试验阴性的儿童和新生儿。接种后6～8周若结核菌素试验转为阳性，则表示接种者已获得免疫力；阴性则表示接种者未获得免疫力，需进行复种。接种后获得的免疫力可维持5年左右。7岁、12岁结核菌素试验阴性者还应进行复种。

2. 治疗原则 首选异烟肼、利福平、吡嗪酰胺、乙胺丁醇和链霉素。联合用药不仅有协同作用，还能减少耐药菌株的产生；为防止结核分枝杆菌产生耐药性变异，在治疗过程中应定期做药敏试验，选择敏感药物进行治疗。

二、脑膜炎奈瑟菌

脑膜炎奈瑟菌（*N. meningitidis*）俗称脑膜炎球菌，是引起流行性脑脊髓膜炎的病原菌。

（一）生物学性状

1. 形态与染色 革兰染色阴性，肾形或豆形，两菌凹面相对成双排列，直径0.6～0.8 μm，患者脑脊液涂片细菌多位于中性粒细胞内（彩图3）；无鞭毛和芽胞，新分离的菌株有荚膜和菌毛。

2. 培养特性及生化反应 本菌为专性需氧菌，营养要求高，常用巧克力色血琼脂培养基培养，初次分离时需加入5%～10% CO_2，经37 ℃ 24 h培养，形成无色、圆形、凸起、光滑、透明、似露滴状的菌落；在血清肉汤培养基培养呈混浊生长。细菌能产生自溶酶，有自溶倾向。

3. 抵抗力 该菌对干燥、湿热、寒冷等抵抗力极弱，室温放置3 h即死亡；对常用消毒剂敏感，75%乙醇、1%苯酚、0.1%苯扎溴铵中细菌迅速死亡；对磺胺、青霉素、链霉素和金霉素均敏感。

4. 分类 根据荚膜多糖群特异性抗原不同，将脑膜炎奈瑟菌分成13个血清族，其中对人致病的多为A、B、C、X、Y、W 135族，我国95%以上病例由A族菌株引起。

（二）致病性与免疫性

1. 致病物质 包括菌毛、荚膜、内毒素。菌毛黏附于黏膜上皮细胞，利于定植；荚膜具有抵抗吞噬的作用；内毒素可引起发热、微循环障碍，严重者可致内毒素性休克、血栓、DIC等。

2. 所致疾病 脑膜炎奈瑟菌引起流行性脑脊髓膜炎，简称流脑。传染源是患者和带菌者，冬春季节流行。流脑流行期间正常人带菌率可达70%～80%，故带菌者是重要传染源。

人可经过飞沫或接触被污染的物品而感染。细菌侵入机体后，首先在鼻咽腔繁殖，潜伏期为1～4天。若机体免疫力强，多无症状或只有轻微的上呼吸道炎症；若机体免疫力低下时，则细菌在局部大量繁殖并入血，引起菌血症和败血症。患者突然恶寒、发热、恶心、呕吐，皮肤出现出血性皮疹，若细菌经血流到达中枢神经系统，则主要侵犯脑脊髓膜，引起化脓性炎症。患者出现头痛、喷射性呕吐、颈项强直等脑膜刺激症状；少数暴发型脑膜炎可出现微循环障碍、内毒素性休克、DIC。

3. 免疫性 感染后可获得牢固免疫力，以体液免疫为主，脑膜炎奈瑟菌与血清中特异抗体IgM、IgG结合，可通过激活补体被杀灭；sIgA可阻止脑膜炎奈瑟菌吸附于呼吸道黏膜；母体产生的IgG可通过胎盘进入胎儿体内，故6个月以内婴儿较少患流行性脑膜炎。

（三）检查方法与防治原则

1. 检查方法 患者取脑脊液、血液、淤斑渗出物，带菌者取鼻咽拭子。该菌能产生自溶酶，有自溶倾向，采取标本后应注意保温避光并立即送检。

直接涂片镜检若在中性粒细胞内外发现典型 G^- 双球菌，则可作初步诊断。分离培养取脑脊液或血液标本先增菌后，接种巧克力血琼脂平板，置 5% ~10% CO_2 环境中培养。挑选可疑菌落作涂片镜检及生化反应、血清学鉴定。

可用反向血凝试验、SPA 协同凝集试验、对流免疫电泳及 ELISA（双抗体夹心法）等方法来检测可溶性抗原，进行快速诊断。

2. 防治原则 流脑的预防要采取综合性措施。首先隔离治疗患者，控制传染源；流行期间儿童应预防性口服磺胺药，保持室内通风良好。儿童应接种流脑特异性多糖疫苗。治疗首选青霉素。

三、白喉棒状杆菌

白喉棒状杆菌（*C. diphtheriae*）是引起人类白喉的病原菌，白喉多发生于儿童。

（一）生物学性状

革兰染色阳性，菌体末端膨大呈棒状，细菌排列不规则，可呈 V、L 等形状。无鞭毛、荚膜和芽胞。用亚甲蓝或 Albert 染色，菌体内可见异染颗粒，可帮助鉴别白喉棒状杆菌（彩图 3）。

营养要求较高，在含有凝固血清的吕氏培养基上生长迅速，培养 12 ~18 h 即形成细小、灰白色、圆形凸起的菌落。在亚碲酸钾血琼脂平板上，呈黑色菌落。

本菌对湿热、常用消毒剂抵抗力较弱，但对干燥、寒冷、日光的抵抗力较强，对青霉素敏感。

（二）致病性与免疫性

1. 致病物质

（1）白喉毒素　由携带 β－棒状杆菌噬菌体的白喉棒状杆菌产生，具有强烈的细胞毒作用，由 A、B 两个亚单位构成，B 亚单位能与易感细胞膜表面受体结合，使 A 亚单位进入细胞；A 亚单位作用是抑制细胞蛋白质的合成，破坏细胞生理功能，使组织细胞变性坏死。

（2）索状因子　菌体表面的一种糖脂，能破坏细胞内的线粒体而影响呼吸。

2. 所致疾病 白喉的传染源为患者和带菌者，经呼吸道或接触污染的物品传播，6 个月 ~5 岁的儿童易感。白喉棒状杆菌首先在鼻咽部黏膜生长繁殖，引起局部炎症，使黏膜上皮细胞坏死、血管扩张、组织充血水肿、炎症细胞浸润、纤维蛋白渗出，形成灰白色膜状物，称为假膜。若病变扩展到咽喉部或气管，可因假膜脱落而引起气管阻塞，导致呼吸困难甚至窒息，是白喉早期致死的主要原因。细菌不入血，但其产生的毒素入血，并迅速与易感细胞如心肌、周围神经等组织细胞结合，引起各种临床症状，如心肌炎、软腭麻痹、肾上腺功能障碍、周围神经炎等。在病后的 2 ~3 周，若患者的心肌受损，是白喉晚期致死的主要原因。

3. 免疫性 感染或预防接种后机体均可获得牢固的免疫。胎儿可通过胎盘从母体获得抗毒素抗体，出生后 6 个月内不易感染，6 个月后儿童易感性逐渐增高。调查人群对白喉的免疫力可用锡克试验测定，其原理是毒素和抗毒素的中和试验。皮内注射少量毒素后，若 24 ~48 h 局部出现红肿等阳性反应说明体内无抗毒素，无免疫力；若局部呈阴性反应说明体内有抗毒素，能中和毒素，机体对白喉有免疫力。

（三）检查方法与防治原则

1. 检查方法 患者病变部位假膜边缘取鼻咽拭子直接涂片，用亚甲蓝、革兰染色法或奈瑟染色法染色后镜检。若见典型的白喉棒状杆菌，结合临床症状即可做初步诊断；将标本接种于吕氏血清斜面上，培养 18 h 后，根据菌落特点，进一步做生化反应和毒力试验鉴定。

2. 防治原则

（1）人工主动免疫 预防白喉的主要措施是注射白喉类毒素，出生后 3 个月接种百白破三联疫苗可预防百日咳、白喉、破伤风，共接种 3 次，间隔 4～6 周；2 岁、7 岁时各接种一次。

（2）人工被动免疫 与白喉患者密切接触的易感儿童肌肉注射白喉抗毒素进行紧急预防。为预防血清过敏性休克的发生，注射前应做皮肤过敏试验。同时应注射白喉类毒素以延长免疫力。

白喉患者的治疗应早期、足量注射白喉抗毒素血清；抗菌治疗用青霉素、红霉素，不但能抑制白喉棒状杆菌，还可预防继发感染发生。

四、其他呼吸道感染的细菌

其他呼吸道感染的细菌有肺炎链球菌、流感嗜血杆菌、百日咳鲍特菌、嗜肺军团菌及肺炎支原体，其主要形态特征及所致疾病见表 9－1。

表 9－1 其他呼吸道感染的细菌

细菌名称	形态特征	所致疾病
肺炎链球菌	革兰阳性菌，菌体呈矛头状，钝端相对，成双排列，在机体内可形成荚膜	大叶性肺炎
流感嗜血杆菌	革兰阴性小杆菌，常呈多形性，无鞭毛，芽胞，多数菌株有菌毛，毒力菌株产生荚膜	脑膜炎、咽喉会厌炎、关节炎、心包炎、慢性支气管炎、中耳炎、鼻窦炎
百日咳鲍特菌	为革兰阴性小杆菌，两端浓染，无鞭毛，无芽胞，光滑型菌株有荚膜和菌毛	百日咳
嗜肺军团菌	革兰阴性短粗杆菌，呈多形性，有微荚膜，菌毛和单端鞭毛，无芽胞	军团菌肺炎
肺炎支原体	呈球形、球杆形、分枝丝状或念珠状等不规则形态，用普通染色法不易着色，无细胞壁	原发性非典型肺炎

第二节 消化道感染细菌

消化道感染细菌指经消化道侵入机体，引起肠道或肠道以外其他部位感染的细菌。包括大肠埃希菌属、志贺菌属、沙门菌属、弧菌属、螺杆菌属等。

一、埃希菌属

埃希菌属（*Escherichia*）的细菌正常情况下多不致病，是人和动物肠道内正常菌群，其中以大肠埃希菌(*E. coli*)最常见。当机体免疫力下降或细菌侵入肠道外组织器官时可引起肠道外感染,某些血清型菌株也可直接引起肠道感染。

(一) 生物学性状

1. 形态与结构 革兰染色阴性,大小为(0.5 ~ 0.7)μm ×(2 ~ 3)μm,无芽胞,多数有周身鞭毛,某些细菌有荚膜或微荚膜,大多数细菌有菌毛(彩图3)。

2. 培养和生化反应 普通培养基上37 ℃培养24 h后形成中等大小的光滑型菌落,在SS平板上呈红色菌落。生化反应活跃,分解多种糖类,产酸产气。吲哚试验、甲基红试验阳性,VP试验、枸橼酸盐利用试验阴性,即IMViC试验结果为 + + - -。

3. 抵抗力 对热的抵抗力较其他肠道杆菌强,60 ℃15 min处理后仍有部分细菌存活;在土壤、水中可存活数周至数月;胆盐、亚硝酸盐和煌绿等染料对大肠埃希菌有选择性抑制作用;对磺胺类、氯霉素等均敏感,但易产生耐药。

4. 抗原结构 主要有菌体抗原(O)、鞭毛抗原(H)和表面抗原(K)。O抗原有170多种,H抗原有60余种,K抗原有100多种。表示*E. coli*血清型的方式是按O: K: H排列,如O111: K58: H2。

(二) 致病性

1. 致病物质 致病物质有菌毛、外毒素(如肠毒素、溶血毒素)、内毒素和K抗原等。菌毛、K抗原与细菌侵袭力有关;外毒素、内毒素则与本菌致病特征和感染程度有关。

2. 所致疾病 由条件致病性大肠埃希菌引起内源性感染,肠道致病性*E. coli*经消化道感染。

(1) 肠道外感染 条件致病性大肠埃希菌在机体抵抗力降低或移位至肠道外组织器官时,可引起化脓性感染。以泌尿道感染最常见,如肾盂肾炎、膀胱炎,也可引起腹膜炎、胆囊炎、阑尾炎、肺炎、脑膜炎、手术创口和烧伤感染等;在免疫力极度低下者,该菌也可引起败血症。

(2) 肠道感染 为外源性感染,肠道致病性*E. coli*可分为五组:① 肠致病性大肠埃希菌(enterpoathogenic *E. coli*,EPEC):EPEC是婴儿腹泻的主要病原菌。本菌主要在十二指肠、空肠、回肠上段繁殖,细菌黏附于肠壁微绒毛上,使肠黏膜上皮细胞结构与功能受损,导致腹泻,严重者可致死。② 肠产毒性大肠埃希菌(enterotoxigenic *E. coli*,ETEC):ETEC是"旅游者"腹泻和婴幼儿腹泻常见的病原菌。致病因素主要是肠毒素和菌毛。肠毒素有不耐热肠毒素(heat-labile enterotoxin,LT)和耐热肠毒素(heat-stable enterotoxin,ST)两种。肠毒素通过激活肠黏膜细胞的腺苷酸环化酶或鸟苷酸环化酶致使细胞内cAMP或cGMP升高,导致肠液大量分泌而引起腹泻。③ 肠侵袭性大肠埃希菌(enteroinuasiue *E. coli*,EIEC):本菌主要感染较大儿童和成人,引起痢疾样腹泻,故又称痢疾样大肠埃希菌。该菌主要依赖侵袭力和内毒素致病。细菌侵入结肠黏膜上皮后大量繁殖,死亡的细菌释放出内毒素,引起肠黏膜炎症和溃疡,导致腹泻,其病变酷似细菌性痢疾。本菌无动力,抗原构造及生化反应亦与志贺菌相似,故易误诊为志贺菌感染。④ 肠出血性大肠埃希菌(enterohemorrhagic *E. coli*,EHEC):本菌能引起出血性肠炎。致病因素主要是菌毛和毒素。该菌产生的毒素与志贺菌产生的毒素基本相同,亦称志贺样毒素,其致病作用是引起结肠上皮细胞死亡脱落、肠道出血、肾远曲小管与集合管变性以及血小板聚集。1996年,EHEC O157: H7曾在日本暴发流行,感染者达万人。⑤ 肠集聚性大肠埃希菌(enteroaggregative *E. coli*,EAEC):引起婴儿持续性腹泻,脱水、偶有血便。该菌无侵入肠黏膜上皮的能力，其致病机制可能是通过菌毛黏附于肠黏膜上皮细胞，在细胞表面聚集，形成砖状排列并产生毒性产物，从而干扰肠壁吸收肠腔内的液体，导致腹泻。

二、志贺菌属

志贺菌属（*Shigella*）是引起细菌性痢疾的病原菌。细菌性痢疾在春、夏两季发病率较高，是最常见的肠道传染病。

（一）生物学性状

1. 形态结构 大小为（0.5～0.7）μm×（2～3）μm，有菌毛，无荚膜、鞭毛及芽胞，革兰染色阴性。有O抗原和K抗原，根据O抗原和生化反应不同将志贺菌分为痢疾志贺菌、福氏志贺菌、鲍氏志贺菌、宋内志贺菌4族，我国以福氏志贺菌多见，其次是宋内志贺菌。

2. 培养和生化反应 需氧或兼性厌氧。在普通培养基上形成中等大小、半透明的光滑型菌落，在SS平板上形成无色透明小菌落。志贺菌分解葡萄糖，产酸不产气，大多数不分解乳糖（宋内志贺菌能迟缓发酵乳糖），不分解尿素，甲基红试验阳性，H_2S试验、枸橼酸盐利用试验、VP试验均为阴性，对甘露醇的分解和产生靛基质的能力因菌种而异。

3. 抵抗力 本属细菌对理化因素抵抗力较弱，加热60 ℃10 min即死亡；潮湿土壤中能生存1个月；对酸性环境较敏感；对氯霉素、磺胺、链霉素、诺氟沙星（氟哌酸）敏感，但易形成耐药性。

（二）致病性

1. 致病物质

（1）侵袭力 侵袭力是志贺菌的重要致病因素。通过菌毛黏附于肠黏膜上皮细胞，侵入细胞内生长繁殖并在细胞间扩散；K抗原有抗吞噬作用。

（2）毒素 ① 内毒素：各群志贺菌均能产生毒性较强的内毒素，作用于肠壁使其通透性增高促进毒素吸收，引起全身中毒症状，如发热、神志障碍、中毒性休克等；作用于肠壁自主神经系统，导致肠道功能失调，肠蠕动紊乱和痉挛，尤其是直肠括约肌最明显，因而患者表现腹部疼痛、里急后重等症状；该毒素破坏黏膜，形成炎症、溃疡，呈现典型的黏液脓血便。② 外毒素：多由痢疾志贺菌产生，又称志贺外毒素，由A亚单位和B亚单位组成，B亚单位与肠黏膜上皮细胞的受体结合；A亚单位抑制蛋白质合成，引起细胞变性坏死，为细胞毒毒素，又具有神经毒性和肠毒性，可引起神经麻痹、水样腹泻。

2. 所致疾病

（1）急性菌痢 起病急，典型症状有发热、腹痛、腹泻，初为稀水样便，一天左右转为黏液脓血便，伴有里急后重、下腹疼痛等症状。若及时治疗，预后良好。但在体弱儿童或老人，因水和电解质的大量丢失，可导致失水、酸中毒。中毒性菌痢多见儿童，发病急，常无明显的胃肠道症状，而表现严重的中毒症状，如高热、昏迷、休克等，病死率高。此为内毒素致微循环障碍，导致DIC、多功能衰竭。

（2）慢性菌痢 若急性菌痢治疗不彻底，反复发作，病程超过2个月则可诊断为慢性菌痢。常因症状不典型容易误诊。少数患者细菌可在结肠定植形成慢性或长期带菌。

（三）检查方法与防治原则

1. 检查方法

（1）标本采取 取患者黏液脓血便，立即送检；如不能立即送检，应置于30%甘油缓冲盐水液中保存。对中毒性菌痢者可取肛拭子。

(2) 分离培养与鉴定　标本接种于肠道杆菌选择培养基或鉴别培养基上，取可疑菌落进行生化反应和血清学鉴定，以确定菌群和菌型。

免疫荧光菌球检查法、协同凝集试验等可快速诊断。

2. 防治原则

(1) 控制传染源　应早期发现、早期隔离、彻底治疗患者。

(2) 切断传染途径　切断传染途径是预防和控制消化道细菌感染的关键措施。加强对饮用水、食品及粪便的管理；严格防止污染，搞好个人及环境卫生，消灭苍蝇；饮食从业人员应定期进行健康检查，及时发现带菌者；对患者的粪便及排泄物按要求严格消毒处理。

(3) 治疗　口服链霉素依赖的 Sd 株组活菌苗及重组活菌苗均有一定的保护作用。

治疗选用磺胺药、氯霉素、氨苄西林、呋喃唑酮等，因易产生多重耐药性菌株，在治疗时应根据药敏试验结果选用敏感药物。

三、沙门菌属

沙门菌属(*Salmonella*)细菌型别繁多，目前有 2000 个以上的血清型，其中对人致病的主要有伤寒沙门菌和甲、乙型副伤寒沙门菌等，其他细菌主要对动物致病，偶尔可传染给人类，引起食物中毒和败血症，其中鼠伤寒杆菌最常见。

(一) 生物学性状

革兰染色阴性，大小为(0.5 ~ 1.0) μm × (2 ~ 3) μm，多有周身鞭毛、菌毛，无芽胞，一般无荚膜(彩图 3)。营养要求不高，在普通琼脂平板上形成中等大小、无色半透明的光滑型菌落，在 SS 平板上形成无色透明小菌落，产生硫化氢的细菌形成黑色菌落。

主要沙门菌的部分生化反应见表 9 - 2。

表 9 - 2　主要沙门菌的部分生化特征

菌名	动力	葡萄糖	乳糖	麦芽糖	甘露醇	硫化氢	靛基质	VP	甲基红	枸橼酸盐
甲型副伤寒沙门菌	+	⊕	-	⊕	⊕	-/+	-	-	+	-
乙型副伤寒沙门菌	+	⊕	-	⊕	⊕	+++	-	-	+	±
鼠伤寒沙门菌	+	⊕	-	⊕	⊕	+++	-	-	+	+
猪霍乱沙门菌	+	⊕	-	⊕	⊕	-/+	-	-	+	+
肠炎沙门菌	+	⊕	-	⊕	⊕	+++	-	-	+	-
伤寒沙门菌	+	+	-	+	+	-/+	-	-	+	-

糖发酵试验：- 不发酵；+ 产酸；⊕产酸产气

沙门菌抗原结构复杂，主要有 O、H 两种抗原，少数细菌有 Vi 抗原。O 抗原是菌体的脂多糖，至少有 58 种，分别以 1,2,3,4 …… 阿拉伯数字顺序表示；O 抗原刺激机体产生 IgM 类抗体，在体内维持时间短，不产生回忆反应。H 抗原是鞭毛抗原，刺激机体主要产生 IgG 类抗体，在体内维持时间较长，产生回忆反应。Vi 抗原是覆盖在细菌细胞壁脂多糖外的多糖抗原，Vi 抗原抗原性弱，刺激机体产生的抗体效价低。测定 Vi 抗体有助于检出伤寒带菌者。

沙门菌对理化因素的抵抗力不强，湿热 65 ℃，15 ~ 30 min 处理即被杀灭。本菌在水中可存活 2 ~ 3 周，在粪便中能存活 1 ~ 2 月。对一般消毒剂敏感，但对胆盐、煌绿等的耐受性较其他肠道杆菌强，故可作为沙门菌选择培养基的成分。对氯霉素等多种抗生素敏感。

（二）致病性

1. 致病物质

（1）侵袭力　沙门菌的有毒株能侵袭小肠黏膜。细菌首先侵入小肠淋巴结的 M 细胞，并在其中生长繁殖。沙门菌通过种特异性菌毛黏附至 M 细胞表面，并向 M 细胞中输入其分泌的侵袭蛋白，引发细胞内的肌动蛋白重排，诱导细胞膜凹陷，导致细胞的内吞。沙门菌在吞噬泡内繁殖，导致宿主细胞死亡，释放的细菌扩散、进入毗邻细胞淋巴组织。

沙门菌的 Vi 抗原具有微荚膜的功能，能抵抗吞噬细胞的吞噬与杀伤作用。

（2）内毒素　沙门菌死亡后释放的内毒素，是主要的致病物质，可引起发热、白细胞减少，大剂量内毒素导致中毒症状和休克。

（3）肠毒素　个别沙门菌（如鼠伤寒沙门菌）可产生肠毒素，为外毒素，可引起严重腹泻。

2. 所致疾病

（1）伤寒与副伤寒　又称肠热症，由伤寒沙门菌和甲、乙、丙型副伤寒沙门菌引起。

传染源为患者和带菌者。细菌随污染的水源或食物经消化道侵入，若侵入的细菌数量多（$10^6 \sim 10^{11}$）或胃酸不足时，未被胃酸杀灭的细菌进入小肠，穿过黏膜上皮细胞或细胞间隙，侵入肠壁淋巴组织，部分细菌通过淋巴管到肠系膜淋巴结大量繁殖，经胸导管进入血流，引起第一次菌血症。患者出现全身疼痛、不适、发热，此时为疾病的前驱期。细菌通过血流进入全身各脏器包括肝、脾、肾及胆囊等，并在其中繁殖，细菌再次进入血流，引起第二次菌血症。此时临床症状明显且典型，出现持续高热等全身中毒症状，肝脾大，皮肤出现玫瑰疹，此时相当于发病的第 1 周。胆囊中的细菌随胆汁排入肠道，一部分随粪便排出；进入肠道的细菌又可通过肠黏膜再次进入肠壁淋巴组织，引起迟发型超敏反应，导致孤立和集合淋巴结坏死、溃疡。肾中的细菌可随尿排出。此时是病程的第 2 ~ 3 周。若没有合并症，自第 3 周以后病情逐渐好转。典型病例病程为 3 ~ 4 周。少数患者可成为慢性带菌者。

副伤寒临床症状与伤寒相似，但症状较经，病程较短。

（2）食物中毒　由鼠伤寒沙门菌、肠炎沙门菌、猪霍乱沙门菌等引起，潜伏期 6 ~ 24 h，主要症状有发热、恶心、呕吐、腹痛，一般在 3 ~ 5 天即恢复。

（3）败血症　主要由丙型副伤寒沙门菌、猪霍乱沙门菌、鼠伤寒沙门菌、肠炎沙门菌等引起，多发于儿童及抵抗力低下者。细菌进入肠道后，经肠壁侵入血流并大量繁殖，引起寒战、高热、贫血等症状。

3. 免疫性　伤寒沙门菌系胞内寄生菌，病愈后可获得牢固的免疫力，主要是细胞免疫。体液免疫中 sIgA 具有特异性阻止伤寒沙门菌黏附到肠黏膜表面的能力；抗 O 抗体和抗 Vi 抗体也有抗感染作用。

（三）检查方法

1. 标本采集　肠热症在病程不同阶段采取不同标本，第 1 周取血，第 2 ~ 3 周取粪便、尿，第 1 ~ 3 周取骨髓。败血症时取血，胃肠炎取粪便、呕吐物或可疑食物。

2. 分离培养和鉴定　血液和骨髓穿刺液先增菌培养，粪、尿（沉渣）可直接接种于选择培养基，经 37 ℃培养 24 h 后挑选可疑菌落，进一步做生化反应和血清学鉴定。

3. 肥达反应 是用已知的伤寒沙门菌O、H抗原和甲、乙型副伤寒沙门菌H抗原与患者血清做定量凝集试验，测定患者血清的相应抗体及其效价的试验。

正常人由于隐性感染或预防接种，血清中通常可含有一定水平的凝集抗体。一般情况下，伤寒沙门菌O抗体的凝集效价在1∶80以上，H抗体凝集效价在1∶160以上，甲、乙型副伤寒沙门菌H抗体凝集效价在1∶80以上才有诊断意义。

感染伤寒沙门菌后，伤寒沙门菌O抗体(IgM)出现较早，维持时间也短；伤寒沙门菌H抗体(IgG)在机体内出现的较晚，维持时间较长。O抗体与H抗体的临床意义见表9-3。

表9-3 O抗体与H抗体的临床意义

O抗体	H抗体	临床意义
↑	↑	感染伤寒或副伤寒的可能性大
↓	↓	感染伤寒或副伤寒的可能性小
↓	↑	疫苗接种或非特异性回忆反应
↑	↓	感染早期或其他沙门菌感染

血清学检查结果的判断必须结合临床症状、病期及地区情况。一般说，于发病早期间隔5~7天重复采血，如凝集价随病程延长而升高4倍以上，方有诊断价值。

4. 带菌者检查 最可靠的方法是分离培养病原菌。取粪便、肛拭子、胆汁或尿作培养，但检出率低。一般认为带菌者的Vi抗体阳性率可达90%左右，故先用血清学方法检测Vi抗体，如伤寒沙门菌Vi抗体效价在1∶10以上，则为阳性。凡Vi抗体阳性者应取粪便或尿液反复进行分离培养，以确定是否为带菌者。

(四) 防治原则

早期发现、早期隔离、彻底治疗患者。对食品加工和饮食服务人员还应定期进行健康检查，及时发现带菌者。搞好环境卫生，注意灭蝇，加强对饮水、食品等的卫生管理，对患者排泄物及时处理。注射伤寒、副伤寒甲、乙三联菌苗，可提高人体的免疫力，降低发病率，但不良反应大，效果不佳。肠热症治疗首选氯霉素，对氯霉素耐药者可用氨苄西林、呋喃唑酮等。

四、霍乱弧菌

霍乱弧菌(*V. cholera*)是引起急性烈性传染病霍乱的病原菌。霍乱为我国的法定甲类传染病，曾多次引起世界性大流行。

(一) 生物学性状

1. 形态与结构 革兰染色阴性，新分离出的菌体弯曲呈弧形或逗点状，人工培养后常呈杆状。菌体一端有单鞭毛(彩图3)，运动极其活泼，有菌毛，无芽胞，有些菌株(O139)有荚膜。取患者米泔水样粪便用悬滴法检查见“穿梭样”运动。

2. 培养特性 营养要求不高，需氧或兼性厌氧菌，耐碱不耐酸，在pH 8.8~9.0的碱性蛋白胨水或碱性琼脂平板中生长良好，形成圆形、光滑、透明菌落。

3. 抗原结构与分型 霍乱弧菌有H抗原和O抗原。根据O抗原的特异性不同，可将霍乱弧菌分为155个血清族。引起霍乱流行的是O1血清族和O139血清族。O1血清族包括两个生物型，即古典生物型和 EL Tor 生物型。

4. 抵抗力 对热及消毒剂抵抗力弱，在 55 ℃湿热中 15 min 即死亡；对酸尤为敏感，在胃酸中仅能存活 4 min；但该菌在河水中能存活 1～3 周甚至可以越冬。霍乱弧菌对氯敏感，可用 1:4 漂白粉消毒患者排泄物。

（二）致病性与免疫性

1. 致病物质

（1）鞭毛和菌毛　霍乱弧菌依靠活泼的鞭毛运动穿过黏液层，借助菌毛黏附于肠壁上皮细胞，迅速繁殖。O139 族有荚膜，具有抗吞噬作用。

（2）霍乱毒素　霍乱毒素有强烈的致泻作用，因此又称为霍乱肠毒素。霍乱肠毒素由 1 个 A 亚单位和 5 个 B 亚单位组成。A 亚单位为霍乱肠毒素的毒性部分；B 亚单位是霍乱肠毒素与易感细胞受体的结合部分。B 亚单位与小肠黏膜上皮细胞上的受体（神经节苷脂 GM1）结合后，A 亚单位才能进入细胞内，并在蛋白酶的作用下裂解成 A1 和 A2 两个多肽。A1 多肽可激活细胞内的腺苷酸环化酶，使细胞内 cAMP 浓度升高，导致肠黏膜上皮细胞分泌亢进，肠液分泌增加，大量水分由细胞进入肠腔，远远超过了肠道的吸收能力，引起严重的呕吐、腹泻。

2. 所致疾病 传染源为患者和带菌者，主要通过污染的水源或食物经口感染引起霍乱。人是霍乱弧菌的唯一易感者。典型症状为感染后 2～3 天突然出现剧烈呕吐、腹泻（米泔水样便）、严重时失水量每小时高达 1 L。因大量水分和电解质丢失，导致脱水、电解质紊乱及酸中毒，如不及时治疗，常因肾衰竭、休克而死亡。

3. 免疫性 病后机体可产生对同群菌的牢固免疫力，以体液免疫为主。血液及肠腔内均有特异性抗体产生，其中，肠腔内 sIgA 能阻止霍乱弧菌的黏附及霍乱肠毒素与肠上皮细胞受体的结合。O1～O139 族无交叉免疫性。

（三）检查方法与防治原则

1. 检查方法

（1）标本采取　取患者米泔水样粪便或呕吐物，专人立即送检，不能及时送检时应将标本存放保存液中。

（2）直接镜检　标本用悬滴法检查，可见细菌呈穿梭样运动，见革兰染色阴性弧菌即可初步诊断。

（3）分离培养　将粪便或呕吐物接种于 pH 8.0～9.0 碱性蛋白胨水或碱性琼脂平板中进行培养，取可疑培养物作涂片镜检、生化反应及血清学鉴定。

2. 防治原则 霍乱预防应加强检疫，一旦发现患者，应及时作出疫情报告并隔离治疗，对患者及带菌者的粪便及呕吐物要进行消毒处理，特别是要防止污染水源与食品。口服 O1 族霍乱弧菌活疫苗经初步应用效果较好，O139 族尚无预防性疫苗。

霍乱的治疗原则是及时补充液体和电解质，合理使用抗生素。

五、幽门螺杆菌

（一）生物学性状

幽门螺杆菌（*Helicobacter pylori*）是螺杆菌属的代表菌。菌体大小为（0.5～1）μm × 3.5 μm，呈螺旋形或 S 形，一端或两端有 2～6 根鞭毛，在胃黏液层中呈鱼群样排列。革兰染色阴性。

微需氧，营养要求高，需动物血液或血清。于 37 ℃孵育 3 天可形成针尖状无色透明菌落。生化反应不活泼，不分解糖类。过氧化氢酶和氧化酶阳性，尿素酶丰富，是鉴定本菌的重要依据。

（二）致病性

幽门螺杆菌被认为与胃炎、胃溃疡及胃癌的发生有关，推测原因是：① 胃酸分泌功能低下的人是该菌的易感者；② 寄生于较厚的黏液层中，使细菌免于胃酸的灭菌作用；③ 运动活跃，可在黏液层内迁至合适 pH 处；④ 细菌的内毒素和其他毒素损伤黏膜细胞，导致胃炎和溃疡；⑤ 产生大量尿素酶，分解尿素产生氨，可以中和胃酸，同时生成的胺可以破坏黏膜细胞，促进溃疡形成。

幽门螺杆菌也被认为与胃癌的发生关系密切。幽门螺杆菌寄居处常见胃上皮增生，该菌感染时胃内亚硝胺、亚硝基化合物增多，有可能导致 DNA 突变而诱发癌症。

第三节　创伤感染病原菌

一、葡萄球菌属

葡萄球菌属（*Staphylococcus*）是创伤感染中最常见的病原菌。主要寄生于人的皮肤和鼻咽部，正常人鼻咽部带菌率为 20% ~50%，医务人员带菌率可高达 70%，是引起医院内交叉感染的重要病原菌。

（一）生物学性状

1. 形态与结构　革兰染色阳性，球形，直径 0.8 ~1 μm，典型的细菌排列成葡萄串状。无鞭毛、无芽胞，致病性葡萄球菌在体内大多有荚膜（彩图 3）。

2. 培养特性　需氧或兼性厌氧，营养要求不高，在液体培养基中呈混浊生长，在固体普通琼脂平板上形成直径 1 ~2 mm 的圆形、隆起、表面光滑、湿润、不透明的光滑型菌落，并产生脂溶性色素。金黄色葡萄球菌在血平板上可见明显的溶血环（β 溶血），能分解甘露醇。

3. 分类　葡萄球菌根据产生色素、生化反应等表型不同分为金黄色葡萄球菌、表皮葡萄球菌和腐生性葡萄球菌 3 种，其中金黄色葡萄球菌是引起人类疾病的重要病原菌，可引起严重感染。

4. 抗原性

（1）葡萄球菌 A 蛋白（staphylococcal protein A，SPA）　SPA 是存在于 90% 以上的金黄色葡萄球菌细胞壁表面的一种蛋白质，SPA 能与人及哺乳动物的 IgG_1、IgG_2 和 IgG_4 分子的 Fc 段结合，而结合后的 IgG 分子的 Fab 段仍能与抗原特异性结合。利用此原理建立的协同凝集试验已广泛应用于多种微生物抗原的检测。

（2）荚膜　多数致病性葡萄球菌表面有荚膜多糖，具有抗原性。

（3）多糖抗原　存在于细胞壁，具有群特异性。

5. 抵抗力　葡萄球菌是无芽胞细菌中抵抗力最强的。在干燥的脓汁或痰液中可存活 2 ~3 个月；加热 80 ℃30 min 才能将其杀灭；对碱性染料敏感，1∶（100 000 ~200 000）的甲紫溶液可抑制其生长；对青霉素、金霉素、红霉素和庆大霉素高度敏感，但易产生耐药性，对青霉素的耐药菌株高达 90%。

（二）致病性

1. 致病物质

（1）侵袭性酶　① 凝固酶：凝固酶是一种能凝固人或兔血浆的蛋白质。多数由致病菌株产生，而非致病菌株一般不产生，故凝固酶是鉴别葡萄球菌有无致病性的重要指标。凝固酶能使人或兔血浆中的纤维蛋白原变成纤维蛋白，血浆发生凝固，也使感染病灶局限。若纤维蛋白沉积于菌体表面，则阻碍吞噬细胞的吞噬作用，可保护细菌免受体液中杀菌物质的作用。② 耐热核酸酶：该酶在 100 ℃15 min 或 60 ℃ 2 h 不被破坏，对 DNA 或 RNA 有较强的降解能力。致病性葡萄球菌产生此酶，临床上可作为判定葡萄球有无致病性的重要指标之一。

（2）毒素　① 肠毒素：引起葡萄球菌食物中毒的致病物质。肠毒素是一组耐热的可溶性蛋白质，具有抵抗胃蛋白酶的作用。肠毒素主要存在于污染的肉类及乳制品中。② 中毒性休克综合征毒素 - 1（toxic shocked syndrome toxin - 1，TSST - 1）：从中毒性休克综合征（toxic shock syndrome，TSS）患者体内分离的金黄色葡萄球菌菌株多产生 TSST - 1。此毒素对胰酶有抵抗力，在 pH 4.5 能被胃蛋白酶消化，与 TSS 患者出现发热、猩红热样皮疹和休克等症状有关。

此外还有葡萄球菌溶素、杀白细胞素、表皮剥脱毒素。

2. 所致疾病　当皮肤、黏膜受损或患慢性消耗性疾病（如糖尿病、结核、肿瘤）、机体免疫功能低下时，葡萄球菌可经伤口、消化道等多途径感染，并易发生医源性感染。

（1）化脓性感染　① 皮肤化脓性感染：如毛囊炎、疖、痈、伤口化脓及脓肿等。感染的特点是脓汁呈金黄色、黏稠、病灶与正常皮肤界限清楚，多为局限性；② 各种器官的化脓性感染：如气管炎、肺炎、脓胸、中耳炎、脑膜炎、骨髓炎、心包炎等；③ 全身感染：若皮肤的原发感染灶受挤压或机体抵抗力下降，细菌则会从局部扩散入血流引起败血症、脓毒血症。

（2）毒素性疾病　① 食物中毒；② TSS：由产生 TSST - 1 的金黄色葡萄球菌引起，患者表现为突发高热、弥漫性红疹、低血压、严重者可出现休克；③ 烫伤样皮肤综合征：由表皮剥脱毒素引起，多见于婴幼儿和免疫功能低下的成人，开始皮肤有红斑，1 ~ 2 天表皮起皱，继而出现水疱导致表皮脱落。

（三）检查方法与防治原则

1. 检查方法

（1）标本采集　化脓性感染取脓汁，败血症取血液，脑膜炎取脑脊液，食物中毒取呕吐物、可疑食物或粪便等。

（2）直接涂片染色镜检　取标本革兰染色镜检，见典型葡萄球菌可作出初步诊断。

（3）分离培养与鉴定　将标本接种于血液琼脂平板，37 ℃培养 18 h 后，选择典型菌落做鉴定。致病性葡萄球菌鉴定主要根据产生血浆凝固酶、耐热核酸酶、金黄色色素，发酵甘露醇及血平板上溶血现象。

（4）动物实验　对食物中毒患者取呕吐物、粪便或剩余食物，接种肉汤培养基培养后取滤液给幼猫腹腔注射。若 4 h 后动物出现呕吐、腹泻及体温升高等现象则提示可能有肠毒素。

2. 防治原则　注意个人卫生，及时处理皮肤创伤；医务人员在接触感染者后要充分消毒，防止医源性感染；皮肤化脓性感染者未治愈前不能从事食品加工及饮食服务工作，以防食物中毒发生。

治疗时应根据药物敏感性试验结果，选用敏感抗菌药物。对反复发作的顽固性疖疮，采用自身菌苗疗法有一定疗效。

二、链球菌属

链球菌属（*Streptococcus*）是化脓性球菌中的另一类，广泛分布于自然界和人体鼻咽部、胃肠道中。

（一）生物学性状

1. 形态与结构 革兰染色阳性，球形，直径 0.5～1.0 μm，呈链状排列。有时呈单个或成双排列。无芽胞，无鞭毛，有菌毛样结构，幼龄菌有荚膜（彩图 3）。

2. 培养特性 大多为兼性厌氧，少数为专性厌氧。营养要求高，在血清肉汤培养基中易形成长链，呈沉淀生长。在血琼脂平板上，不同种类的链球菌可产生不同的溶血现象。

3. 分类 根据在血平板上的溶血现象分三类：

（1）甲型溶血性链球菌 菌落周围有草绿色溶血环，为不完全溶血，又称草绿色链球菌，多为条件致病菌。

（2）乙型溶血性链球菌 菌落周围形成无色透明的溶血环，为完全溶血，又称溶血性链球菌，致病力强，是人类链球菌感染的主要病原菌。

（3）丙型链球菌 菌落周围无溶血环，一般不致病。

4. 抗原构造

（1）多糖抗原 链球菌根据细胞壁中多糖抗原不同，可分 A～H、D～V 等 20 个族，对人致病的链球菌菌株 90% 属于 A 族。

（2）表面蛋白抗原 位于细胞壁多糖抗原外层。有 M、T、R 和 S 表面蛋白抗原。M 蛋白是化脓性链球菌的一种重要毒力因子，具有抗吞噬作用。

（二）致病性

A 族链球菌引起的疾病约占人类链球菌感染的 90%。

1. 致病物质 包括细胞壁成分、侵袭酶类及外毒素。

（1）侵袭性酶类 ① 透明质酸酶：能分解透明质酸；② 链激酶：使血液中溶纤维蛋白酶原转变为溶纤维蛋白酶，溶解血凝块或阻止血浆凝固；③ 链道酶：分解脓汁中高度黏稠的核酸，使脓汁稀薄；④ 胶原酶：可溶解胶原纤维。上述几种侵袭性酶类都具有溶解组织成分、促进细菌及其毒素扩散的作用，故将其统称为扩散因子。

（2）细胞壁成分 ① 脂磷壁酸：与细胞表面的受体结合，增强细菌的黏附作用；② M 蛋白：位于细胞表面的 M 蛋白具有抗吞噬作用，M 蛋白与心肌、肾小球基底膜有共同抗原，故与某些超敏反应性疾病有关。

（3）外毒素 ① 链球菌溶血素 O（streptolysin O，SLO）和链球菌溶血素 S（streptolysin S，SLS）：SLS 对氧稳定，能溶解红细胞、白细胞和血小板，在血平板上产生透明溶血环，无免疫原性。SLO 对氧敏感，免疫原性强，85%～90% 链球菌感染患者于感染后 2～3 周至病愈后数月到一年内可检出 SLO 抗体。风湿热患者血清中 SLO 抗体显著升高，一般其效价在 1:400以上。因此，测定抗 SLO 抗体含量，可作为风湿热及其活动性的辅助诊断。② 致热外毒素：又称红疹毒素或猩红热毒素，引起猩红热及链球菌中毒性休克综合征。

2. 所致疾病 传染源为患者和带菌者，经飞沫、皮肤伤口等途径传播。引起化脓性、中毒性和超敏反应三类疾病。

（1）化脓性感染 有淋巴管炎、淋巴结炎、蜂窝织炎、皮肤和皮下组织感染、扁桃体炎、咽峡炎、鼻窦炎、中耳炎、产褥炎等感染。局部化脓性感染的特点是：脓汁稀薄、血性、病灶与正常皮肤界限不清楚，感染易扩散。

（2）中毒性疾病 有猩红热、链球菌中毒性休克综合征。

（3）超敏反应性疾病 有急性肾小球肾炎和风湿热。

此外，B族链球菌可引起新生儿肺炎、败血症、脑膜炎等；甲型溶血性链球菌可引起亚急性细菌性心内膜炎。

（三）检查方法与防治原则

1. 检查方法

（1）标本采取 化脓性感染取脓汁，呼吸道感染取鼻咽拭子，败血症取血液标本等。

（2）直接涂片镜检 脓汁等可直接涂片，革兰染色镜检，发现典型链球菌时，即可做初步诊断。

（3）分离培养与鉴定 取脓汁或咽拭子直接在血液琼脂平板上分离培养；血液标本则先增菌后再分离培养。一般鉴定主要依据形态、染色、菌落特征、溶血情况等进行。

（4）血清学试验 抗链球菌溶素“O”试验，简称抗“O”试验，是毒素与抗毒素的中和试验，常用于风湿热或肾小球肾炎患者的辅助诊断，效价在1∶400以上时有意义。

2. 防治原则 积极治疗患者及带菌者，以减少传染源。注意空气、牛乳、器械、敷料等的消毒灭菌。对急性咽炎和扁桃体炎患者，尤其是儿童，要彻底治疗，以防止发生急性肾炎和风湿热。治疗化脓性链球菌感染的首选药物为青霉素G。

三、破伤风菌

破伤风菌（*C. tetani*）是引起破伤风的病原菌，该菌广泛存在于自然界的土壤及动物的粪便中。当创口被污染，或分娩接生时使用不洁器械剪断脐带时，破伤风菌或其芽胞侵入伤口并生长繁殖，释放外毒素入血，引起破伤风。

（一）生物学性状

1. 形态与结构 革兰染色阳性。细长杆状，无荚膜，有周鞭毛，芽胞圆形、大于菌体、位于菌体一端，似鼓槌状，为本菌的典型特征（彩图3）。

2. 培养特性 营养要求不高，专性厌氧。常用庖肉培养基培养，肉渣部分消化，使之变黑并产生腐败性臭味，可产生少量气体。

3. 抵抗力 芽胞抵抗力强，在土壤中保持生命力达数十年，耐煮沸1 h，在5%苯酚中可存活10～15 h，高压蒸汽灭菌可杀灭。繁殖体抵抗力与其他菌相似，对青霉素敏感。

（二）致病性

1. 致病物质 主要致病因素是破伤风痉挛毒素，其是一种强毒性蛋白质，不耐热，可被肠道蛋白酶破坏。该毒素由α、β两条肽链借二硫键连接而成。α链具有毒性作用，β链具有结合神经节苷脂和转运毒素分子的作用。破伤风菌产生的痉挛毒素，由末梢神经沿轴索从神经纤维的间隙中逆行至脊髓前角，上行至脑干；也可通过淋巴液和血液到达中枢神经系统。由 β 链与脊髓及脑干组织细胞的神经节苷脂结合，使 α 链进入胞质，阻止细胞抑制性介质的释放，干扰了抑制性神经元的协调作用。使肌肉活动的兴奋与抑制失调，致骨骼肌出现强烈痉挛。

2. 致病条件 伤口形成厌氧条件：伤口窄而深；混有泥土、异物，坏死组织较多、局部组织缺血；或同时伴有需氧菌混合感染都可造成破伤风菌感染。

3. 所致疾病 破伤风。潜伏期几天至几周，与感染部位至中枢神经系统的距离有关。典型的体征是牙关紧闭、苦笑面容，躯干及四肢肌肉痉挛所致角弓反张，严重者可因呼吸肌痉挛窒息死亡。

4. 免疫性 破伤风痉挛毒素具有强的免疫原性，可刺激机体产生抗毒素免疫，每毫升血清中抗毒素含量达 0.01 ~0.1 U 时即有保护作用。但由于其毒性极强，微量毒素即可致病。因此，使机体获得有效抗毒素的途径是通过预防注射类毒素使机体获得主动免疫。紧急预防的措施是早期注入足量抗毒素使机体获得被动免疫。

（三）检查方法与防治原则

1. 检查方法 破伤风的诊断主要根据病史和特有的症状。伤口直接涂片镜检和病菌分离培养阳性率低，故一般不作微生物学检查。

2. 防治原则

（1）正确处理伤口及清创，防止形成厌氧环境　伤口局部反复用过氧化氢（H_2O_2）溶液冲洗，清创扩创，同时注射抗生素能抑制破伤风梭菌生长繁殖。

（2）人工主动免疫　对易受外伤的人群注射精制破伤风类毒素，可获得对破伤风的免疫力；儿童注射百白破三联疫苗，可同时获得百日咳、白喉、破伤风三种常见病的免疫力；孕妇接种破伤风类毒素可有效预防新生儿破伤风。

（3）人工被动免疫　注射破伤风抗毒素，用于破伤风紧急预防和治疗。抗毒素用于破伤风患者治疗时，应早期足量使用，一般需用 10 万 ~20 万 U，为防止发生血清过敏反应，注射前应做皮肤过敏试验。近年应用的人抗破伤风免疫球蛋白制剂用于破伤风患者的紧急预防和治疗效果好且安全。应用青霉素等抗生素能抑制伤口局部细菌的繁殖。

四、产气荚膜梭菌

产气荚膜梭菌（*C. perfringens*）在自然界分布广泛，是气性坏疽的主要病原菌。

（一）生物学性状

革兰染色阳性。粗大杆状，芽胞小于菌体，有荚膜，无鞭毛。专性厌氧。在庖肉培养基中肉渣不被消化，呈粉红色，分解多种糖类产生大量气体。在牛乳培养基中分解乳糖产酸使酪蛋白凝固，同时产生大量气体，可将凝固的酪蛋白冲成蜂窝状，使液面上的凡士林封固层上移至试管顶部，气势凶猛，故称为“汹涌发酵”现象。在血平板上多数菌株有双层溶血环，内环为完全溶血，外环为不完全溶血。

根据产气荚膜梭菌产生毒素的抗原性不同可将产气荚膜梭菌分为 A、B、C、D、E 5 个血清型。对人致病的主要为 A 型。A 型极易从外环境中分离到，属人和动物肠道的正常菌群。

（二）致病性

1. 致病物质 产气荚膜梭菌能产生多种毒素和酶。其中有：① α 毒素：α 毒素是本菌的重要致病物质，为卵磷脂酶，各型产气荚膜梭菌都能产生。此毒素能分解人和动物细胞膜上的磷脂，使多种细胞的胞膜受损，引起溶血、组织坏死；血管内皮损伤，血管通透性增加而致水肿、出血、局部坏死等病变。② θ 毒素：具有溶血和破坏白细胞的作用。③ κ 毒素：κ 毒素是胶原酶，能分解胶原组织。④ μ 毒素：为透明质酸酶，能分解组织中的透明质酸，使感染扩散。

2. 所致疾病

（1）气性坏疽 60%～80%由 A 型引起。该病多见于战伤，但也见于平时的工伤、车祸等。致病条件与破伤风梭菌相同。本菌感染伤口后，潜伏期短，一般仅为 8～48 h，细菌在局部迅速繁殖。由于卵磷脂酶及透明质酸酶的作用，使细菌侵入到周围正常组织，分解肌肉和组织中的糖类，产生大量气体，造成气肿；同时血管通透性增加，水分渗出，局部水肿，进而积压组织和血管，影响血液供应，造成局部组织坏死。患者表现为局部组织肿胀、剧痛，触摸有捻发感。严重病例表现为组织胀痛剧烈，水气夹杂，最后产生大块组织坏死，并有恶臭。细菌产生的毒素和组织坏死的毒性产物被吸收入血，引起毒血症、休克，病死率可达 40%～100%。此外，本菌也可经肠穿孔或子宫破裂进入腹腔引起内源性感染，消毒不严格的人工流产术也可致子宫内膜炎。

（2）食物中毒（见第四节）。

五、无芽胞厌氧菌

无芽胞厌氧菌是一大群寄生于人和动物体内的正常菌群，并且在数量上占绝对优势，在一定条件下，成为条件致病菌引起内源性感染。

无芽胞厌氧菌包括革兰阳性球菌、杆菌和革兰阴性球菌、杆菌。临床上以革兰阴性无芽胞厌氧杆菌引起的感染最多见，其中以脆弱类杆菌为主，在临床厌氧菌感染中，无芽胞厌氧菌感染率达 90%，口腔、肠道、生殖泌尿道等处的感染中，70%～80%由无芽胞厌氧菌引起。因其感染部位广泛，感染类型多，对多种抗生素不敏感，细菌学诊断较困难，必须引起医护人员的高度重视。

（一）致病条件

1. 寄居部位的改变 如手术、拔牙、肠穿孔等造成的创伤，使细菌异位。

2. 菌群失调 长期应用抗生素，使厌氧菌拮抗菌群消失，无芽胞厌氧菌即大量繁殖而致病。

3. 机体免疫功能下降 如慢性消耗性疾病患者、婴幼儿和老人等。

4. 局部形成厌氧环境 因组织缺血、坏死、有异物或伴有需氧菌感染均可使局部形成厌氧环境。

（二）所致疾病

1. 败血症 由于抗厌氧菌抗生素的广泛应用，目前败血症中厌氧菌培养阳性率只有 5%左右，多数为脆弱类杆菌，其次为革兰阳性厌氧球菌。

2. 中枢神经系统感染 最常见的为脑脓肿，主要继发于中耳炎、乳突炎、鼻窦炎等感染，亦可经直接扩散和转移而形成。分离的细菌以革兰阴性厌氧杆菌最为常见。

3. 口腔与牙齿感染 口腔厌氧菌感染均起源于牙齿的感染。主要由革兰阴性厌氧杆菌引起，核梭杆菌和普雷沃菌属占主导地位。

4. 呼吸道感染 厌氧菌可感染上下呼吸道的任何部位。厌氧菌的肺部感染现仅次于肺炎链球菌性肺炎。呼吸道感染中分离到的最多的厌氧菌为普雷沃菌属、坏死梭杆菌、核梭杆菌、消化链球菌和脆弱类杆菌等。

5. 腹部和会阴部感染 因胃肠道手术、损伤、穿孔及其他异常引起的腹膜炎、腹腔脓肿等感染主要与消化道厌氧菌有关。与阑尾、大肠相关的感染主要由脆弱类杆菌引起。腹部、会阴部感染及因上述因素引起的肝脓肿，均以脆弱类杆菌为主。

6. 女性生殖道感染 手术或其他并发症引起的女性生殖道一系列严重感染中，厌氧菌是主要病原体。分离最常见的厌氧菌为消化链球菌属、普雷沃菌属和紫单胞菌属等。

7. 皮肤和软组织感染 多因外伤、手术、其他感染和局部缺血所致，常为混合感染，但革兰阴性厌氧菌在形成组织破坏和坏死中起主要作用。

六、放线菌属

放线菌属（*Actinomyces*）中的细菌种类繁多，分布广泛。大多数为腐生菌，存在于土壤，少数是寄生菌。

放线菌存在于正常人的口腔及与外界相通的腔道，属于正常菌群，只在机体抵抗力减弱或受伤时引起内源性感染，导致软组织化脓性炎症，呈无痛慢性过程，并常伴有瘘管形成，脓性分泌物中含有硫黄样颗粒，称放线菌病。放线菌病多继发于口腔炎症、拔牙、下颌骨骨折，表现为颜面部和颈部肿胀，持续发生多发性脓肿与瘘管形成。

七、铜绿假单胞菌

铜绿假单胞菌（*P. aeruginosa*）俗称绿脓杆菌，广泛存在于自然界。由于生长时能产生绿色水溶性色素，使脓汁呈绿色，故得名。

革兰阴性杆菌，大小为（0.5～1.0）μm×（1.5～3.0）μm，直或稍弯，一端有1～3根鞭毛，运动活泼，无芽胞。需氧，在普通培养基上生长良好。能产生水溶性色素，使培养基呈绿色。

铜绿假单胞菌感染主要为机会性感染，多见于免疫力低下的患者，如长期化疗或使用免疫抑制剂者；是医源性感染的重要病原体，10%的医源性感染由该菌引起，尤其是在烧伤、肿瘤病房和介入诊断治疗（内窥镜和导管），该菌感染率高达30%。常见的有皮肤感染、尿道炎、外耳道炎、角膜炎等，也可引起心内膜炎和败血症。脓汁呈绿色，带臭味。

第四节　引起食物中毒细菌

细菌性食物中毒系指由于进食被细菌或其毒素所污染的食物引起的急性中毒性疾病。致病菌主要有副溶血性弧菌、肉毒梭菌、沙门菌、葡萄球菌、产气荚膜梭菌、蜡样芽胞杆菌。

一、副溶血性弧菌

副溶血性弧菌（*V. parahemolyticus*）是一种嗜盐菌，常寄生于鱼、贝类海产品中，主要引起食物中毒。

（一）生物学性状

革兰染色阴性，呈弧形、杆状、丝状等多形性，菌体一端有单鞭毛，营养要求不高，在外界环境中可长期生存。本菌嗜盐,不耐热、不耐酸。副溶血性弧菌对不同动物的红细胞的溶血作用不同,绝大多数(95%)致病性副溶血性弧菌使人、兔等动物的红细胞溶解,但不溶解马的红细胞,此为神奈川现象(Kanagawa phenomenon,KP),是鉴定致病与非致病菌株的一项重要指标。

(二)致病性

引起食物中毒的确切致病机制尚未阐明。致病性菌株为 KP[+] 菌株,现已分离出两种致病因子,一种为耐热直接溶血素,动物实验表明其具有细胞毒和心脏毒两种作用;另一种为耐热相关溶血素,功能与耐热溶血素相似。副溶血性弧菌可经海产品及盐腌食品传播,常见的海产品为海蜇、鱼、蟹类、毛蚶等。食用污染的食品后,经 2 ~ 26 h 潜伏期,最短仅一天即发病。患者主要症状为腹痛、腹泻、呕吐、畏寒与发热,粪便多为水样。该病多发于夏秋季,病程较短,一般经 3 ~ 4 天即可恢复。

(三)检查方法与防治原则

1. 检查方法 取患者粪便、剩余食物直接培养,接种于 SS 琼脂培养基或嗜盐菌选择培养基,若出现可疑菌落,做生化试验初步鉴定,血清学试验进行最后鉴定。

2. 防治原则 预防主要是注意食品卫生,食用合理烹调的海产品,生、熟食物容器及砧板应分开。治疗选用庆大霉素或 SMZ - TMP,严重者输液、补充电解质。

二、肉毒梭菌

肉毒梭菌(*C. botulinum*)在自然界分布广泛,主要存在于土壤中。本菌在厌氧环境中能产生强烈的肉毒毒素,若误食此毒素污染的食物,可发生肉毒中毒,引起特殊的神经中毒症状,病死率很高。

(一)生物学性状

革兰阳性粗大杆菌,1 μm × 5 μm,有芽胞,呈椭圆形,芽胞宽于菌体,位于菌体近极端,使细菌呈网球拍状(彩图 3)。有周鞭毛,无荚膜。营养要求不高,专性厌氧,本菌经厌氧培养在琼脂平板上形成不规则菌落,在肉渣培养基中消化肉渣而变黑并有恶臭。

该菌芽胞抵抗力强,煮沸数小时不被杀灭,杀灭芽胞最有效的方法是高压气灭菌;耐酸,在正常胃液中 24 h 内不被破坏。但肉毒毒素不耐热,煮沸 1 min 即可失去毒性。

(二)致病性

1. 致病物质 肉毒梭菌产生的肉毒毒素是目前已知化学毒物和生物毒物中毒性最强的一种。对人致死量为 1 ~ 2 μg。根据肉毒毒素抗原性不同可将肉毒杆菌分为 A、B、C1、C2、D、E、F 和 G 等 8 型。对人致病的主要是 A、B、E 三型。肉毒毒素具有嗜神经性,进入机体后作用于脑及周围神经末梢的神经肌肉接头处,阻止乙酰胆碱的释放,导致肌肉麻痹。

2. 所致疾病

(1)食物肉毒中毒 主要是食品制作加工过程中污染该菌芽胞,又未彻底灭菌,在厌氧条件下芽胞发芽形成繁殖体产生毒素所致。食入肉毒毒素后,经数小时至 3 天左右潜伏期,患者出现恶心、呕吐、头晕、头痛、乏力,继而出现特有的神经麻痹症状和体征。首先是眼部肌肉麻痹,出现复视、斜视、眼睑下垂、瞳孔散大,进而咽部肌肉麻痹,出现吞咽困难、言语不清和呼吸困难。若继续发展可因呼吸肌、心肌麻痹而死亡。引起肉毒中毒的食品在我国多为冷藏的牛羊肉、发酵的豆制品。

(2) 婴儿肉毒中毒　近年来发现有婴儿因喂食该菌芽胞污染的蜂蜜或其他食物而感染致病。

(3) 创伤肉毒中毒　肉毒梭菌的芽胞污染了创口后，如果局部具备厌氧条件，芽胞发芽形成繁殖体而产生毒素，毒素被吸收后而致病。

(三) 检查方法与防治原则

1. 检查方法　主要是检查肉毒毒素。食物中毒患者取可疑食物或呕吐物制成悬液，离心沉淀后取上清液做动物试验，观察动物发病情况及抗毒素保护作用。

2. 防治原则　主要是加强食品及饮食业管理和监督。食品进食前加热煮沸即可破坏毒素。治疗应尽早注射 A、B、E 三型多价抗毒素血清，同时加强护理及对症治疗。

三、引起食物中毒的其他细菌

1. 沙门菌　引起食物中毒的沙门菌为鼠伤寒沙门菌、肠炎沙门菌、猪霍乱沙门菌。常见的食物主要有畜、禽肉类制品。此病潜伏期短，一般为 4 ~ 24 h。通常在感染后 18 h 出现发热、呕吐、腹痛、腹泻(水样便)，一般在 3 ~ 5 天内恢复，多数病例可自愈，严重者可因严重脱水、休克、肾衰竭而死亡。

2. 葡萄球菌　引起食物中毒的病原菌为产肠毒素的金黄色葡萄球菌。该毒素耐热，加热 100 ℃ 30 min 不破坏；在消化道中不被蛋白酶水解。食入含葡萄球菌肠毒素污染的蛋白、淀粉和奶油类食品后 1 ~ 6 h 出现症状，以恶心、呕吐、上腹痛为主要症状，继以腹泻，病程约 1 ~ 2 天，患者可自行恢复。

3. 产气荚膜梭菌　主要因食入 A 型污染的食物(主要为肉类)引起。产气荚膜梭菌产生的肠毒素使肠黏膜细胞功能改变，细胞膜通透性增强而引起腹泻。潜伏期 8 ~ 24 h，表现为腹痛、水样腹泻，但无发热、无恶心和呕吐，病程不超过 24 h。

4. 蜡样芽胞杆菌　革兰阳性大杆菌，有鞭毛，无荚膜，能形成芽胞。芽胞能耐受 100 ℃ 30 min。人食入被本菌污染的水、淀粉制品、奶制品等食物而引起食物中毒。致病物质主要是肠毒素，不同菌株可以产生不同的肠毒素，分为呕吐型肠毒素和腹泻型肠毒素，分别引起呕吐型食物中毒和腹泻型食物中毒。前者主要是食入本菌污染的隔夜或隔餐食物(如米饭等含糖类丰富的食品)；后者多为食入储存的蛋白质类或水果类食品引起。潜伏期 2 ~ 9 h，症状为恶心、呕吐、腹泻，持续时间 9 ~ 24 h。

第五节　性传播细菌

性传播疾病主要有淋病、艾滋病、尖锐湿疣、生殖器疱疹、梅毒、软下疳、性病淋巴肉芽肿、非淋菌性尿道炎。本章主要介绍淋病奈瑟菌、梅毒螺旋体、沙眼衣原体、溶脲脲原体。

一、淋病奈瑟菌

淋病奈瑟菌(*N. gonorrhoeae*)为人类淋病病原菌。主要引起人类泌尿生殖道黏膜的急性或慢性化脓性感染。淋病是世界上发病率最高的性传播疾病。

(一) 生物学性状

革兰染色阴性，直径 0.6 ~ 0.8 μm，肾形、成对排列，多有菌毛，无芽胞和鞭毛，新分离的菌株有荚膜。在急性淋病患者脓汁标本中该菌常位于中性粒细胞内，而慢性淋病患者则细菌多位于细胞外（彩图3）。本菌为需氧菌，营养要求高，初次分离需加入5% ~10% CO_2。在巧克力色血琼脂平板上形成圆形、湿润、光滑、透明的光滑型菌落。

淋病奈瑟菌具有菌毛抗原、蛋白抗原和脂多糖抗原，但其抗原性均易发生变异。

淋病奈瑟菌对外界抵抗力弱，对湿热、干燥、寒冷及一般消毒剂均极敏感。对磺胺、青霉素等多种抗生素敏感，但近年来报告耐药菌株日益增多。

（二）致病性

1. 致病物质 包括菌毛、荚膜、内毒素、IgA蛋白酶。菌毛具有黏附与抗吞噬作用，荚膜具有抗吞噬作用。内毒素能引起黏膜损伤。该菌产生的IgA蛋白酶能破坏黏膜表面的sIgA。

2. 所致疾病 人是淋病奈瑟菌的唯一宿主。本菌主要经性接触传播，引起泌尿生殖道感染。男性发生尿道炎；女性则发生阴道炎、宫颈炎或尿道炎。若未及时治疗，则可上行蔓延，男性发展为前列腺炎、附睾炎；女性发展为子宫内膜炎、输卵管炎、卵巢炎，甚至腹膜炎。慢性淋病，可导致不育。新生儿可由母体产道分泌物感染，引起淋菌性眼结膜炎，因有脓液流出故称脓漏眼。

二、梅毒螺旋体

螺旋体是一类细长、柔软呈螺旋状，运动活泼的原核细胞型微生物。由螺旋体所致疾病中主要有性传播疾病和自然疫源性疾病。梅毒螺旋体（*Treponema pallidum*）是引起人类梅毒的病原体。

（一）生物学性状

梅毒螺旋体菌体细长，两端尖直，大小为(0.1 ~0.2) μm×(6 ~15) μm，有8 ~14个致密而规则的螺旋，暗视野显微镜下观察运动活泼。一般染色不易着色，用Fontana镀银染色法菌体被染成棕褐色。人工培养较困难，且繁殖缓慢（代时约30 h），培养条件要求高，故难以推广。

梅毒螺旋体抵抗力极弱，对湿热和干燥尤为敏感。加热50 ℃ 5 min即可杀灭；血液中4 ℃放置3天即死亡。因此，血库4 ℃保存3天以上的血液无感染梅毒的危险。梅毒螺旋体对一般消毒剂和砷、铋、汞制剂、青霉素、红霉素、庆大霉素等敏感。

（二）致病性和免疫性

1. 致病物质 梅毒螺旋体外膜蛋白有抗吞噬作用，其产生的透明质酸酶具有分解组织和细胞基质血管基底膜透明质酸的作用，有利于其扩散并造成组织损伤，出现坏死、溃疡等梅毒的特征性病变；黏多糖和唾液酸可阻止补体的杀菌作用。此外，梅毒螺旋体诱导的超敏反应与二、三期梅毒的组织损伤有关。

2. 所致疾病 梅毒螺旋体引起梅毒。在自然情况下，人是梅毒螺旋体的唯一宿主。梅毒螺旋体的传播途径主要有两种；一种是经性接触传播，引起获得性梅毒，即后天性梅毒；另一种是从母体通过胎盘传给胎儿，引起先天性梅毒。

后天梅毒的病程可分三期：第一期，感染后3周左右，常在患者外生殖器部出现无痛性硬性下疳，传染性极强。约1个月下疳自然愈合。但进入血液中的梅毒螺旋体经2 ~3个月无症状的潜伏期后进入第二期。第二期，患者全身皮肤黏膜出现梅毒疹、淋巴结肿大，也可累及骨、关节、眼和神经系统。即使未经治疗，通常在3周 ~3个月后症状亦可消退。从硬性下疳至梅毒疹消失后一年之内称为早期梅毒，其传染性强，但损伤性较小。第三期，又称晚期梅毒。皮肤黏膜出现溃疡性坏死病灶，内脏器官或组织产生肉芽肿样病变，重者经10～15年后可引起心血管及中枢神经系统损害，出现动脉瘤，脊髓痨或全身麻痹等。病程长，损伤性大，可危及生命。此期病灶中一般查不到病原体，故传染性小。

孕妇如患梅毒，病原体可经胎盘进入胎儿血流，引起胎儿全身感染，导致流产、早产或死胎，或生后呈现锯齿形牙、间质性角膜炎、先天性耳聋等特有症状。

三、沙眼衣原体

衣原体(Chlamydia)是一类严格细胞内寄生，有独特发育周期的原核细胞型微生物，可引起人类疾病的有沙眼衣原体、肺炎衣原体、鹦鹉热衣原体，本节主要介绍沙眼衣原体。

(一) 生物学性状

沙眼衣原体有独特的发育周期，在光学显微镜下可观察到两种形态，即原体和始体。原体呈球形，直径0.2～0.4 μm，Giemsa染色呈紫红色，有传染性；始体为球形，直径为0.8～1.5 μm，Giemsa染色呈深蓝色或暗紫色，无传染性。原体具有高度传染性，进入宿主细胞后发育、增大成为始体，始体在细胞内以二分裂繁殖并发育成许多子代原体，最终成熟的子代原体从破坏的宿主细胞中释出，感染新的易感细胞。从原体吸附并进入细胞至子代原体释出，此为一个发育周期，需48～72 h。沙眼衣原体对热敏感，56～60 ℃仅能存活5～10 min；对利福平、氯霉素、四环素、红霉素等敏感。

(二) 致病性

沙眼衣原体有内毒素样物质，引起炎症反应。沙眼衣原体尚可引起迟发型超敏反应并导致肉芽肿形成。沙眼衣原体引起的疾病主要有4种。

1. 沙眼 主要通过眼-眼或眼-手-眼传播，传播媒介有玩具、公用毛巾和洗脸盆等。沙眼衣原体侵袭眼结膜上皮细胞引起炎症、滤泡增生直至纤维组织增生、形成角膜血管翳而影响视力。沙眼是致盲的原因之一。

2. 包涵体性结膜炎 分两种类型：① 新生儿包涵体性结膜炎，新生儿通过产道时被感染；② 成人包涵体性结膜炎，通过生殖道-手-眼传播。症状类似沙眼，但一般数周或数月可痊愈。

3. 泌尿生殖道感染 经性接触传播。在女性，引起非淋病奈瑟菌性尿道炎、宫颈炎、盆腔炎；在男性，常见为非淋病奈瑟菌性尿道炎等。沙眼衣原体常与淋病奈瑟菌混合感染，后者对沙眼衣原体的增殖有促进作用。

4. 性病淋巴肉芽肿 病原体主要侵犯男性腹股沟淋巴结，女性则累及会阴、肛门、直肠及盆腔淋巴结，引起化脓性炎症和慢性肉芽肿。

四、溶脲脲原体

支原体是一类缺乏细胞壁，呈多形性，在无生命培养基中能生长繁殖的最小原核细胞型微生物。引起人类疾病的支原体有肺炎支原体和引起泌尿系统感染支原体。后者主要有溶脲脲原体(*U. urealyticum*)、人型支原体和生殖器支原体。本节主要介绍溶脲脲原体。

溶脲脲原体呈圆形或球杆状，直径为50～300 nm，因菌株、菌龄和检查方法不同，可呈各种形态。革兰染色阴性，微嗜氧，无动力。最适生长温度为37 ℃，最适pH 6.0。在固体培养基上，置含95% N_2 和5% CO_2 气体环境下培养2天，形成颗粒状或油煎蛋状小菌落。

溶脲脲原体可引起非淋病奈瑟菌性尿道炎、宫颈炎、阴道炎、输卵管炎、盆腔感染、慢性前列腺炎、附睾炎、男女不孕症、反复流产、早产、死胎，以及新生儿疾病如呼吸道病变和肺炎。

溶脲脲原体对醋酸铊及四环素、多西环素、氧氟沙星、螺旋霉素等敏感，但对青霉素不敏感。

第六节　动物源性细菌

一、钩端螺旋体

钩端螺旋体(*L. biflexa*)简称钩体，是引起人和动物钩体病的病原体。

(一) 生物学性状

1. 形态与染色　菌体纤细，呈C、S形或8字形，长6～20 μm，宽0.1～0.2 μm。暗视野显微镜下观察，螺旋细密、规则，形如细小闪亮的珍珠串，一端或两端弯曲呈钩状，运动活泼。革兰染色阴性，但不易着色，常用Fontana镀银染色，菌体染成棕褐色。

2. 培养　需氧，较易人工培养。常用于培养钩体的是柯氏培养基，钩体生长较慢，培养1～2周后，液体培养基产生雾状混浊，在固体培养基上则形成圆形、扁平、透明菌落。

3. 抵抗力　对热和酸均敏感，60 ℃ 1 min即死亡，4 ℃冰箱中能存活1～2周。对一般消毒剂敏感。但在中性的湿土或水中能存活数月。

(二) 致病性

1. 致病物质　钩体的致病作用与其产生的内毒素样物质、细胞毒因子及溶血素有关。内毒素样物质能引起发热、炎症和坏死；细胞毒因子注入小鼠体内，可导致肌肉痉挛、呼吸困难甚至死亡；溶血素有类似磷脂酶作用，能破坏红细胞膜而致溶血。

2. 所致疾病　钩体病是人畜共患的传染病，鼠类和猪为主要传染源和储存宿主，钩体经感染动物的尿排出体外，污染环境。人类若接触污染的水源或土壤，钩体能穿透完整的皮肤、黏膜侵入机体而感染；亦可通过胎盘感染。钩体在局部增殖，经血流至肝、肾、肺及肌肉等处繁殖，临床上患者出现发热、头痛、腓肠肌痛、乏力、眼结膜充血等症状。根据症状不同，分为不同的临床类型，如流感伤寒型、黄疸出血型、肺出血型、脑膜脑炎型、肾衰竭型、胃肠炎型。部分患者退热后可发生虹膜睫状体炎、脉络膜或全血管内膜炎等，其发病机制可能与超敏反应有关。孕妇感染后，钩体可通过胎盘感染胎儿导致流产。

二、鼠疫耶尔森菌

鼠疫耶尔森菌(*Y. pestis*)是引起鼠疫的病原菌。鼠疫是一种自然疫源性的烈性传染病。

革兰阴性球杆菌，两端钝圆并浓染，有荚膜，无芽胞，无鞭毛。营养要求不高，在普通培养基上生长良好。在陈旧培养物或含3% NaCl的培养基中培养后呈明显多态性。抵抗力弱，55 ℃ 15 min或100 ℃ 1 min即可杀灭；在干燥痰中可存活3～7天，在蚤粪和土壤中能存活半年至1年以上。

鼠疫耶尔森菌的毒力强，数个细菌即可使人致病，其致病作用与荚膜、表面抗原、鼠毒素和内毒素的毒性作用有关。

鼠疫是自然疫源性传染病，传播方式是鼠⟶鼠蚤⟶人。当带菌鼠蚤叮咬人吸血时，便将病菌传播给人，引起人类鼠疫。临床常见有腺鼠疫、败血症型鼠疫和肺鼠疫。因患者临终前皮肤常因出血淤斑而呈黑色，故有“黑死病”之称。

三、立克次体

立克次体(rickettsia)是一类严格细胞内寄生的原核细胞型微生物，其生物学性状与细菌类似。对人致病的立克次体多为人畜共患的病原体，常以节肢动物为媒介或寄生宿主。

立克次体多为球杆状，亦可呈丝状、长杆状或哑铃状。Giemsa染色法呈紫色或蓝色。立克次体为专性细胞内寄生，常用培养方法有动物接种、鸡胚卵黄囊接种及组织培养等。对热、消毒剂抵抗力较弱。一般在56 ℃、0.5%苯酚、0.5%甲酚皂溶液及75%乙醇数分钟即可杀灭。对低温及干燥的抵抗力较强，-20 ℃或冷冻干燥可保存半年以上，在干燥虱粪中能保留传染性一年半以上。对氯霉素和四环素等抗生素敏感，对磺胺类药物不敏感。

立克次体的毒性物质是内毒素和磷脂酶A。立克次体主要通过虱、蚤、螨、蜱等节肢动物的叮咬和其粪便传播。对人致病的立克次体有普氏立克次体、莫氏立克次体、恙虫病立克次体和Q热柯克斯体。普氏立克次体和莫氏立克次体分别由人虱和鼠蚤传播，引起流行性斑疹伤寒和地方性斑疹伤寒。恙虫病立克次体经恙螨传播，引起人类恙虫病。Q热柯克斯体经蜱传播，引起人类Q热病。

四、其他动物源性细菌

其他动物源性细菌有炭疽芽胞杆菌(*B. anthracis*)、布鲁菌属(*Brucella*)、伯氏疏螺旋体(*B. burgdorferi*)、巴尔通体属(*Bartonella*)，其感染方式及所疾病见表9-4。

表9-4 其他动物源性细菌感染方式及所致疾病

名称	感染方式	所致疾病
炭疽芽胞杆菌	经皮肤、消化道、呼吸道感染	皮肤炭疽、肠炭疽、肺炭疽，并发败血症和急性出血性脑膜炎
布鲁菌属	经消化道和呼吸道、皮肤及眼结膜等途径传染	波浪热(布鲁菌病)
伯氏疏螺旋体	啤叮咬	莱姆病
巴尔通体属	猫接触或抓伤	猫抓病

知识链接与拓展

幽门螺杆菌可通过带菌食物、胃镜、活检钳等感染，引起胃炎及消化道溃疡，常有家族聚集的特点，且迁延不愈。目前正在试用重组脲酶幽门螺杆菌疫苗，初步结果提示疫苗不仅有预防作用，而且具有治疗效果。

本章小结

常见病原菌的形态结构及所致疾病

细菌	形态与结构	所致疾病
结核分枝杆菌	菌体弯曲，呈分枝状，抗酸染色法染色红色	结核病
脑膜炎奈瑟菌	革兰染色阴性，肾形或豆形，无鞭毛和芽胞	流行性脑脊髓膜炎，简称流脑
白喉棒状杆菌	革兰染色阳性棒状杆菌，菌体有异染颗粒	白喉
大肠埃希菌	革兰阴性杆菌，多数有周身鞭毛	化脓性感染、腹泻
志贺菌属	革兰阴性杆菌，有菌毛	急性菌痢、慢性菌痢
沙门菌属	革兰阴性杆菌，多有周鞭毛，无芽胞	肠热症、食物中毒、败血症
霍乱弧菌	革兰阴性，菌体弯曲呈弧形或逗点状	霍乱
幽门螺杆菌	革兰阴性，呈螺旋形、S形，有鞭毛	胃炎、胃溃疡及胃癌
葡萄球菌	革兰染色阳性，球形，排列成葡萄串状	化脓性感染、食物中毒、毒素性休克综合征等
链球菌	革兰染色阳性，球形，呈链状排列	化脓性感染、中毒性、超敏反应性疾病
破伤风梭菌	革兰阳性杆菌，似鼓槌状，有芽胞	破伤风
产气荚膜梭菌	革兰阳性粗大杆状，有芽胞，有荚膜	气性坏疽、食物中毒
副溶血性弧菌	革兰染色阴性，呈弧形、杆状、丝状等	食物中毒
肉毒梭菌	革兰染色阳性大杆菌，有芽胞、鞭毛	食物肉毒中毒、婴儿肉毒中毒、创伤肉毒中毒
淋病奈瑟菌	革兰染色阴性，肾形、成对排列，有菌毛	淋病
梅毒螺旋体	菌体细长，两端尖直，螺旋致密而规则	梅毒
沙眼衣原体	形态有原体和始体	沙眼、结膜炎、泌尿生殖道感染等
钩端螺旋体	一端或两端弯曲呈钩状	钩体病
鼠疫耶尔森菌	革兰阴性小杆菌	鼠疫
立克次体	球杆状、丝状、长杆状或哑铃状	斑疹伤寒、恙虫病

思考题

1. 叙述葡萄球菌与链球菌引起的局部化脓性感染的特点。
2. 试述破伤风菌的感染方式及防治原则。
3. 沙门菌属细菌能引起哪些疾病？致病物质有哪些？
4. 简述结核分枝杆菌的感染方式及致病性。
5. 引起食物中毒的细菌有几种？各有何特点？

（肖　洋）

第十章

真　　菌

学习目标

1. 掌握真菌的形态结构、培养特性及菌落特征。
2. 熟悉真菌的致病性、微生物学检查和防治原则。
3. 了解常见致病性真菌的种类及所致疾病。

真菌(fungus)是一类具有典型细胞核和完整的细胞器,无根、茎、叶,不含叶绿素的真核细胞型微生物。真菌在自然界分布广泛且种类繁多、数量较大,目前已发现的有数十万种。其中绝大多数对人类有益,可用于发酵、酿酒、生产抗生素以及酶类等。许多真菌(如蘑菇、银耳、木耳)还可食用。有的真菌本身就可以入药用于治疗疾病,如中药马勃、茯苓、冬虫夏草等。也有些真菌对人类有害,可引起人类感染性、中毒性及超敏反应性疾病等。随着近年来广谱抗生素的大量应用,免疫抑制剂、抗肿瘤药物的应用,介入性诊疗技术、器官移植技术的开展以及糖尿病、艾滋病感染人群的增加,真菌感染,尤其是条件致病性真菌感染的发生率有明显上升的趋势。

第一节　概　　述

一、生物学性状

(一)形态与结构

真菌与细菌相比,其大小、结构和化学组成存在着很大差异。病原性真菌比细菌大几倍甚至几十倍。真菌细胞壁主要由多糖和蛋白质组成,不含肽聚糖,故对青霉素和头孢菌素类抗生素不敏感。真菌的细胞壁一般由四层不同结构组成,从外至内依次是糖苷类、糖蛋白、蛋白质、几丁质的微原纤维。

真菌按形态可分为单细胞和多细胞两大类:① 单细胞真菌:本身即为一个菌体,呈圆形或卵圆形,常见于酵母菌或类酵母菌,对人类致病的主要有新生隐球菌和白假丝酵母菌,这类真菌以出芽方式繁殖;② 多细胞真菌:有菌丝和孢子,菌丝伸长分枝,交织成团,称丝状菌(filamentous fungus),又称霉菌。有些真菌,如球孢子菌、组织胞质菌、芽生菌和孢子丝菌等,可因环境条件(营养、温度、氧气等)的改变,而使其发生两种形态的相互转变，称为二相性真菌。二相性真菌在体内或在含有动物蛋白的培养基上，经 37 ℃培养呈酵母菌型，在普通培养基 25 ℃培养时则呈丝状菌。不同种真菌的菌丝和孢子不同，是鉴别真菌的重要标志。

1. 菌丝（hypha） 真菌的孢子生出嫩芽，称为芽管，芽管逐渐延长呈丝状，称为菌丝。菌丝可长出许多分枝并交织成团，称菌丝体。伸入到培养基内的菌丝称为营养菌丝；露出于培养基表面向上生长，暴露于空气中的菌丝称为气中菌丝；能产生孢子的气中菌丝称为生殖菌丝。菌丝又分为有隔菌丝与无隔菌丝，绝大部分病原性丝状真菌为有隔菌丝。不同真菌其菌丝的形态各异，有助于真菌的鉴别（图 10－1）。

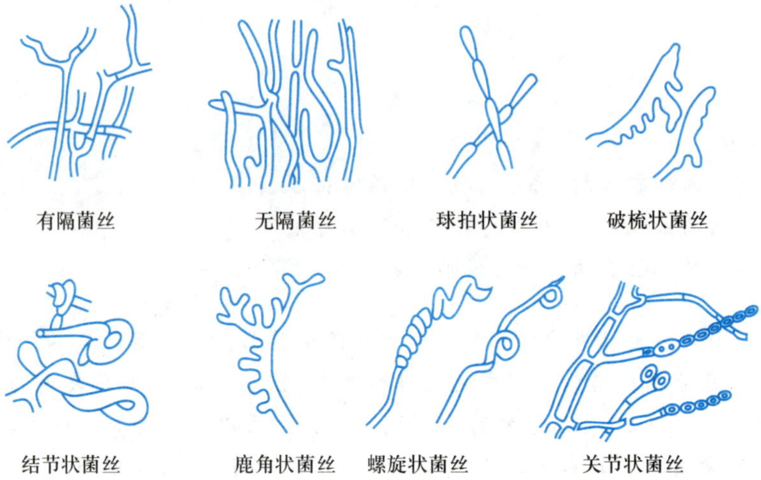

图 10－1 真菌的菌丝

2. 孢子（spore） 孢子是真菌的繁殖结构，一条菌丝可长出多个孢子。孢子在适宜条件下又可发芽，发育成菌丝。真菌的孢子分有性孢子和无性孢子两种：① 有性孢子是由同一菌体或不同菌体上的两个细胞融合形成的孢子，有接合孢子、子囊孢子及担子孢子；② 无性孢子是由菌丝细胞直接分化或出芽形成。病原性真菌多形成无性孢子。无性孢子大体可分为分生孢子（大分生孢子、小分生孢子）、叶状孢子（芽生孢子、关节孢子、厚膜孢子）、孢子囊孢子三种（图 10－2）。孢子也是鉴别真菌和真菌分类的主要依据。

（二）培养特性

真菌营养要求不高，除少数真菌（如花斑癣鼻孢子菌）外皆可人工培养，常用沙保弱培养基进行培养。最适 pH 4.0～6.0，培养真菌最适温度 22～28 ℃，但某些深部感染的真菌最适温度为 37℃。培养时需要较高的氧气和湿度。除少数酵母菌以二分裂方式繁殖外，多数真菌以产生孢子、出芽、形成菌丝及菌丝分枝和断裂等方式繁殖。真菌的生命力极强，但多数病原性真菌生长缓慢，特别是皮肤癣菌，需培养 1～4 周才能形成典型菌落，故在培养基中可加入一定量的抗生素，抑制杂菌生长。真菌的菌落有两大类：

1. 酵母型菌落 酵母型菌落是单细胞真菌形成的菌落，形态与一般细菌菌落相似，但较大，表面光滑、湿润、柔软、致密、边缘整齐。培养物镜下可见有卵圆形单细胞性芽生孢子，无菌丝，如新生隐球菌。有些单细胞真菌（如白假丝酵母菌）的菌落外观上和酵母型菌落相似，但显微镜下可看到假菌丝，称类酵母型菌落。

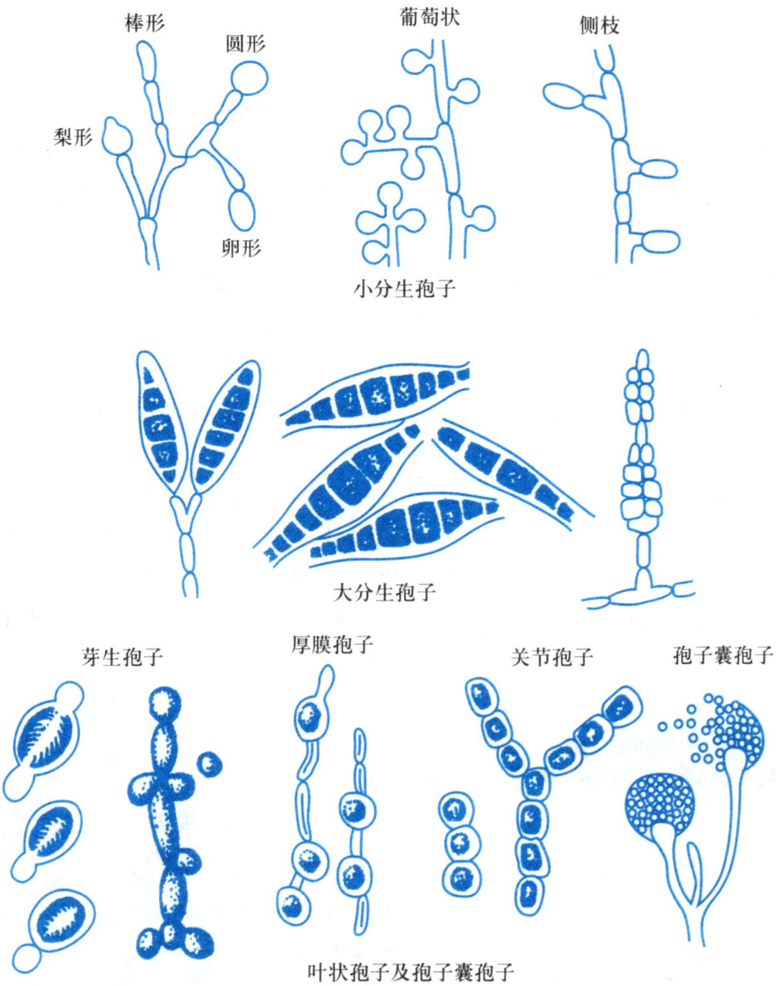

图 10－2　真菌的孢子

2. 丝状型菌落　由多细胞菌丝体所组成，由于菌丝一部分向空中生长，从而使菌落呈絮状、绒毛状或粉末状并在正背面呈现不同的颜色，常作为鉴定种属的参考。

（三）变异性与抵抗力

真菌很容易发生变异，经人工培养基中多次传代或培养过久，均可出现形态、培养特性，甚至毒力的改变。用成分不同的培养基或用不同温度进行真菌培养，其性状也有所不同。

真菌对干燥、日光、紫外线及一般消毒剂有较强抵抗力，但对热的抵抗力较差，60 ℃ 1 h 可杀死菌丝和孢子。对 1% 苯酚、2.5% 碘酊、1% 升汞及 10% 甲醛等较敏感。对常用的抗生素不敏感，制霉菌素、二性霉素 B、酮康唑、咪康唑等对多种真菌有抑制作用。

二、致病性与免疫性

（一）致病性

不同的真菌可通过不同的形式致病，归纳起来主要有以下几种。

1. 病原性真菌感染 主要为外源性感染，包括浅部真菌感染和深部真菌感染。如皮肤癣菌是引起浅部真菌病最常见的病原性真菌，多因接触患者或患病的哺乳动物、污染物而感染。皮肤癣菌具有嗜角质蛋白的特性，侵犯部位仅限于角化的表皮、毛发和指（趾）甲，其致病机制主要是由于皮肤癣真菌在组织中能顽强增殖及其代谢产物刺激产生病理反应，从而引起感染组织病变；深部真菌感染时，其真菌被吞噬细胞吞噬而不被杀死，在吞噬细胞内繁殖，引起组织慢性肉芽肿性炎症和坏死。

2. 条件致病性真菌感染 主要为内源性感染，当机体免疫功能低下或菌群失调时可发生，如白假丝酵母菌、曲霉、毛霉等引起的感染。

3. 真菌超敏反应性疾病 有些真菌如青霉菌、着色真菌、镰刀菌等对机体无致病作用，但其孢子或代谢产物可作为变应原引起超敏反应，如过敏性鼻炎、支气管哮喘、过敏性肺泡炎、荨麻疹等。

4. 真菌毒素中毒与致癌 真菌毒素是由生长在农作物、食物或饲料上的真菌在代谢过程中产生的有毒物质，人食入后引起急性或慢性中毒，毒素可损伤肝、肾、神经组织及造血系统等。近年来，发现一些真菌产物和肿瘤有关，如黄曲霉所产生的黄曲霉毒素具有致癌作用，有一些曲霉（如黑曲霉、红曲霉、棒状曲霉等）也可以产生类似黄曲霉毒素的致癌物质。

知识链接与拓展

真菌毒素是真菌产生的代谢产物，目前已知有200多种不同的真菌毒素，根据毒素对靶组织的损害作用，可分为肝毒、肾毒、心脏毒、造血器官毒等。人或动物摄入被真菌毒素污染的农、畜产品或通过吸入及皮肤接触真菌毒素可引发多种中毒症状，如黄绿青霉可产生神经毒素，急性中毒表现为神经麻痹、呼吸麻痹、抽搐；慢性中毒表现为溶血性贫血。橘青霉产生的橘青霉素毒害肾。有一些出血综合征也是由真菌毒素引起的，如拟分枝镰刀菌和梨孢镰刀菌产生的T2毒素，其急性症状为全身痉挛，常因心力衰竭而死亡；亚急性或慢性中毒常表现为胃炎，口腔、鼻腔、咽部、消化道出血，白细胞极度减少，淋巴细胞异常增大，凝血时间延长等。

（二）免疫性

1. 固有免疫（非特异性免疫） 包括皮肤黏膜的屏障作用、正常菌群的生物拮抗力等，对防止真菌感染起着重要的天然免疫作用。当发生皮肤黏膜破损、腺体分泌不足、菌群失调时均容易引起真菌感染，如儿童因头皮脂肪酸的分泌量少易患头癣，成人因手和足汗较多可促进真菌的生长易引起手足癣。

2. 适应性免疫（特异性免疫） 特异性抗体可阻止真菌转为菌丝相，以提高吞噬能力，并可抑制真菌吸附于体表，如白假丝酵母菌 sIgA 抗体可与其菌体表面的甘露聚糖复合体结合阻止其吸附，即适应性免疫。但一般真菌感染的恢复主要靠细胞免疫。真菌抗原可刺激机体产生特异性的淋巴细胞，使其释放 IFN－γ 和 IL－2 等细胞因子，这些细胞因子可激活巨噬胞、NK 细胞等，参与对真菌的杀伤。

三、检查方法与防治原则

（一）标本采集与检查方法

浅部真菌感染可用70%的乙醇消毒局部后取病变部位指（趾）甲屑、鳞屑、毛发等标本置于载玻片上，滴加1～2滴10%～20% KOH微加热处理后直接镜检。深部真菌感染可取痰、脑脊液、局部坏死组织等，根据菌种和检验要求不同，选用不染色或染色的方法进行直接镜检，对于直接镜检不能确诊时，可进行真菌培养。血清学检测技术可作为某些真菌性疾病的辅助诊断。

（二）防治原则

目前真菌感染尚无特异性预防措施。皮肤癣菌感染的预防原则主要是注意清洁卫生，避免直接或间接与患者接触。保持鞋袜干燥，防止皮肤癣菌滋生，预防足癣，局部治疗可选用抗真菌的癣药水或药膏，如0.5%聚维酮碘、复方硫酸铜溶液、复方达可宁软膏等治疗浅部真菌感染。防治深部真菌感染，首先要提高机体正常防御能力，去除诱发因素，如临床要合理选用抗生素，减少二重感染；在侵入性诊疗过程中要严格无菌操作，防止医源性感染；对应用免疫抑制剂、肿瘤及糖尿病、年老体弱的患者，更应该注意防止内源性感染。深部真菌感染治疗的药物可选用二性毒素B、酮康唑、咪康唑、伊曲康唑等。

第二节　主要致病性真菌

病原性真菌按其侵犯的部位和临床表现不同，可分为浅部感染真菌（如皮肤癣真菌、皮下组织感染真菌）和深部感染真菌。浅部真菌感染主要由多细胞真菌引起，深部真菌感染多由单细胞真菌引起。

一、浅部感染真菌

（一）皮肤癣菌

皮肤癣菌（Dermatophyters）是引起浅部真菌病最常见的病原菌，多因接触患者或患病的哺乳动物、污染物而感染。皮肤癣菌具有嗜角质蛋白的特性，侵犯部位仅限于角化的表皮、毛发和指（趾）甲引起各种癣症，其致病机制主要是由于皮肤癣真菌在组织中顽强增殖及其代谢产物（如酯酶）等物质的刺激产生病理反应。皮肤癣，特别是手足癣是人类最多见的真菌病（彩图2）。

皮肤癣菌分表皮癣菌、毛癣菌和小孢子癣菌三个属（表10－1）。皮肤癣菌属可在沙保弱培养基上生长，形成丝状菌落。根据菌落的形态、颜色和所产生的孢子作初步鉴定。

表10－1　皮肤癣菌的种类及侵犯的部位

皮肤癣菌属	菌种数	侵犯部位		
		皮肤	毛发	指（趾）甲
表皮癣菌属	1	+	−	+
毛癣菌属	20	+	+	+
小孢子癣菌属	15	+	+	−

1. 表皮癣菌属 对人致病的只有絮状表皮癣菌一个菌种。可侵犯人表皮、指(趾)甲，但不侵犯毛发。临床上可致体癣、足癣、手癣、股癣和甲癣等。表皮癣菌不产生小分生孢子。其产生的大分生孢子呈棍棒状，壁薄，由 3 ~ 5 个细胞组成，菌丝较细、有分隔，间或可见球拍状、结节状及螺旋状菌丝(彩图 2)。本菌在沙保弱培养基上，室温或 28 ℃时生长较快，菌落开始如蜡状，继而出现粉末状，由白色变成黄绿色，在菌丝的侧壁及顶端形成大分生孢子。

2. 毛癣菌属 毛癣菌属有 20 余种，大约有十几种对人有致病性。可引起人的皮肤、毛发和指(趾)甲感染。镜下可见细长、薄壁、棒状、两端钝圆的大分生孢子以及侧生、散在或呈葡萄状的小分生孢子。菌落可呈颗粒状、粉末状、绒毛状，颜色为黄色、橙黄色、橘黄色、白色和淡红色等。

3. 小孢子菌属 目前小孢子菌属已发现有 15 个种，对人致病的大约有 8 种。只侵犯毛发与皮肤，引起头癣和体癣，不侵犯指(趾)甲。镜下可见厚壁的梭形大分生孢子。卵圆形的小分生孢子长在菌丝的侧枝末端。菌丝有隔，呈结节状、球拍状或梳状。小孢子菌属菌落呈绒毛状或粉末状，表面粗糙，菌落颜色呈灰色、橘红色或棕黄色。

(二) 角层癣菌

主要有秕糠状鳞斑癣菌及何德毛结节菌。前者可使皮肤表面出现花斑癣，多发于颈、胸、腹、背和上臂，形如汗渍斑点，俗称汗斑。后者可在毛干上形成硬结节，使毛干呈沙粒状。

(三) 皮下组织感染真菌

皮下组织感染的真菌为外源性真菌经由伤口侵入，在局部生长繁殖并扩散到皮下组织、骨组织等，主要包括着色真菌和申克孢子丝菌等。

1. 着色真菌 引起致病的着色真菌主要有 5 种：鼻毛癣菌、裴氏丰萨卡菌、紧密丰萨卡菌、卡氏枝孢霉和疣状瓶霉。在我国以卡氏枝孢霉为最多，其次为裴氏丰萨卡菌。

着色真菌的分生孢子分三型：树枝型、剑顶型、花瓶型。这类真菌在沙保弱培养基上生长缓慢，常需培养数周。菌落棕褐色，表面有极短的菌丝。该真菌为腐生菌，广泛存在于土壤中，可经下肢和脚外伤侵犯肢体皮肤，潜伏期约为 1 个月乃至 1 年，病程可长达几十年。早期皮肤损伤处发生丘疹，丘疹增大形成结节，结节融合成疣状或菜花状。随病情发展，老病灶结疤愈合，新病灶不断从周围产生。日久形成广泛的疤痕，影响淋巴回流，形成肢体象皮肿。免疫功能降低时可侵犯中枢神经系统或经血行扩散。

2. 申克孢子丝菌 申克孢子丝菌属于腐物寄生性真菌，广泛分布于土壤、尘埃、各种植物及木材上，是一种二相性真菌。标本革兰染色，镜下直接镜检，可见有梭形和卵圆形孢子。在沙保弱培养基上，经 25 ~ 37 ℃培养 3 ~ 5 天开始生长，初为灰白色黏稠小点，逐渐扩大变为黑色或褐色有褶皱薄膜的菌落。在玻片培养中可见菌丝两侧伸出细长分生孢子柄，末端长出梨状小分生孢子。在含有胱氨酸的血平板上 37 ℃培养，则长出酵母型菌落。

申克孢子丝菌多因外伤接触带菌的花草和荆棘等而引起感染，经微小的损伤侵入皮肤，然后沿淋巴管分布，引起亚急性或慢性肉芽肿，使淋巴管形成链状硬结，继而形成坏死和溃疡，称为孢子丝菌性下疳。病变多发生于四肢，儿童多发生于面部。该菌也可经口或呼吸道侵入，沿血行播散至其他器官。

二、深部感染真菌

深部感染真菌是指侵袭深部组织、内脏以及全身的真菌。其感染可以是外源性的，也可以是内源性的。外源性的病原性真菌致病力较强，常可引起慢性肉芽肿样炎症、溃疡和坏死，并可导致患者死亡。内源性的感染真菌多为条件致病菌。引起条件致病性感染的真菌虽然致病力较弱，但若延误诊治亦可危及生命。

（一）白假丝酵母菌

白假丝酵母菌（*Saccharomyces albicans*）俗称白色念珠菌，为人体正常菌群。存在于正常人体的口腔、上呼吸道、肠道与阴道黏膜处。菌体圆形或卵圆形，直径 3 ~ 6 μm。革兰染色阳性，主要以出芽方式繁殖，在组织内易形成芽生孢子及假菌丝，培养后的白假丝酵母菌在假菌丝中间或其末端形成厚膜孢子（图 10 – 3），为本菌特征之一。

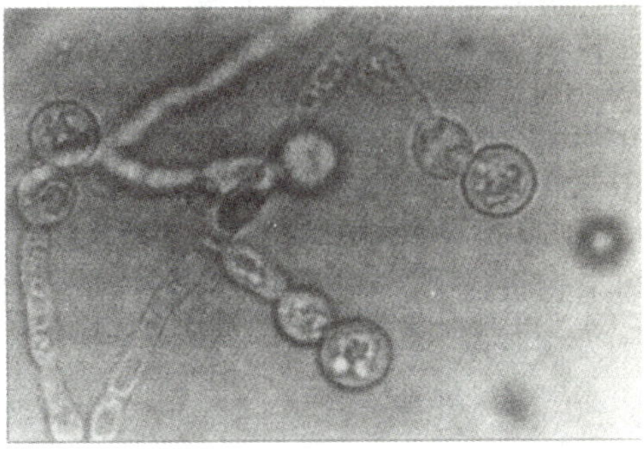

图 10 – 3　白假丝酵母菌厚膜孢子

当机体发生菌群失调或抵抗力降低时，可引起多种念珠菌病：① 皮肤黏膜感染：感染好发于皮肤潮湿、褶皱处，如乳房下、腋窝、腹股沟、肛门周围、会阴部及指（趾）间，形成有分泌物的糜烂病灶。最常见的黏膜感染是新生儿鹅口疮、口角炎及阴道炎。② 内脏感染：主要有肺炎、支气管炎、食管炎、肠炎、膀胱炎和肾盂肾炎等。③ 中枢神经感染：可引起脑膜脑炎、脑脓肿等。另外，对白假丝酵母菌过敏的人，皮肤上可出现变态反应性皮疹，症状类似湿疹或皮肤癣菌疹。

（二）新生隐球菌

1. 生物学性状　新型隐球菌为圆形酵母型真菌，外周有肥厚荚膜，折光性强。一般染色法不易着色，难以发现，故名隐球菌。用墨汁负染后镜检，可见黑色的背景中有圆形或卵圆形的透明菌体，其外包绕有透明的荚膜。荚膜比菌体大 2 ~ 3 倍。多以单向芽生方式繁殖，芽颈细，母细胞与子细胞间无明显胞质沟通，无假菌丝（图 10 – 4）。在沙保弱培养基和血琼脂平板上，经 37 ℃ 3 ~ 5 天形成酵母菌落，菌落黏稠呈浅褐色，日久菌落可液化。此菌能分解尿素，故可与白假丝酵母菌区别。

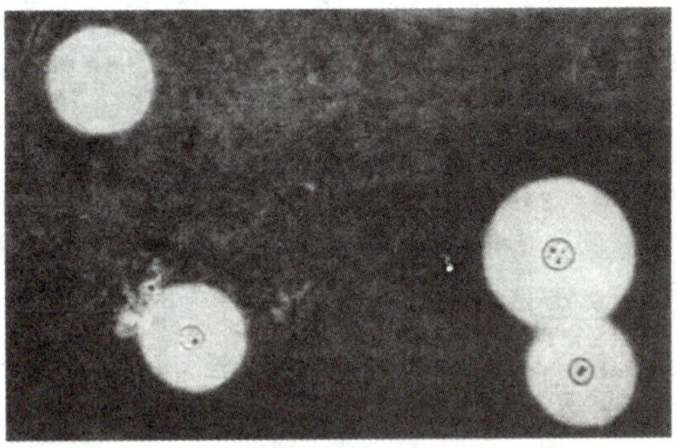

图 10 – 4　新生隐球菌脑脊液标本墨汁染色

2. 致病性与免疫性　新型隐球菌的重要致病物质是荚膜，荚膜具有抑制吞噬细胞吞噬和抑制机体免疫应答等作用。该菌大量存在于干燥的鸽子粪便中，故鸽子是主要的传染源，呼吸道为主要的传播途径。人因吸入被鸽粪污染的空气而感染，引起隐球菌病。

新型隐球菌为人体正常菌群，当机体免疫力低下时，可引起内源性感染或外源性感染，但一般是外源性感染。在临床上，尤其是 AIDS 患者、血液系统恶性肿瘤患者或用皮质激素治疗的患者，对新型隐球菌高度易感。当新型隐球菌经呼吸道吸入后，首先感染的部位是肺部，大多数感染症状不明显，有的患者可引起支气管炎、轻度的肺炎。严重患者可见肺大片浸润，呈暴发感染，甚至死亡。部分患者的感染可从肺播散至全身其他部位，包括皮肤、骨、心脏等，最易受侵犯的部位是中枢神经系统，可引起慢性脑膜炎，临床表现类似结核性脑膜炎，预后不良。

近年来抗生素、激素和免疫抑制剂的广泛使用，是新型隐球菌感染病例逐渐增多的主要原因。因此，对易感者要避免接触鸽子、鸽粪，减少感染的机会。

（三）曲霉与毛霉

1. 曲霉（*Aspergillus*） 是广泛分布在自然界中的腐生菌，种类繁多，对人有致病性的主要是黄曲霉、烟曲霉、黑曲霉和土曲霉，其中以烟曲霉最为常见。曲霉可产生丰富的分生孢子，孢子飘散于空气中，人吸入空气中的孢子而感染。曲霉所致疾病有直接感染、超敏反应及曲霉菌毒素中毒三种类型。随着近年来抗生素的广泛应用和新的诊疗技术的应用，曲霉病的发病率逐年上升。

2. 毛霉（Mucor） 广泛分布于自然界，常引起食物霉变，也是人类条件致病菌。当机体抵抗力极度低下，如慢性消耗性疾病、长期应用放疗、化疗及免疫抑制剂等治疗的患者可引起继发感染。大多首先发生在鼻或耳部，后可经血液侵入脑，引起脑膜炎。亦可扩散到肺、胃肠道等全身各器官，病死率较高。

本章小结

真菌是一类具有典型细胞核和完整细胞器，无根、茎、叶，不含叶绿素的真核细胞型微生物。真菌在自然界分布广泛，目前已发现有数十万种。其中绝大多数真菌对人类有益，有少数真菌对人类有害，可引起人类感染性、超敏反应性及中毒性疾病等。

真菌按形态、结构的不同可分为单细胞真菌和多细胞真菌两大类。单细胞真菌呈圆形或椭圆形，以出芽方式繁殖，如酵母菌和类酵母菌。对人类致病的单细胞真菌主要有新生隐球菌和白假丝酵母菌。多细胞真菌由菌丝和孢子组成，不同真菌的菌丝和孢子形态各异，菌丝和孢子都是鉴别真菌和真菌分类的主要依据。真菌营养要求不高，常用的培养基是沙保弱培养基。多数病原性真菌生长缓慢，特别是皮肤癣菌，需培养1～4周才能形成典型的菌落。

病原性真菌按其侵犯的部位和临床表现不同分为浅部感染真菌和深部感染真菌两大类。浅部感染真菌最常见的是皮肤癣菌，多因接触患者或患病的哺乳动物、污染物而感染，皮肤癣菌具有嗜角质蛋白的特性，侵犯部位仅限于角化的表皮、毛发和指（趾）甲引起各种癣症；常见的深部感染真菌有白假丝酵母菌和新生隐球菌。白假丝酵母菌为人体正常菌群，当机体发生菌群失调或抵抗力降低时，引起皮肤黏膜、内脏和中枢神经系统感染等；新生隐球菌其形态特点为外周有一层肥厚的胶质样荚膜，人因吸入被鸽粪污染的空气而感染，首先感染的部位是肺部，最易侵犯的部位是中枢神经系统，可引起慢性脑膜炎。

思考题

1. 描述真菌的形态结构及菌落特征。
2. 简述皮肤癣菌的致病特点、微生物学检查及防治原则。
3. 说出白假丝酵母菌和新生隐球菌所引起的疾病。

（杨增茹）

第十一章

人体寄生虫学概述

学习目标

1. 掌握人体寄生虫、宿主、生活史、感染阶段的概念。
2. 熟悉寄生虫对宿主的损害作用和宿主的免疫作用。
3. 了解寄生虫的病原学诊断方法及人体寄生虫病的防治原则。

人体寄生虫学(human parasitology)是研究与人体健康有关的寄生虫的形态结构、生活史、致病性、实验室诊断技术、流行规律和防治措施,阐明寄生虫与人体以及与外界环境因素之间相互关系的一门学科。也是临床医学和预防医学的一门基础学科。人体寄生虫学包括医学蠕虫、医学原虫和医学节肢动物三部分。学习人体寄生虫学的目的是为了消灭或控制病原寄生虫以及与疾病相关的节肢动物,保障人类的健康。

第一节　寄生现象与寄生虫的生活史

一、寄生现象

在自然界,生物在长期进化的过程中,不同生物之间逐渐形成了复杂的关系。凡是两种生物在一起生活的现象,统称共生(symbiosis)。在共生现象中根据两种生物之间的利害关系可分为共栖、互利共生、寄生三种基本类型。

1. 共栖(commensalism)　指两种生物共同生活,一方受益,另一方既不受益也不受害。如结肠内阿米巴生活在结肠内,以细菌为食,不侵犯组织,对人体无利无害。

2. 互利共生(mutualism)　指两种生物共同生活,双方受益,甚至相互依赖。如牛、马胃内的纤毛虫,一方面分解植物纤维获取营养,被分解的纤维有利于牛、马的消化吸收,纤毛虫的繁殖和死亡为牛、马提供了所需的蛋白质,另一方面牛、马的胃又为纤毛虫提供了生存、繁殖所需的环境条件。

3. 寄生(parasitism)　两种生物共同生活,一方受益,另一方受害,受害方为受益方提供了营养和居住的场所,这种关系称为寄生或寄生现象,如寄生于人体内的肝吸虫。长期或暂时性寄居于另一种生物的体内或体表获取营养,并给对方带来损害的低等动物,称寄生虫(parasite)。寄生于人体的寄生虫称人体寄生虫或医学寄生虫。根据寄生部位的不同又分为体外寄生虫和体内寄生虫。根据寄生虫的形态特点分为医学蠕虫、医学原虫、医学节肢动物。被寄生虫寄生并遭到损害的生物称为宿主(host)。依据寄生虫在宿主体内发育的不同阶段,将宿主分为:① 中间宿主:寄生虫的幼虫或无性生殖阶段所寄生的宿主称为中间宿主。有些寄生虫需要两个或两个以上的中间宿主,按寄生的先后顺序分为第一中间宿主,第二中间宿主等。② 终宿主:寄生虫的成虫或有性生殖阶段所寄生的宿主称为终宿主,如血吸虫的成虫寄生于人体,人就是血吸虫的终宿主。③ 保虫宿主:亦称储存宿主,作为人体寄生虫病传染源的受染脊椎动物称保虫宿主,如布氏姜片虫成虫可寄生于人体小肠,亦可寄生于猪的肠道内,故人是其终宿主,猪为布氏姜片虫的储存宿主。④ 转续宿主:含有滞育状态寄生虫幼虫的非适宜宿主。幼虫在转续宿主体内不发育,如有机会进入适宜宿主体内,可继续发育为生活史中的下一虫期,如曼氏迭宫绦虫第二中间宿主蛙(体内含有曼氏迭宫绦虫幼虫裂头蚴)被非适宜宿主蛇、鸟或人食入,裂头蚴在其体内不发育,而当猫、狗等终宿主食入含裂头蚴的蛇、鸟肉后,裂头蚴则可继续发育为成虫。

二、寄生虫的生活史

寄生虫完成一代生长、发育、繁殖的全部过程称寄生虫的生活史。寄生虫完成生活史除需要有适宜的宿主外,还需要有适宜的外界环境条件。寄生虫的生活史中需经历许多不同的阶段,具有感染人体能力的发育阶段称感染阶段(infective stage)。如蛔虫的感染阶段为感染期虫卵。感染阶段的寄生虫进入人体后需经一定游移至最终寄生部位,称体内移行。

有些寄生虫的生活史中仅有无性生殖,如阿米巴原虫、阴道毛滴虫、蓝氏贾第鞭毛虫、利什曼原虫等;有些寄生虫仅有有性生殖,如蛔虫、蛲虫、钩虫等;有些寄生虫需经过无性繁殖和有性繁殖两种方式才能完成一代发育,即无性生殖世代与有性生殖世代交替进行,称为世代交替,如疟原虫、弓形虫、吸虫等。

第二节　寄生虫与宿主的相互作用

寄生是在一定条件下寄生虫与宿主之间的一种特定关系。寄生虫在宿主体内寄生,会对宿主产生不同程度的损害作用,同时宿主也对寄生虫产生不同程度的免疫清除作用。其结果可能会导致寄生虫形态与功能的变化,而宿主可能出现病理改变,引起寄生虫病。

一、寄生虫对宿主的作用

寄生虫在宿主的腔道、组织或细胞内寄生可引起一系列的损伤,这不仅见于蠕虫的成虫、原虫,而且也见于移行中的幼虫等。因此,寄生虫对宿主的损害作用是多方面的。

1. 掠夺营养　寄生虫在宿主体内生长、发育和繁殖,需要从宿主体内获取营养物质,所以寄生的数量越多,夺取的营养物质就越多,如蛔虫寄生于人体的小肠,以宿主半消化的食物为营养,大量虫体的寄生,可引起宿主营养不良。

2. 机械性损伤　寄生于肠道、组织或细胞内的寄生虫,如堵塞腔道、压迫组织和破坏细胞,可导致组织损伤,如钩虫的钩齿或板齿致肠黏膜损伤,蛔虫引起肠穿孔,棘球蚴引起压迫症状等。

3. 毒性作用与超敏反应　寄生虫在人体寄生,其分泌物、排泄物和死亡虫体的分解物对宿主均有毒性作用，这是寄生虫危害宿主方式中最重要的一种类型。例如，溶组织内阿米巴原虫侵入机体分泌的溶组织酶，可溶解组织、细胞，引起宿主肠壁溃疡或肝脓肿。另外，寄生虫的代谢产物和死亡虫体的分解物又都具有免疫原性，可使宿主致敏，引起局部或全身超敏反应。例如，血吸虫卵内的毛蚴分泌物引起周围组织发生免疫病理变化形成虫卵肉芽肿，而肉芽肿是血吸虫病最基本的病变，也是主要的致病因素。又如疟原虫的抗原物质与相应抗体形成的免疫复合物，可沉积于肾小球毛细血管基底膜，在补体参与下引起肾小球肾炎；棘球蚴囊壁破裂引起宿主发生过敏性休克等。

二、宿主对寄生虫的作用

寄生虫及其产物对宿主均为异物，因此，宿主对寄生虫的入侵可产生非特异性免疫反应和特异性免疫反应，通过机体免疫反应抑制、杀伤或消灭所感染的寄生虫。

（一）非特异性免疫

非特异性免疫是在长期种系进化过程中逐渐建立起来的，受宿主遗传因素的控制，具有相对稳定性，对各种寄生虫感染均具有一定程度的抵抗作用，但无特异性。非特异性免疫包括：皮肤黏膜和胎盘屏障作用；消化液的消化作用；吞噬细胞、嗜酸性粒细胞、自然杀伤细胞和补体的杀灭作用等。另外宿主对某些寄生虫病具有先天不感染性，如鼠感染的伯氏疟原虫不能使人感染。

（二）特异性免疫

特异性免疫是寄生虫抗原侵入宿主机体后，刺激宿主的免疫系统诱导产生的特异性细胞免疫和体液免疫应答。特异性免疫对寄生虫有清除和杀伤作用，而且对同种寄生虫的再感染可产生一定的抵抗力。这种免疫随寄生虫的种类、数量及宿主的不同而产生不同的免疫效果。

1. 非消除性免疫 宿主感染后体内寄生虫未被完全清除，但对寄生虫的再感染可产生一定程度的免疫力，该现象是寄生虫感染中常见的免疫类型。非消除性免疫包括以下三种：

（1）带虫免疫 当体内有活的寄生虫时，宿主对同种寄生虫的再感染具有一定的免疫力，若活虫消失，免疫力也随之消失，这种现象称为带虫免疫。如疟疾患者发作停止后，体内仍有低密度疟原虫，机体对同种疟原虫的再感染具有免疫作用。

（2）伴随免疫 某些蠕虫如血吸虫感染，寄生的活成虫使宿主产生特异性免疫，这种免疫对体内的成虫没有明显的影响，成虫可继续存活，但对再次入侵的童虫，有一定的抵抗力，这种活动性感染与免疫力并存的免疫状态，称为伴随免疫。

（3）寄生虫性超敏反应 被寄生虫抗原致敏的机体再次接触相同的抗原时，可发生异常的免疫反应，常导致机体的生理功能紊乱或组织损伤。

2. 消除性免疫 指宿主感染后能清除体内寄生虫，并对再感染产生完全抵抗力，如黑热病原虫产生的免疫。这是寄生虫感染中很少见的一种免疫状态。

（三）免疫逃避

有些寄生虫能逃避宿主的免疫反应，这种现象称免疫逃避。寄生虫能在有免疫力的宿主体内繁殖，可发生抗原改变，如抗原变异、抗原伪装，也可通过多种破坏机制改变宿主的免疫应答反应等。

1. 抗原性的改变 寄生虫抗原性改变是逃避宿主免疫效应的基本机制。有些寄生虫在宿主体内寄生时,其表面抗原发生的变异,直接影响免疫细胞的识别。例如,非洲锥虫在宿主血液内能有顺序地更换其表被糖蛋白,产生新的变异体,而宿主体内每次产生的抗体,对下一次出现的新变异体无免疫作用,因此寄生虫可以逃避特异性抗体的作用。

抗原伪装是寄生虫体表结合有宿主的抗原,或者被宿主的自身成分包裹,妨碍了宿主免疫系统的识别,借此逃避宿主的免疫攻击。

2. 抑制或破坏宿主的免疫应答 寄生在宿主体内的寄生虫释放出的可溶性抗原大量存在时,可以干扰宿主的免疫反应,有利于寄生虫存活下来。目前,越来越多的证据已表明,寄生虫感染或在感染的某些阶段中,可引起宿主的全身性或局部免疫抑制。

第三节 寄生虫病的诊断方法

寄生虫病的诊断虽可依据患者的临床症状、体征、有关影像检查结果以及流行病学资料等作为寄生虫感染的重要线索,但实验室检查的阳性发现是寄生虫病重要的诊断依据。主要包括以下几个方面。

一、病原学诊断

病原学诊断一般可从患者的粪便、血液、排泄物、分泌物或活体组织中直接检出寄生虫的某一发育阶段,这是最可靠的诊断方法,该方法广泛用于各种寄生虫病的诊断。

(一)粪便检查

1. 直接涂片法 直接涂片法主要用于粪便的检查,粪便检查是诊断肠道寄生虫病的主要方法:① 生理盐水直接涂片法:适用于蠕虫虫卵和原虫滋养体的检查。取洁净载玻片在中央滴 1 ~2 滴生理盐水,用竹签挑取米粒大小粪便与生理盐水混匀,加盖玻片后镜检。一般先用低倍镜检查,如有可疑虫卵或肠道原虫,再用高倍镜检查。② 碘液染色直接涂片法:此法可用于检查肠道原虫的包囊。以碘液替代生理盐水,操作方法与生理盐水涂片相同。

2. 饱和盐水漂浮法 此法适用于钩虫、鞭虫虫卵的检查。由于虫卵的相对密度小于饱和盐水的相对密度,故虫卵在饱和盐水中浓集并漂浮于水面,检出率较高。

(二)肛周虫卵的检查

适用于蛲虫和带绦虫的检查。可采用透明胶纸法,截取 2 cm×6 cm 的透明胶纸贴在载玻片上备用。检查时将胶纸揭开,用胶面粘贴于被检者肛门周围皮肤,充分粘贴后揭下来复贴于载玻片上进行镜检。此方法在清晨排便前检查为宜。也可用棉签拭子法,即棉签用生理盐水湿润后,涂擦肛周皮肤,直接涂片镜检。

(三)血液检查

适用于疟原虫、丝虫的检查。

1. 疟原虫检查 用血液涂片检查疟原虫有厚血膜和薄血膜两种制片方法,两种制片法可同时在一张载玻片上进行。

(1) 薄血膜制片法 取耳垂或指尖血一滴,置洁净载玻片 1/3 与 2/3 交界处,用一边缘整齐光滑的载玻片为推片,将推片一端与血液接触,两玻片之间呈 30°~45°,待检血液沿推片边缘向两边均匀扩散后,自右向左匀速推成薄血膜。

(2) 厚血膜制片法 取血 2 ~3 滴于载玻片另一端的 1/3 处,用推片的一角在玻片上涂成直径 1.0 cm 厚的血膜。血膜干后，用蒸馏水或清水溶血，待血膜呈灰白色时，将水倒去晾干。

（3）固定与染色　血片必须充分晾干，固定时用甲醇或无水乙醇滴于厚、薄血膜上，待干后进行染色。常用的染色方法为姬姆萨和瑞氏染色。

2. 微丝蚴检查　新鲜血片检查：夜晚 9 时至次晨 2 时取耳垂或指尖血一滴，于洁净的载玻片上，加蒸馏水 1～2 滴混匀溶血后加盖玻片，置于低倍镜下观察，发现蛇行游动的幼虫后可染色，进一步确定虫种。

（四）活组织检查

根据寄生虫寄生的部位，采取不同的活体组织标本进行检查，如疑似旋毛虫感染的患者，常采用肌肉活组织检查。

二、免疫学诊断技术

常用于不能或难以检出病原体的寄生虫病以及进行寄生虫病流行病学的调查。可采用皮内试验和血清学诊断等方法。

1. 皮内试验　利用Ⅰ型超敏反应的原理，将含特异抗原的液体注入皮内，观察注射部位皮肤的红晕反应，判断受试者体内有无抗体的存在。可用于多种寄生虫病的辅助诊断和流行病学调查。

2. 循环抗体与循环抗原的检测　循环抗体的检测，即血清学诊断方法。血清学诊断方法可有效地检测出感染者体内循环抗体的水平，作为既往或现症感染某种寄生虫的一个指标。动物实验和患者的检测表明，用现有的血清学诊断方法，可有效地反映寄生虫感染者血清抗体水平的动态变化。特异性抗体阳性表明患者过去或现症感染。目前，特异性抗体的检测仍是较理想的、可诊断患者及监测流行区疫情的行之有效的方法。由于现有的循环抗体检测方法不能区别患者是现症感染还是过去感染，作为评价疗效尚不够理想，因此人们注意力集中在检测循环抗原来解决上述存在的问题。目前研究证明，寄生虫感染机体后，受虫体释放的排泄物、分泌物的影响，体内循环抗原比循环抗体要出现得早。因此检测循环抗原可作为寄生虫病早期诊断和评价治疗效果的依据。如诊断血吸虫、肺吸虫病时均可用检测循环抗原的方法进行辅助诊断。

三、分子生物学诊断技术

近年来新发展的分子生物学诊断技术如 DNA 探针、PCR 技术等，具有简便、快速、经济、结果易判断等优点，为寄生虫病诊断提供了更为有效和可靠的方法。

第四节　寄生虫病的流行与防治原则

一、寄生虫病的流行环节

寄生虫病的流行与传播必须具备三个基本环节，即传染源、传播途径和易感人群。

1. 传染源　指有寄生虫感染，并能将寄生虫传入外界或另一宿主的人或动物，包括患者、带虫者和保虫宿主。例如，蛔虫病的传染源为人，华支睾吸虫病的传染源为人、猫、犬、猪等动物。

2. 传播途径 指寄生虫从传染源到易感宿主的途径，常见的感染途径有：① 经口感染：多种寄生虫的感染期可以通过饮食、饮水、污染的手指、玩具或其他媒介经口进入人体，这也是寄生虫最常见的感染方式。如蛔虫、鞭虫、蛲虫、华支睾吸虫、猪囊尾蚴等。② 经皮肤感染：有的寄生虫感染阶段可主动地经皮肤进入人体，如土壤中钩虫的丝状蚴、水中血吸虫的尾蚴以及疥螨、蠕形螨等均可直接侵入皮肤。③ 经其他途径感染：有的寄生虫则通过吸血的节肢动物叮咬经皮肤进入人体，如蚊传播疟原虫、丝虫，白蛉传播利什曼原虫；亦可经其他途径感染，如弓形虫可通过胎盘传染给胎儿、疟原虫除可经蚊子叮咬感染外还可通过输血感染。

3. 易感人群 指对寄生虫缺乏免疫力，又处于易感状态的人群。人对寄生虫感染的免疫力多为带虫免疫，未经感染的人因缺乏特异性免疫力而成为易感者。易感性还与年龄有关，一般儿童的免疫力低于成年人，也与生活方式、生活习性有关，如从事旱地种植业的人群钩虫的感染率较高，喜食生鱼片的人易感染华支睾吸虫。

寄生虫病的流行除与流行环节有关外，尚受生物因素、自然因素和社会因素的影响，当这三方面的因素有利于寄生虫病传播时，该地区就可能有相当数量的人获得感染，而引起寄生虫病的流行。

二、寄生虫病的流行特点

1. 地方性 寄生虫病的流行与分布常有明显的地方性，主要与下列因素有关：① 当地的气候条件：多数寄生虫病容易在温暖潮湿的地方流行而且分布较广泛；② 中间宿主或媒介节肢动物的地理分布：如血吸虫的流行与其中间宿主钉螺的分布有密切关系；黑热病流行于长江以北地区，与该地区媒介昆虫白蛉的分布有关；③ 人群的生活习惯：如猪带绦虫病与牛带绦虫病多流行于吃生的或未煮熟的猪、牛肉的地区，华支睾吸虫病流行于习惯吃生鱼或未煮熟鱼的地区有关；④ 生产方式：如钩虫病常流行于用人粪施肥的旱地农作物地区。

2. 季节性 寄生虫病的流行往往有明显的季节性，虫媒寄生虫病的传播季节与昆虫的活动一致，如间日疟原虫的流行季节与中华按蚊或嗜人按蚊的活动季节一致；人源性黑热病与中华白蛉活动的关系一致。其次是人类的生产活动和饮食方式因季节而异，多数寄生虫感染好发于温暖、潮湿的季节，如急性血吸虫病多发于夏季。

3. 自然疫源性 有的寄生虫病可以在脊椎动物和人之间进行传播，称为人兽共患寄生虫病。在原始森林或荒漠地区，这些寄生虫可以一直在脊椎动物之间传播，人偶然进入该地区时，则可从脊椎动物通过一定途径传播给人。这类不需要人的参与而存在于自然界的人兽共患寄生虫病具有明显的自然疫源性，这种地区称为自然疫源地。寄生虫病的这种自然疫源性不仅说明了寄生虫病在自然界中的进化过程，也同时反映了某些寄生虫病在流行病学和防治方面的复杂性。

三、寄生虫病的防治原则

1. 控制传染源 寄生虫病的流行，传染源是主要环节。在流行区普查普治带虫者和患者以及保虫宿主是控制传染源的重要措施。做好流动人口的监测，控制流行区传染源的输入和扩散也是必要的手段。

2. 切断传播途径 采取综合措施，加强粪便和水源管理，注意环境和个人卫生，控制和杀灭媒介节肢动物和中间宿主是切断传播途径的重要手段。

3. 保护易感人群，提高人群的免疫力 人类对人体寄生虫普遍易感，因此对人群采取必要的保护措施，加强健康教育，改变不良的饮食习惯和行为方式，提高自我保护意识是防止寄生虫感染的最直接方法。必要时用驱避剂、防护剂涂擦皮肤及预防性服用药物等，均可保护易感人群。

知识链接与拓展

随着人民生活水平的提高，由食源性寄生虫病造成的食品安全问题将愈加突出，有些寄生虫病如肺吸虫病、肝吸虫病、囊虫病和旋毛虫病等，城市发病人数明显增加，加上其临床表现多样化，常造成误诊和漏诊。这些寄生虫病的出现与人民生活水平的提高、食物来源的多样化和饮食方式的改变有关，现代都市人不再满足于鸡鸭鱼肉等肉食品的传统吃法，进而追求鲜、肥、美等新口味，于是生鱼片、醉蟹、炝虾、涮火锅，烤羊肉串等成为许多饭店、餐馆的招牌菜。让人们没有想到的是，虽然饱了口福，却吃出了寄生虫病。这些“吃出来的病”被媒体称为新的“富贵病”。这给寄生虫病防治工作提出了新的挑战。

本章小结

寄生虫是指长期或暂时性寄居于另一种生物的体内或体表获取营养，并给对方带来损害的低等动物。被寄生虫寄生并遭到损害的生物称为宿主。依据寄生虫在宿主体内发育的不同阶段，将其分为终宿主、中间宿主、保虫宿主和转续宿主。寄生虫具有感染人体能力的发育阶段称感染阶段，而寄生虫完成一代生长、发育、繁殖的全部过程，称寄生虫的生活史。寄生虫在人体寄生造成的危害有掠夺营养、机械性损伤、毒性作用和导致超敏反应等。寄生虫病的流行与传播必须具备三个基本环节，即传染源、传播途径和易感人群。有效预防寄生虫病的措施有消灭传染源、切断传播途径和保护易感人群。

思考题

1. 比较终宿主、中间宿主、保虫宿主、转续宿主的区别。
2. 分析寄生虫对宿主产生的危害作用。

（杨增茹）

第十二章

常见人体寄生虫

学习目标

1. 掌握线虫与吸虫虫卵形态特点、致病性及防治原则；掌握猪肉绦虫与牛肉绦虫的区别；掌握阴道毛滴虫、疟原虫形态特点及致病性。

2. 熟悉线虫、吸虫的生活史，熟悉细粒棘球绦虫生活史及致病性。

3. 了解医学节肢动物对人的危害。

第一节 医学蠕虫

蠕虫(helminth)是一类软体，借助肌肉收缩而蠕动的多细胞无脊椎动物。寄生于人体的蠕虫称医学蠕虫，包括线虫纲、吸虫纲、绦虫纲。在流行病学上蠕虫分为土源性蠕虫和生物源性蠕虫。

一、线虫纲

(一) 似蚓蛔线虫

又称蛔虫，是最常见的人体寄生虫，寄生于人体的小肠，为一大型线虫。

1. 形态

(1) 成虫　呈长圆柱状，两端较细，外形似蚯蚓，活时为粉红色，死后呈灰白色。体表有横纹和两条侧线，口位于虫体顶端，有三个唇瓣围绕呈“品”字形，唇瓣内缘各有乳突一对，肛门开口于末端。雌虫长约 30 cm，尾尖直，生殖器官为双管型；雄虫长约 20 cm，尾端向腹面卷曲，生殖器官为单管型，尾端有一对交合刺(图 12－1)。

(2) 虫卵　分为受精卵和未受精卵(彩图 4)：① 受精卵：呈宽椭圆形，大小为(45～75)μm×(35～50)μm，卵壳厚而透明，自外向内由受精膜、壳质层及蛔甙层组成，卵壳表面覆盖着一层凹凸不平的蛋白质膜，常被胆汁染成棕黄色，卵内含有一个未分裂的卵细胞，其两端有新月形间隙；② 未受精卵：呈长椭圆形，大小为(88～94)μm×(39～44)μm，蛋白质膜及卵壳较薄，无蛔甙层，卵内含有许多卵黄颗粒。虫卵蛋白质膜易脱落成为无色透明的虫卵。

2. 生活史　成虫寄生于人体的小肠，以宿主肠内的半消化食物为营养。雌雄成虫交配

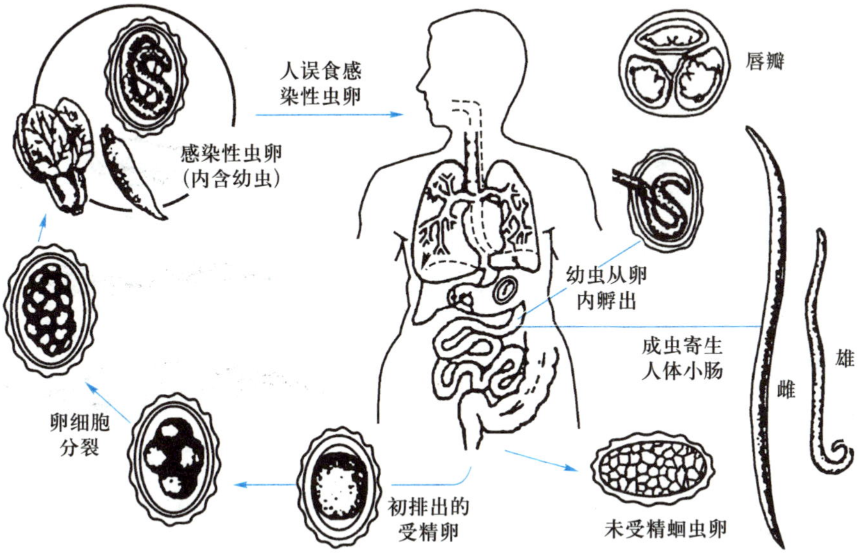

图 12－1　蛔虫形态及生活史

产卵(一条雌虫每日排卵数可高达 24 万),虫卵随粪便排出体外,污染土壤。受精卵在隐蔽、潮湿、氧气充足的土壤、在适宜的温度(21～30 ℃),约经过 2 周,受精卵内卵细胞发育为幼虫,再经过 1 周,卵内幼虫进行第一次蜕皮成为感染期虫卵。人若误食感染期虫卵,虫卵在小肠内孵化,卵内幼虫孵出,孵出的幼虫侵入人体肠黏膜及黏膜下层,进入静脉和淋巴管,随血流⟶肝⟶右心⟶ 肺⟶肺毛细血管⟶肺泡(经第 2、第 3 次蜕皮)⟶细支气管⟶气管⟶咽部(咽下)⟶胃⟶小肠。在小肠内经第 4 次蜕皮,数周后发育为成虫。自食入感染期虫卵到成虫产卵需要 60～75 天。蛔虫在人体内能生长一年左右时间(图 12－1)。

3. 致病性　蛔虫的成虫、幼虫均有致病性,其中以成虫对人体的危害最大。

(1) 幼虫的致病作用　幼虫进入人体小肠,在肝、肺内移行发育,由于机械性损伤、分泌物及代谢产物的释放,引起人体的超敏反应,尤以肺的反应明显,主要表现为发热、哮喘、咳嗽、痰中带血,临床称为蛔蚴性肺炎。

(2) 成虫的致病作用　蛔虫成虫寄生于小肠掠夺营养,影响小肠的消化和吸收功能,造成宿主营养不良。临床表现为食欲缺乏、腹痛、腹泻和便秘。儿童感染还可出现发育障碍。蛔虫的分泌物、代谢产物作为抗原还能刺激机体引起 I 型超敏反应,患者出现荨麻疹、哮喘等症状。

(3) 并发症　成虫有钻孔习性,可侵入阑尾、胆道、胰腺,分别引起阑尾炎、胆道蛔虫病及胰腺炎。蛔虫多时还可引起肠梗阻。

4. 实验室诊断

(1) 虫卵检查　取粪便,可用直接涂片法、饱和盐水漂浮法或沉淀法检查。

(2) 成虫检查　根据粪便排出的或呕吐出的成虫虫体形态、特征进行确诊。

5. 防治原则　加强卫生宣教,注意个人卫生及饮食卫生,防止食入感染期虫卵。加强粪便的管理及粪便无害化处理,消灭苍蝇等传播媒介。常用治疗药物有阿苯达唑。

（二）蠕形住肠线虫

又称蛲虫，寄生于人小肠末端及回盲部，引起蛲虫病，尤以儿童常见。

1. 形态

（1）成虫　虫体细小，乳白色呈线头状。体前端两侧角皮膨大形成头翼，口囊不明显，咽管末端膨大呈球形，称为咽管球。雌雄异体，雌虫大于雄虫。雌虫大小为(8～13) mm×(0.3～0.5) mm，雌虫虫体膨大，尾直而尖细，呈纺锤状。雄虫大小为(2～5) mm×(0.1～0.2) mm，尾部向腹面弯曲，尾部有一交合刺(图 12－2)。

（2）虫卵　无色透明，卵壳厚，不对称，一侧扁平，一侧凸起，似柿核状，大小为(50～60) μm×(20～30) μm。感染期虫卵内含一幼虫(彩图 4)。

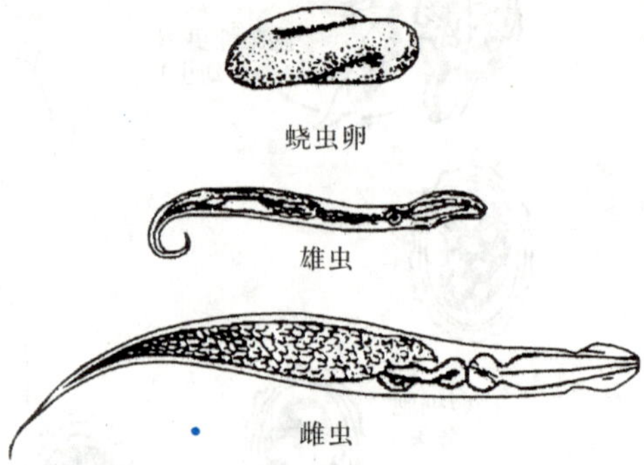

图 12－2　蛲虫成虫及虫卵

2. 生活史　成虫寄生于回盲部，以肠腔内容物、组织液和血液为食，雌雄交配后雄虫很快死亡。雌虫子宫内充满虫卵。在肠内温度及低氧环境中，雌虫脱离宿主肠壁，在肠腔内向下移行。当宿主入睡时，肛门括约肌松弛，雌虫移至肛周，在肛周产卵。虫卵在适宜的环境中，温度 34～36 ℃，湿度 90%～100%，约经过 6 h，发育成感染期虫卵。感染期虫卵可通过肛门──→手──→口或通过空气吸入等方式感染人体，在十二指肠内孵出幼虫，沿小肠下行，经 3 次蜕皮后，在结肠发育成成虫。从食入感染期虫卵至虫体发育成熟产卵，需要 15～30 天。雌虫寿命一般为 2～4 周，最长不超过 2 个月。

3. 致病性　雌虫在肛周爬行产卵，刺激肛周及会阴部皮肤、黏膜，引起局部瘙痒，患者常常抓破皮肤，引起继发感染。症状表现为烦躁不安、失眠、夜间磨牙、食欲下降、消瘦。还可因异位寄生引起尿道、阴道、输卵管等相关脏器的炎症。

4. 实验室诊断与防治原则　采用透明胶纸法和棉签拭子法，于清晨排便前在肛周取材检查虫卵，是最有效的实验室检查方法。若夜间在患者肛周或粪便中查到雌虫亦可确诊。

注意个人卫生及公共卫生，做到饭前、便后要洗手。患儿不穿开裆裤。对幼儿园儿童要定期检查。积极治疗患者，常用药物有恩波吡维铵、甲苯达唑、阿苯达唑，也可外用蛲虫膏。

（三）钩虫

寄生于人体的钩虫主要有十二指肠钩口线虫和美洲板口线虫。成虫寄生于人体的小肠，引起钩虫病。该病是我国五大寄生虫病之一。

1. 形态

（1）成虫　虫体细长略弯曲，长约 1 cm，半透明，活时肉红色，死后呈灰白色。虫体前端较细，顶端有一发达的角质口囊。十二指肠钩虫虫体外形呈“C”形，口囊内腹侧有两对钩齿。美洲钩虫虫体外形呈“S”形，口囊内腹侧前缘有一对板齿。头端两侧有一对腺体，可分泌抗凝素。钩虫雌雄异体，雌虫略大于雄虫，雌虫尾部尖直，雄虫尾部膨大呈伞状

(图 12－3)。

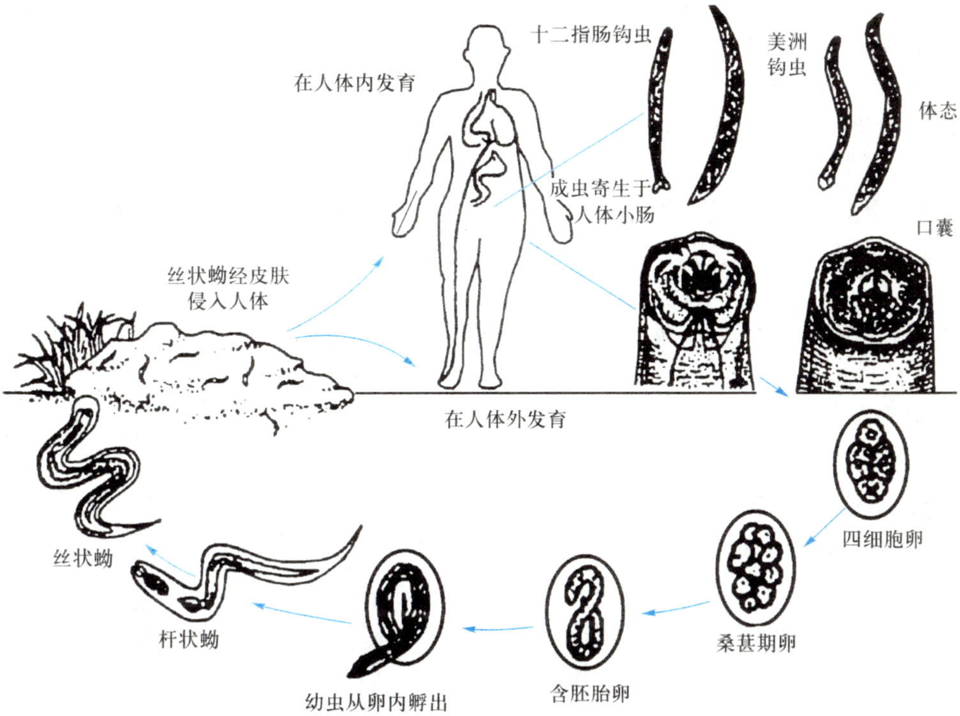

图 12－3　钩虫形态及生活史

(2) 虫卵　两种钩虫虫卵形态相似，呈椭圆形，平均大小为 60 μm×40 μm，卵壳薄。无色透明，卵内含 2～4 个卵细胞，卵壳与细胞间有明显环形空隙(彩图 4)。

2. 生活史　两种钩虫生活史基本相似，成虫寄生于人体小肠上段，其钩齿或板齿咬附在肠黏膜上，以血液、组织液和肠黏液为食。雌雄交配后，雌虫产卵，卵随粪便排出体外，在荫蔽、潮湿、氧气充足的疏松土壤中，卵内细胞不断分裂，经 24～48 h，孵化出幼虫(杆状蚴)。杆状蚴以土壤中的细菌和有机物为食，经 7～8 天，通过二次蜕皮，成为丝状蚴。丝状蚴是本虫的感染阶段。丝状蚴具有向湿、向温及向上移行的特性。当其与人体的皮肤接触时，活动性增强，依靠机械性穿刺和酶的作用，通过毛囊、汗腺、破损皮肤侵入人体，然后到达淋巴管和小血管，随血流⟶右心⟶肺⟶肺毛细血管⟶肺泡⟶支气管⟶气管⟶咽部(咽下)⟶胃⟶小肠后发育为成虫。少数丝状蚴也可经口侵入，自食道黏膜侵入血管，再经上述途径移行到小肠发育为成虫。从丝状蚴侵入皮肤到成虫产卵需要 5～7 周时间。十二指肠钩虫成虫寿命为 7 年，美洲钩虫寿命可达 14 年(图 12－3)。

3. 致病性

(1) 幼虫的致病性　主要是钩蚴侵入皮肤和移行造成对宿主的损害。丝状蚴侵入皮肤可引起钩蚴性皮炎，钻入处皮肤局部有奇痒和烧灼感，先出现斑疹或丘疹，继而形成水疱，即为钩蚴性皮炎，俗称“粪毒”。还可因抓痒继发细菌性感染，局部形成脓疱。幼虫移行至肺部时，穿破肺毛细血管，引起局部出血和炎性细胞浸润，临床表现为咳嗽、痰中带血，同时伴有发热、畏寒等症状，严重时出现哮喘。

（2）成虫的致病性　成虫寄生于小肠上段，以口囊咬附于肠黏膜，分泌抗凝素，并有更换吸附部位的习性，从而造成肠黏膜多处损伤出血。患者出现缺铁性贫血、肠黏膜散在出血点和小溃疡，临床表现为上腹不适、腹部隐痛、恶心、呕吐、腹泻等消化道症状。少数患者出现异嗜症，如喜食生米、生豆、泥土等。

4. 实验室诊断与防治原则　饱和盐水漂浮法检查虫卵是诊断钩虫病常用的方法，检出率高。

加强个人防护，加强粪便管理，避免赤足耕作，防止丝状蚴感染皮肤。普查、普治是控制流行的必要措施。常用的药物有甲苯达唑、阿苯达唑等。

（四）丝虫

我国常见的丝虫有两种：班氏吴策线虫和马来布鲁线虫。成虫寄生于人体淋巴系统，可引起丝虫病。原为我国五大寄生虫病之一。

1. 形态

（1）成虫　两种丝虫形态相似。乳白色线状，体表光滑，雌雄异体，寄生于淋巴管或淋巴结内。

（2）微丝蚴　雌虫产出的幼虫，微丝蚴。微丝蚴细长，活时呈蛇样扭曲运动。虫体无色透明，头端钝圆，尾端尖细，外被鞘膜。体内含有许多圆形或椭圆形体核，头端无体核区称头间隙。尾端逐渐变细，如有核称尾核（图 12－4）（表 12－1）。

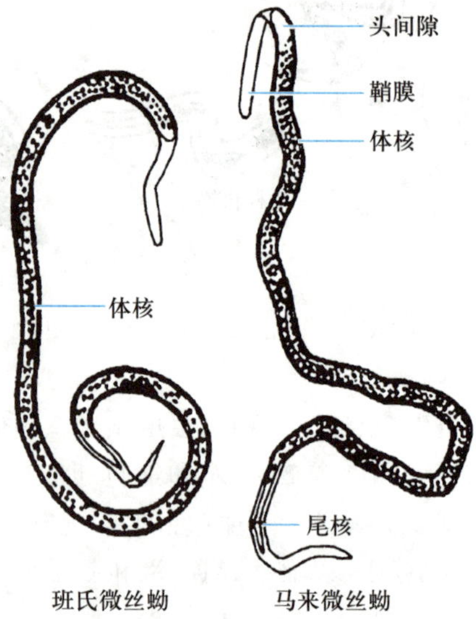

图 12－4　两种微丝蚴形态

2. 生活史　两种丝虫生活史基本相同。发育过程需要两个宿主，幼虫在蚊体内发育，成虫在人体内发育。

（1）在蚊体内的发育　当蚊子叮咬患者吸血时，将微丝蚴吸入胃内，经 1～7 h，微丝蚴脱鞘膜，进入胸肌，形成短而粗的腊肠蚴。幼虫继续发育，变为细而长的丝状蚴（感染期幼虫）。丝状蚴移行至蚊喙部，当蚊吸血时，丝状蚴自蚊体逸出，沿叮咬的伤口侵入人体。

表 12－1　班氏微丝蚴和马来微丝蚴鉴别

	班氏微丝蚴	马来微丝蚴
大小	(244～296) μm × (5.3～7.0) μm	(177～230) μm × (5～6) μm
体态	弯曲　自然　柔和	僵硬 大弯上有小弯
头间隙（长:宽）	长宽相等或长小于宽	长约为宽的 2 倍
体核	圆形，大小均匀	圆形，大小不等
	排列整齐　清晰可数	排列密集　不易分清
尾核	无	2 个　前后排列

(2) 在人体内的发育　丝状蚴进入人体后，迅速侵入淋巴管内，在淋巴管或淋巴结内发育为成虫。成虫以淋巴液为食，雌雄虫交配后，雌虫即产微丝蚴，微丝蚴在人体内寿命为2～3个月，最长2年以上。成虫寿命2～5年，最长可达17年(图12－5)。

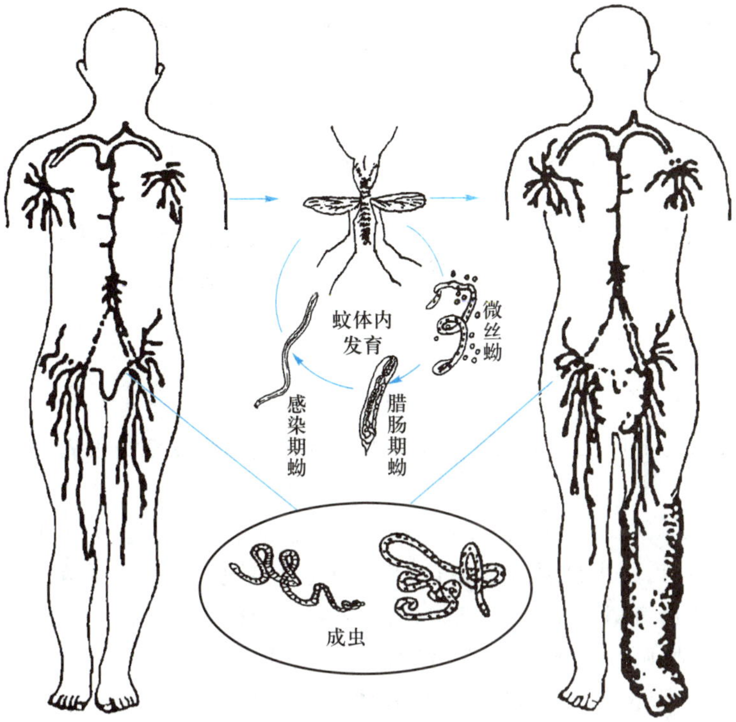

图12－5　丝虫生活史

(3) 微丝蚴夜现周期性　微丝蚴白天常滞留在肺微血管内，夜间出现于外周血中，称为微丝蚴的夜现周期性。班氏微丝蚴在外周血高峰时间为夜晚10时至次晨2时，马来微丝蚴为夜晚8时至次晨4时。

3. 致病性　丝虫的成虫和幼虫对人体均有一定致病性，但以成虫最为严重。

(1) 急性期超敏反应及炎症反应　幼虫和成虫的代谢产物、分泌物、蜕皮液、死亡的虫体均能刺激机体产生超敏反应和炎症反应。临床表现为淋巴管炎、淋巴结炎。淋巴管炎发作时可见下肢皮下有一条离心性发展的红线，俗称“流火”。淋巴结炎可表现为局部淋巴结肿大、压痛。还可见丝虫热，患者表现畏寒、发热、关节酸痛等。

(2) 慢性期阻塞病变　病变反复发作，不断发展，使淋巴管内皮细胞增生、管壁增厚，管腔狭窄或阻塞，淋巴液回流受阻，远端淋巴管内压力增高，致使淋巴管曲张及淋巴水肿，甚至破裂，大量淋巴液流入组织，导致睾丸鞘膜积液、乳糜尿、象皮肿等。

4. 实验室诊断与防治原则　血液中查出微丝蚴即可确诊病原。当夜10时至次晨2时采外周血。常用厚血膜涂片和浓集法。也可用免疫学方法检测患者血液中的特异性抗体或循环抗原。常用方法有酶联免疫吸附实验，对流免疫电泳。

防蚊灭蚊是控制丝虫病的主要措施。消灭蚊虫滋生地，杀灭成虫和幼虫。普查普治，流行区人群采血检查及早发现、及早治疗。常用药物海群生。鞘膜积液、象皮肿还可采用手术治疗。

（五）毛首鞭形线虫

毛首鞭形线虫也称鞭虫，成虫外形似马鞭，故得此名。雌雄异体。雌虫大于雄虫，雌虫尾部钝圆，雄虫尾部向腹面呈环状弯曲。卵为纺锤形，棕黄色，卵壳较厚。两端有透明栓，卵内含有一个卵细胞（彩图4）。

成虫寄生于人体回盲部，卵随粪便排出体外，在适宜条件下，经3～5周发育为感染期虫卵。感染期虫卵为本虫的感染阶段，经口进入人体，幼虫在小肠内孵出，约10天移行至回盲部发育成成虫。

成虫前端钻入肠黏膜、黏膜下层甚至肌层，吸食组织液和血液，加上分泌物的刺激作用，使肠壁局部组织出现慢性炎症、充血、水肿。严重者还可导致慢性失血性贫血。

二、吸虫纲

（一）华支睾吸虫

华支睾吸虫又称肝吸虫。成虫寄生于肝胆管内可引起华支睾吸虫病，也称肝吸虫病。

1. 形态

（1）成虫　虫体狭长，似葵花子，前端较细，后端钝圆，半透明。大小10～20 mm。口吸盘在前略大于腹吸盘，腹吸盘居虫体前1/5处，消化器官包括口、咽、食管及分叉的肠支。雌雄同体。雄性生殖器有睾丸2个，分支状，前后排列。受精囊为椭圆形。雌性生殖器有一卵巢，位于睾丸之前，腹吸盘和卵巢间可见盘曲的子宫，开口于生殖腔。

（2）虫卵　形似芝麻粒，黄褐色，是人体寄生虫中最小的虫卵，平均大小29 μm×17 μm，卵前端较窄有一小盖，后端钝圆，有一小疣。卵内含有一个成熟的毛蚴（彩图4）。

2. 生活史　成虫寄生于人或哺乳动物肝胆管内。虫卵产于胆汁中，并随胆汁进入消化道混于粪便中排出体外。虫卵进入水中被第一中间宿主淡水螺（豆螺、沼螺）等吞食，在螺体内毛蚴孵出，经胞蚴、雷蚴发育为尾蚴，成熟的尾蚴自螺体逸出，当遇到第二中间宿主淡水鱼、虾时，侵入其体内形成囊蚴。囊蚴分布于鱼虾肌肉中，其次为皮下、腮等处。囊蚴为本虫的感染阶段，终宿主食用含活囊蚴的鱼虾而感染，囊蚴在十二指肠内经消化液的作用，脱囊为童虫，童虫经胆总管移行至肝胆管，发育为成虫。寿命可达20～30年（图12－6）。

3. 致病性　华支睾吸虫的致病程度与感染虫数的多少和寄生的部位有关。轻者常无症状。其致病性主要由于虫体的机械性刺激、阻塞及代谢产物的影响。虫体可引起胆管内膜及胆管周围炎症，使胆管壁上皮细胞脱落、增生、管壁变厚、管腔狭窄、阻塞、导致胆汁淤积，最终导致阻塞性黄疸和胆汁性肝硬化，还可继发胆管炎、胆囊炎。虫卵、死亡的虫体及脱落的胆管组织碎片可形成结石的核心，引起胆管或肝胆管结石。本虫寄生有时还可诱发肝癌。

4. 实验室诊断与防治原则　检出虫卵即可确诊。粪便直接涂片法简单易行，但易漏检。常用的方法有自然沉淀法、厚涂片法等。检出率较高。

预防应开展卫生宣传教育，养成良好的饮食习惯，不生食鱼虾，切生、熟食的刀具、砧板要分开。加强粪便管理，合理处理粪便，杀灭中间宿主。积极查治患者和带虫者，常用药物有吡喹酮、阿苯达唑。

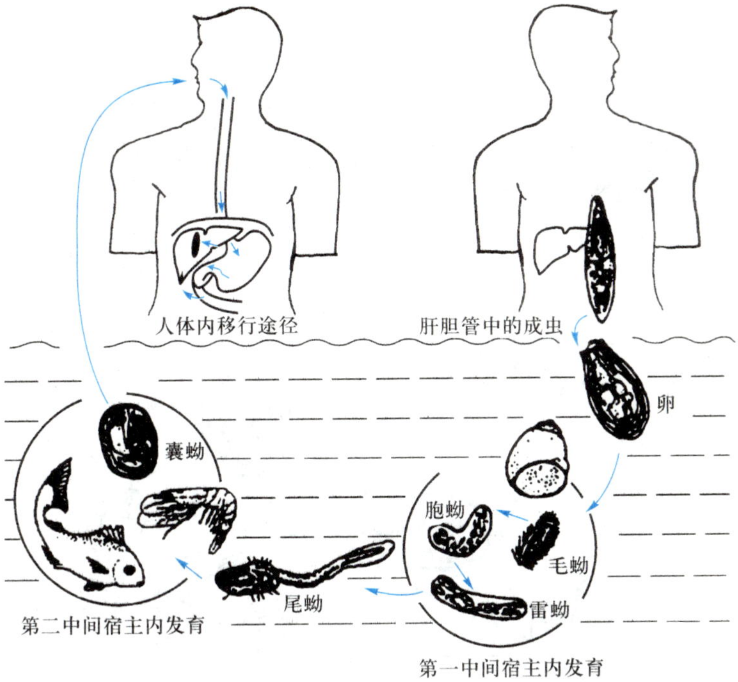

图 12-6　华支睾吸虫生活史

（二）卫氏并殖吸虫

卫氏并殖吸虫又称肺吸虫，成虫寄生于人体肺部，引起卫氏并殖吸虫病，也称肺吸虫病。

1. 形态

（1）成虫　虫体肥厚，呈椭圆形，腹面扁平，背面隆起。活时红褐色，死后灰白色。大小为（12～75）mm×（5～35）mm。全身有体棘，口吸盘位于虫体前端，腹吸盘位于虫体中央略偏平，两吸盘大小略同。消化器官包括口、咽、食管及两根弯曲的肠支，肠支末端为盲端。雌雄同体。雄性生殖器官有分枝状睾丸一对，位于虫体的后 1/3 处，左右排列。雌性生殖器官有分叶状卵巢一个，与子宫并列于腹吸盘之后，卵黄腺分布于虫体两侧。

（2）虫卵　椭圆形，大小为（80～118）μm×（48～60）μm，金黄色，前端较宽，后端较窄，两侧多不对称。卵盖大，稍倾斜，卵壳厚薄不均。卵内含一个卵细胞和 10 多个卵黄细胞（彩图 4）。

2. 生活史　成虫寄生于人或猫、犬、虎、狼等哺乳动物肺部。以坏死组织和血液为食，卵随痰液及粪便排出入水，在适宜的条件下（25～30 ℃）经 3 周发育成熟并孵出毛蚴。遇第一中间宿主川卷螺即钻入其体内发育，经胞蚴、母雷蚴、子雷蚴，最后形成许多尾蚴，尾蚴成熟后从螺体逸出入水，遇第二中间宿主溪蟹、石蟹或蝲蛄即钻入，在其体内发育成囊蚴，囊蚴是本虫的感染阶段。当人或其他终宿主食入含囊蚴的溪蟹、蝲蛄时，在宿主消化液的作用下，囊蚴脱囊成为童虫。童虫可穿过肠壁进入腹腔，再穿过横膈经胸腔到达肺部发育为成虫。自囊蚴进入人体至成虫产卵，一般需 2～3 个月，成虫在人体内的寿命 5～6 年，长者可达 20 年（图 12-7）。

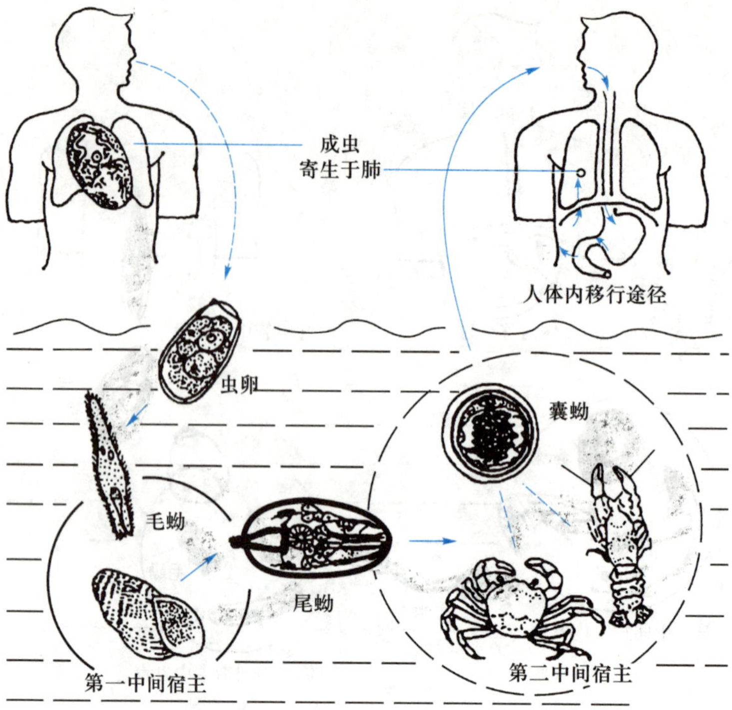

图 12－7 卫氏并殖吸虫生活史

3. 致病性 成虫寄生于肺部，引起肺部病变大致可分为三期：脓肿期、囊肿期、纤维瘢痕期。早期主要是虫体移行引起组织破坏、出血、炎性渗出，渗出物以中性粒细胞和嗜酸性粒细胞为主。病灶周围肉芽组织产生而形成薄壁脓肿。脓肿内细胞变性、崩解、液化，脓液黏稠呈赤褐色，脓肿边缘纤维组织增生形成囊肿。囊肿内容物经支气管排出或吸收。由肉芽组织填充，最后纤维化形成瘢痕。

童虫在人体组织游走移行，可破坏组织引起出血、炎症、粘连。当童虫穿过肠壁到达腹腔时可引起消化道症状（腹痛、腹泻、便秘）。有时可有异位寄生而表现为脑型、腹型、皮肤型等。

4. 实验室诊断与防治原则 取痰液或粪便直接涂片或沉淀法检出虫卵，即可确诊。若为皮肤感染者可活组织检查找到童虫。免疫学检查可配合皮内试验、酶联免疫吸附试验辅助诊断。

预防应加强卫生宣传教育，不生食淡水蟹、蝲蛄，防止囊蚴污染食物、食具、手等。加强粪便管理，防止虫卵污染水源。积极治疗患者，常用药物有吡喹酮、硫氯酚。

（三）布氏姜片虫

布氏姜片虫简称姜片虫，是寄生于人体肠道中的一种大型吸虫，可引起姜片虫病。

1. 形态

（1）成虫 虫体肥厚、背腹扁平、呈长椭圆形，前窄后宽，似姜片。大小为（20～75）mm×（8～20）mm，厚为 0.5～3 mm。口吸盘较小，位于虫体前端，其后为腹吸盘，呈漏斗状，消化道有口、咽，食管较短，肠在腹吸盘前、左右各一支。雌雄同体。一对高度分支呈珊瑚状的睾丸，前后排于虫体的后半部。一个卵巢位于睾丸前，子宫盘曲于卵巢与腹吸盘之间。活体为肉红色，死后为青灰色。

（2）虫卵　椭圆形，两端钝圆，淡黄色。大小为（130～140）μm×（80～85）μm，是医学蠕虫中最大的虫卵。卵壳薄而均匀，前端有一不明显的卵盖，卵内含有一个卵细胞和20～40个卵黄细胞（彩图4）。

2. 生活史　成虫寄生于人或猪的小肠上段。虫卵从粪便排出进入水后，在适宜的温度下，经3～7周发育为毛蚴，渐孵出，毛蚴进入中间宿主扁卷螺体内，经胞蚴、母雷蚴、子雷蚴最后形成尾蚴。成熟的尾蚴逸出螺体后，附着于水生植物（如菱角、荸荠等物体）表面，形成囊蚴。囊蚴为本虫的感染阶段。人或猪生食含有囊蚴的水生植物后，经口感染，在肠道内经消化液作用后，囊蚴囊壁破裂，幼虫脱囊而出，经1～3个月发育为成虫，成虫寿命有4～5年。

3. 致病性　成虫肌肉发达，吸附力强，吸附于肠黏膜及邻近的组织，引起局部炎症、水肿、点状出血、黏膜坏死脱落甚至可形成溃疡和脓肿。并可掠夺宿主营养，造成宿主营养不良及消化功能紊乱。临床表现为腹痛、腹泻、贫血。大量虫体感染时，虫体成团，堵塞肠腔可引起肠梗阻。

4. 实验室诊断与防治原则　粪便中查出虫卵为诊断姜片虫感染的依据。常采用直接涂片法或水洗沉淀法。也可根据粪便排出的或呕吐出的成虫形态特征来加以鉴定。

加强卫生宣教，不生食水生植物，不饮生水，加强粪便、水源管理，猪要圈养，防止人、猪粪污染水源，猪饲料喂养能有效地切断传播途径。治疗患者和带虫者，常用药物有吡喹酮、硫氯酚、槟榔煎剂等。

（四）日本裂体吸虫

日本裂体吸虫又称血吸虫。成虫寄生于人体肠系膜静脉，引起血吸虫病，原为我国五大寄生虫病之一。

1. 形态

（1）成虫　虫体圆柱状，雌雄异体，呈合抱状态。口、腹吸盘位于虫体前端。雄虫短粗，大小为10～22 mm，灰白色，背腹扁平，自腹吸盘后，虫体两侧向腹面卷曲形成抱雌沟，睾丸7个，串珠状排列。雌虫细长，大小为12～26 mm，圆柱状，灰褐色，口腹吸盘小于雄虫，卵巢一个，呈椭圆形，位于虫体中部。消化系统有口、食管、肠管。肠管在腹吸盘前分成两支，向后延伸至虫体后端1/3处汇合为盲管（图12－8）。

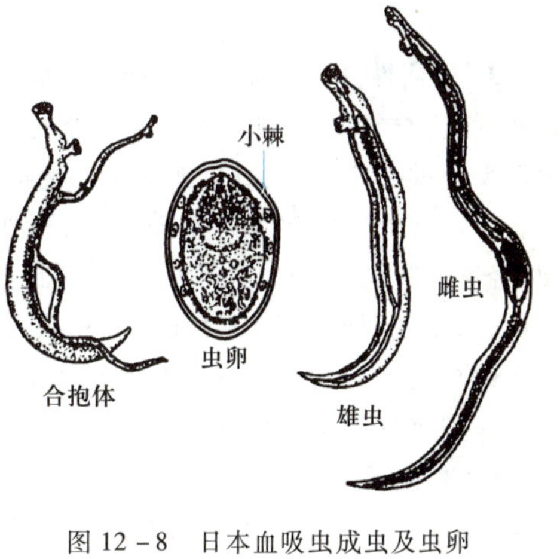

图12－8　日本血吸虫成虫及虫卵

（2）虫卵　椭圆形，黄色，大小平均为89 μm×67 μm，卵壳薄，卵壳一侧有一小棘，由于周围附着坏死组织等，小棘不易见。成熟虫卵内含一毛蚴。毛蚴与卵壳间可见大小不等的油滴状物质，为毛蚴头腺分泌物（彩图4）。

（3）尾蚴　分体部和尾部：体部有头器、2个吸盘及5对穿刺线；尾部分尾干和尾叉。

2. 生活史　成虫寄生于人及其他哺乳动物肠系膜静脉。雌虫在肠黏膜下层静脉末梢产卵，部分虫卵随血液进入肝，另一部分虫卵沉积于肠壁小静脉中。卵内毛蚴分泌溶组织物质，通过卵壳破坏周围组织，导致炎性反应甚至组织坏死，加之腹内压、血管内压增高，肠蠕动增加，使坏死组织向肠腔破溃，虫卵随之进入肠腔，随粪便排出体外。虫卵入水在适宜环境中(25 ℃)，经2～32 h毛蚴孵出。如遇中间宿主钉螺，钻入螺体，经母胞蚴、子胞蚴等无性生殖阶段发育为尾蚴。尾蚴是本虫感染阶段。尾蚴逸出螺体入水，当人及其他哺乳动物接触疫水时，尾蚴以口、腹吸盘吸附于宿主皮肤，借助尾叉的活动和虫体伸缩作用，穿刺腺分泌蛋白酶溶解皮肤组织，侵入表皮脱掉尾部，发育为童虫。童虫经小血管、淋巴管随血液循环经右心至肺，再通过肺毛细血管经左心入体循环，到达门静脉、肠系膜静脉发育为成虫。从尾蚴侵入人体到成虫交配产卵需24天。成虫寿命一般5～40年(图12－9)。

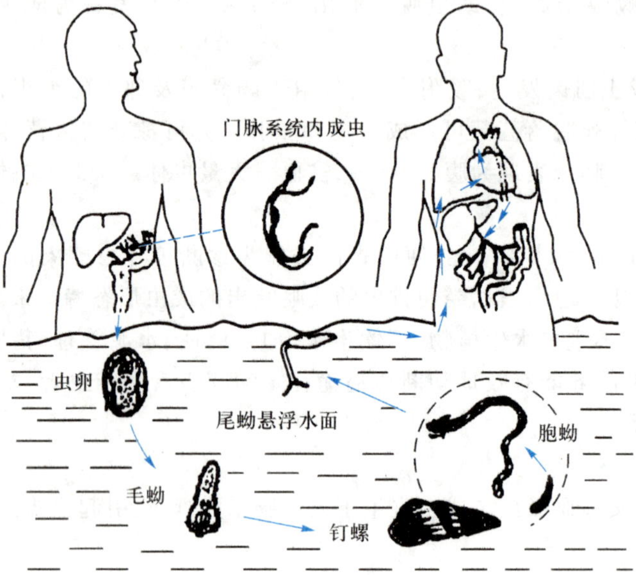

图12－9 日本裂体吸虫生活史

3. 致病性 日本血吸虫的尾蚴、童虫、成虫均造成机体的损伤及超敏反应，但以虫卵的致病性更为严重。虫卵沉积于肝和肠壁血管中，卵内毛蚴分泌可溶性虫卵抗原，刺激宿主发生Ⅳ型超敏反应，形成以虫卵为中心的肉芽肿。在肉芽肿和门静脉周围炎症中，可见大量浆细胞。肉芽肿急性期中心出现坏死，形成嗜酸性脓肿。临床表现有发热、腹痛、腹泻、脓血便、轻度肝脾大。继而发展为局部纤维组织增生，形成纤维化，导致典型的干线型纤维化和肝硬化，出现门脉高压综合征。临床表现为肝脾大、腹水、门脉高压等。尾蚴侵入皮肤可导致尾蚴性皮炎。童虫移行至肺部引起血管炎，毛细血管栓塞、破裂、细胞浸润和点状出血。成虫一般不导致或仅导致轻微静脉内膜炎和静脉周围炎。

4. 实验室诊断 从粪便中检出虫卵或孵出毛蚴，作为诊断血吸虫病的依据。① 直接涂片及沉淀法：急性期患者粪便直接涂片查虫卵；慢性期患者粪便水洗沉淀法查虫卵。② 病变活组织检查：可疑患者及多次粪便查虫卵阴性者，采用病变活组织检查查找虫卵。③ 免疫学诊断：常用的方法有皮内试验、尾蚴膜反应试验、环卵沉淀试验、间接血凝试验。

5. 防治原则 消灭钉螺，切断传播途径，是预防血吸虫病的主要措施。加强粪便管理，不用新粪施肥，粪便进行无害化处理。加强个人防护，作好宣传教育，提高个人防护意识，穿防护靴、防护裤等。普查普治患者、病畜，减少传染源。常用药物吡喹酮、呋喃丙胺等。

三、绦虫纲

（一）链状带绦虫

又称猪带绦虫、猪肉绦虫。成虫寄生于人体小肠，可引起猪肉绦虫病。幼虫寄生于人体内脏器官和肌肉，引起囊虫病。

1. 形态

（1）成虫　虫体扁平，呈长带状，前端较细，向后逐渐扁阔，乳白色，长 2 ~ 4 m，由 700 ~ 1 000 个节片组成，节片较薄略透明。① 头节圆球形，直径约 1 mm，上有 4 个吸盘，头节顶部突起为顶突，有两圈小钩，吸盘和小钩是猪肉绦虫的附着器官；② 颈节纤细，与头节紧密相连，长 5 ~ 10 mm，宽 0.5 mm，具有生发功能；③ 链体又可分幼节、成节和孕节，幼节短而宽，生殖器官尚未发育成熟，成节略呈方形，且有一套发育成熟的雌雄生殖器官。卵巢位于后 1/3 中央，由两大叶及一小叶组成。睾丸为 150 ~ 200 个，分布于节片的背侧；孕节呈长方形，含有充满虫卵的子宫，并向两侧分支，每侧为 7 ~ 13 支，孕节可数节一起从链体上脱落（图 12 - 10）。

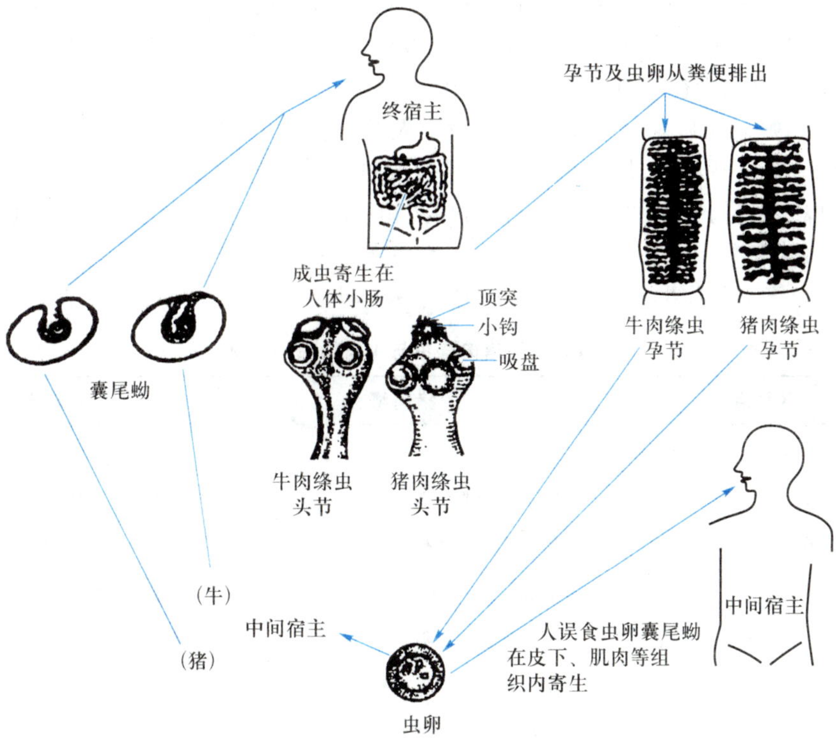

图 12 - 10　链状带绦虫、肥胖带吻绦虫形态及生活史

（2）幼虫（囊尾蚴）　为卵圆形，乳白色半透明的囊泡，囊内充满液体。头节凹陷于囊中，其形态结构与成虫头节相似。

（3）虫卵　圆球形，卵壳较薄易破裂，胚膜厚，内含球形六钩蚴（彩图 4）。

2. 生活史　人是唯一的终宿主，也是中间宿主。猪是中间宿主。成虫寄生于人体小肠上段，以头节吸盘和小钩附着于肠壁，孕节以单节或数节脱落，随粪便排出。孕节或虫卵被猪等中间宿主吞食，在小肠经消化液的作用，胚膜破裂，六钩蚴逸出，借钩和分泌物的作用，钻入小肠壁进入血管或淋巴管，随血循环到达中间宿主全身各处。经10周发育为囊尾蚴。囊尾蚴在猪体内可存活数年，被囊尾蚴寄生的猪肉俗称为"米猪肉"或"豆猪肉"。若人食入含有活囊尾蚴的猪肉后，囊尾蚴进入小肠，在小肠消化液的刺激下，头节翻出，附着肠壁上，经2～3个月发育为成虫并排出孕节和虫卵。成虫在人体内的寿命可达25年，如人误食虫卵，六钩蚴可在人体中发育为囊尾蚴（图12－10）。

3. 致病性

（1）成虫寄生于人体的小肠，引起绦虫病。成虫的致病性一般较轻，除掠夺营养外，成虫的头节吸附于肠黏膜上及小钩对肠黏膜的刺激均可引起炎症；虫体代谢产物的毒性作用临床表现为腹痛、腹泻、消化不良、腹胀、消瘦等症状。

（2）囊尾蚴寄生于人体的肌肉、皮下、组织等部位，引起囊虫病。囊尾蚴致病性强，对人体的危害大，其危害程度因囊尾蚴寄生的部位、数量有所不同，囊虫病的感染方式有自体内感染、自体外感染和异体感染。按寄生部位囊虫病可分三型：皮下肌肉型囊虫病、脑型囊虫病、眼型囊虫病。

4. 实验室诊断 依据患者粪便排出的孕节进行形态检查可帮助确诊。可用直接涂片法、饱和盐水漂浮法检查粪便中的虫卵。皮下及浅表部位囊尾蚴结节可采用活检，也可通过免疫学检查、影像学检查等辅助检查诊断脑囊虫病。

5. 防治原则 加强卫生宣传教育，注意个人及饮食卫生，不食生的或未煮熟的猪肉，切生食及熟食的砧板要分开，饭前便后要洗手。改进饲养猪的方法，猪要圈养。加强肉食检疫，严禁出售"米猪肉"。积极治疗患者，常用药物有吡喹酮、槟榔、南瓜子合剂、氯硝柳胺。

（二）肥胖带吻绦虫

肥胖带吻绦虫又称牛肉绦虫。成虫寄生于人体小肠，引起牛带绦虫病（表12－2）。

表12－2 猪肉绦虫与牛肉绦虫的区别

区别点	猪肉绦虫	牛肉绦虫
成虫：虫体	长2～4 m	长4～8 m
节片	700～1 000节，薄	1 000～2 000节，厚
头节	圆形，有顶突和小钩	方形，无顶突和小钩
孕节	每侧分7～13支，不整齐	每侧分15～30支，整齐
囊尾蚴	卵圆形，内有吸盘及小钩	无吸盘及小钩
虫卵	圆球形，内含六钩蚴	圆球形，内含六钩蚴
生活史：感染阶段	囊尾蚴、虫卵	囊尾蚴
成虫寄生部位	小肠	小肠
终宿主	人	人
中间宿主	猪、人（囊尾蚴寄生于组织器官）	牛（囊尾蚴寄生于肌肉）
所致疾病	绦虫病、囊虫病	绦虫病
孕节、虫卵检查	粪便查孕节及虫卵	粪便查孕节、肛门透明胶纸法易检出虫卵

（三）细粒棘球绦虫

细粒棘球绦虫又称包生绦虫，成虫寄生于犬的小肠内，幼虫可寄生于人及牛、羊等动物体内，引起棘球蚴病或包虫病。

成虫为最小的绦虫，分头节、幼节、成节和孕节。虫卵与猪肉绦虫虫卵相似。幼虫为棘球蚴，圆形或椭圆形，大小不等，由囊壁及囊内容物组成。囊壁分两层，外层为角皮层，无细胞结构，脱落易破裂；内层为生发层，也称胚层，紧贴角皮层内，具有细胞核。胚层向内长出许多原头蚴和生发囊。生发囊仅有一层胚层，内含多个原头蚴。生发层进一步发育为子囊，子囊内也可长出原头蚴、生发囊和子囊，在囊液中漂浮着许多原头蚴、生发囊、子囊，统称棘球蚴砂。

成虫寄生于犬、狼等动物小肠内，孕节或虫卵随粪便排出。当中间宿主人、牛、羊等吞食虫卵或孕节后，六钩蚴在十二指肠孵出，钻入肠壁，经血液循环到达肝及其他器官，约经3～5个月可发育为棘球蚴。含棘球蚴的内脏或组织被犬、狼等终宿主吞入后，囊内原头蚴散出，在小肠中约经8周可发育为成虫，人误食虫卵而患棘球蚴病。棘球蚴常寄生于肝，其次为脑、脾、骨髓等部位。寄生部位不同对人的危害也有不同。引起的症状多为压迫症状、过敏症状及全身中毒症状。若棘球蚴破裂，囊液外流，可引起过敏性休克甚至死亡。还可因原头蚴散出，导致多发性棘球蚴病。

本病诊断可采用X线及免疫学诊断方法。防治原则为加强个人卫生，保护水源，不用病畜脏器饲狗。治疗患者应采取手术摘除棘球蚴。

第二节　医学原虫

原虫（protozoa）为单细胞低等动物，具有运动、呼吸、消化、排泄生殖及对外界刺激产生反应等生理功能。原虫体积微小、结构简单，分布于自然界，多数营自由生活，少数营寄生生活。寄生于人体的原虫称医学原虫。可分根足虫纲、鞭毛虫纲、孢子虫纲、纤毛虫纲。

一、根足虫纲

常见的是溶组织内阿米巴原虫。

溶组织内阿米巴也称痢疾阿米巴，属根足虫纲，以伪足为运动细胞器。主要寄生于人体结肠内，引起阿米巴痢疾和肠外阿米巴病。

（一）形态

溶组织内阿米巴生活史中有滋养体和包囊两个阶段。

（1）滋养体　滋养体是溶组织内阿米巴运动、摄食及增殖的阶段，以其寄生部位的不同，可分为两型：① 大滋养体：又称组织型滋养体。虫体较大，直径为20～40 μm，虫体内、外质分界清，伪足大，运动活泼，内质中可见被吞噬的红细胞，铁苏木素染色可见一圆形泡状核，呈蓝黑色，核膜较薄，其内缘有排列整齐、大小均一的染色质粒，核仁小而圆，多居中（图12－11）；② 小滋养体：又称肠腔型滋养体，虫体较小，直径为10～30 μm，虫体内、外质分界不清，伪足小，运动缓慢，不含红细胞，但含被吞噬的细菌，细胞核与大滋养体相同（表12－3）。

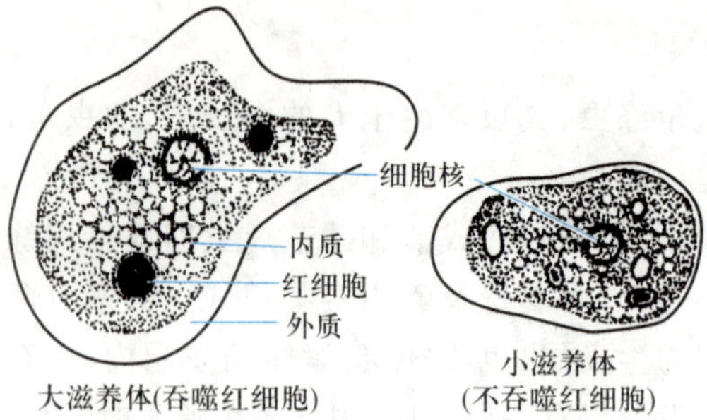

图 12 - 11 溶组织内阿米巴滋养体

表 12 - 3 大、小滋养体的比较

种类	大小	内外质	伪足	运动	吞噬物	寄生部位
大滋养体	20 ~ 40 μm	分界清楚	较大	活泼	红细胞	组织
小滋养体	10 ~ 30 μm	分界不清	较小	缓慢	细菌	肠道

(2)包囊 圆球形,直径 20 ~ 40 μm,囊壁光滑,内含 1 ~ 4 个核,核中央有一微小核仁。未成熟包囊有 1 ~ 2 个核,可见糖原泡及棒状的拟染色体。成熟包囊有 4 个核(彩图 4)。

(二) 生活史

阿米巴原虫生活史简单,发育的基本过程为包囊──→小滋养体──→包囊。四核包囊经口感染,在小肠下端受碱性消化液作用,囊壁变薄,虫体脱囊而出,即分裂成 4 个小滋养体,二分裂繁殖。当小滋养体移行至横结肠时,因营养及水分缺乏,滋养体停止活动,团缩并形成囊壁,变成 1 ~ 2 核包囊,再经二分裂变成四核包囊,随粪便排出体外。在一定条件下,小滋养体侵入肠壁组织,吞噬红细胞、组织细胞,形成大滋养体,破坏肠壁组织。大滋养体在肠腔中又可转变为小滋养体。

(三) 致病性

溶组织内阿米巴的感染阶段是四核包囊,小滋养体无致病性。大滋养体借助伪足、溶组织酶和毒素的作用,破坏肠壁,在肠壁组织中大量繁殖扩散,引起液化性坏死,形成口小底大的烧瓶样溃疡称为阿米巴痢疾,患者表现为腹痛、腹泻、粪便腥臭、带血、褐色果酱状的黏液便。大滋养体还可随血液循环到肝、肺、脑等部位,从而引起肝脓肿、肺脓肿、脑脓肿等。

(四) 实验室诊断

病原学诊断从粪便、脓液、痰液中检出大、小滋养体和包囊后,即可确诊。常用的检查方法是生理盐水直接涂片法、碘液染色法和包囊浓集法。免疫学诊断常用的方法是间接血凝、酶联免疫吸附及间接荧光抗体试验。其他诊断方法包括 X 线、超声波、放射性核素扫描、CT 扫描等对肝脓肿的诊断有一定的价值。

(五) 防治原则

查治患者和带虫者,控制传染源,对从事餐饮行业的人员应定期进行健康检查。常用的治疗药物有甲硝唑、氯喹等。加强粪便的管理,保护水源,防止粪便污染水源。注意个人卫生、饮食卫生及环境卫生,消灭苍蝇及蟑螂等传播媒介。

二、鞭毛虫纲

（一）阴道毛滴虫

1. 形态与生活史 阴道毛滴虫的发育只有滋养体期而无包囊期。滋养体呈倒置梨形或椭圆形，大小约为 15 μm × 7 μm。虫体柔软多变，活动性强。虫体前端有 4 根前鞭毛和 1 根后鞭毛，后鞭毛向后伸展与虫体波动膜相连。波动膜位于虫体外侧前 1/2 处，前 1/3 处有椭圆形核。轴柱纤细透明，由前向后纵贯虫体中央并伸出虫体（图 12－12）。

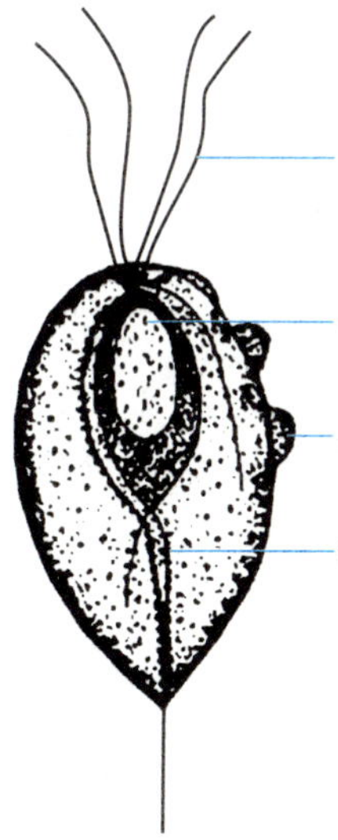

图 12－12 阴道毛滴虫

阴道毛滴虫生活史简单。滋养体主要寄生于女性阴道内，尤其是后穹隆，也可寄生于女性尿道或男性尿道及前列腺、睾丸等部位。滋养体以二分裂法进行繁殖，通过吞噬或吞饮方式摄取营养。滋养体是本虫的感染阶段，可通过直接或间接方式在人群中传播。

2. 致病性 阴道毛滴虫的致病性与虫体本身毒力及宿主的生理状态有关。正常妇女阴道 pH 维持在 3.8～4.4，是由于阴道中乳酸杆菌的存在，酵解阴道上皮细胞中的糖原产生乳酸，抑制其他细菌的生长，称阴道“自净作用”。当阴道滴虫寄生于阴道时，消耗了糖原，阻碍乳酸杆菌的酵解作用，乳酸生成减少，使阴道 pH 趋于中性或偏碱，有利于致病菌及滴虫的生长，从而导致滴虫性阴道炎。

滴虫性阴道炎临床表现：外阴瘙痒、阴道分泌物增多，呈泡沫状，有时伴有腰痛。妊娠期、产后或月经期症状加重。男性感染可累及前列腺。还有学者认为阴道毛滴虫感染时可降低精子的活动力，导致男性不育症。尿道感染还可出现尿频、尿痛、尿急等症状。

3. 实验室诊断与防治原则 直接涂片法取阴道分泌物或尿液沉淀，生理盐水直接涂片查到滋养体确诊。培养法取阴道分泌物接种于培养基内，置于 37 ℃，待 48 h 后镜检。

预防应加强卫生宣传教育，注意个人卫生，尤其是经期卫生，提倡蹲厕和淋浴等。普查普治，常用药物有甲硝唑、乙酰胂胺等，夫妻双方应同时治疗。

（二）蓝氏贾第鞭毛虫

蓝氏贾第鞭毛虫又称贾第虫。属鞭毛虫纲。主要寄生于人体小肠，引起贾第虫病。贾第虫生活史包括滋养体和包囊两个时期。

1. 滋养体 形似半个纵切的梨，大小为（9～12）μm ×（5～15）μm，左右对称，前端钝圆，后端稍尖，腹面扁平，背面隆起，腹面前半部向内凹陷形成左右两吸盘，借此吸附在宿主肠黏膜上。其内各有一个核，核中有核仁，似猴脸状。有轴柱 1 对，纵贯虫体。有 4 对鞭毛，虫体以鞭毛摆动不断翻滚运动。通过体表渗透方式吸收营养（图 12－13）。

2. 包囊 椭圆形，大小为（10～14）μm ×（7.5～9）μm，囊壁厚，囊壁与虫体之间有明显的间隙，未成熟包囊有 2 个细胞核，成熟包囊 4 个细胞核，多位于一端，囊内还可见到鞭毛、轴柱等（彩图 4）。

四核包囊为感染阶段。人感染蓝氏贾第鞭毛虫后多无症状，少数患者表现为腹痛、腹泻、厌食、呕吐等症状。典型患者出现以腹泻为主的吸收不良综合征。腹泻呈水样性、量多、

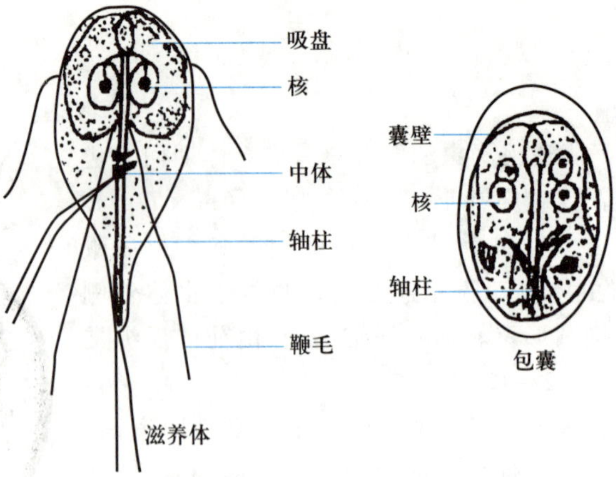

图 12－13　蓝氏贾第鞭毛虫

恶臭。如果寄生于胆道可引起胆管炎、胆囊炎。儿童还可引起贫血及营养不良。

从粪便、十二指肠液、胆汁中检测出滋养体、包囊可确诊。常用方法有生理盐水、碘液涂片法。开展卫生宣教，注意饮食卫生，保护水源，均能有效防止贾第虫病的传播。常用的治疗药物有甲硝唑，呋喃唑酮等。

三、孢子虫纲

常见为疟原虫。

疟原虫是疟疾的病原体，疟疾为我国五大寄生虫病之一。寄生于人体的疟原虫共有四种：间日疟原虫、恶性疟原虫、三日疟原虫和卵形疟原虫，在我国常见的为间日疟原虫和恶性疟原虫。

（一）形态

疟原虫的形态随不同发育阶段有所不同，红细胞内期可分滋养体、裂殖体和配子体，是诊断本病的依据。血涂片经姬姆萨染色和瑞氏染色可见核为红色，胞质为蓝色，疟色素颗粒为褐色，不着色的部分为空泡。现以间日疟原虫为例描述如下（彩图 5）。

1. 小滋养体　小滋养体是疟原虫侵入红细胞内发育的最早期，虫体小，约为红细胞直径的 1/3。体内有一空泡，细胞质为一蓝色环；细胞质少的一边有一红色细胞核。整个形态像一枚戒指，故又称环状体。

2. 大滋养体　小滋养体继续发育，核增大，细胞质增多，有伪足伸出，形状不规则，常有空泡，又称阿米巴滋养体。细胞质内开始出现棕褐色疟色素，被寄生的红细胞开始胀大，色浅并开始有淡红色薛氏小体。

3. 裂殖体　大滋养体继续发育，虫体变圆，疟色素增多，核开始分裂为 2～10 个，此时称未成熟裂殖体；核继续分裂至 12～24 个时，细胞质也随之分裂并包绕每个核形成裂殖子，受染的红细胞变大、色变淡，此时称成熟裂殖体。

4. 配子体　疟原虫经过几次裂体增殖后，部分裂殖子侵入红细胞后不再进行裂体增殖，而发育成圆形、卵圆形或新月形的个体，称为配子体。配子体有雌、雄之分；雌配子体虫体较大，胞质致密，疟色素多而粗大，核致密偏于虫体的一侧；雄配子体虫体较小，核疏松，常位于虫体中央。

（二）生活史

四种疟原虫的生活史基本相同，现以间日疟原虫为例进行说明（图 12－14）。

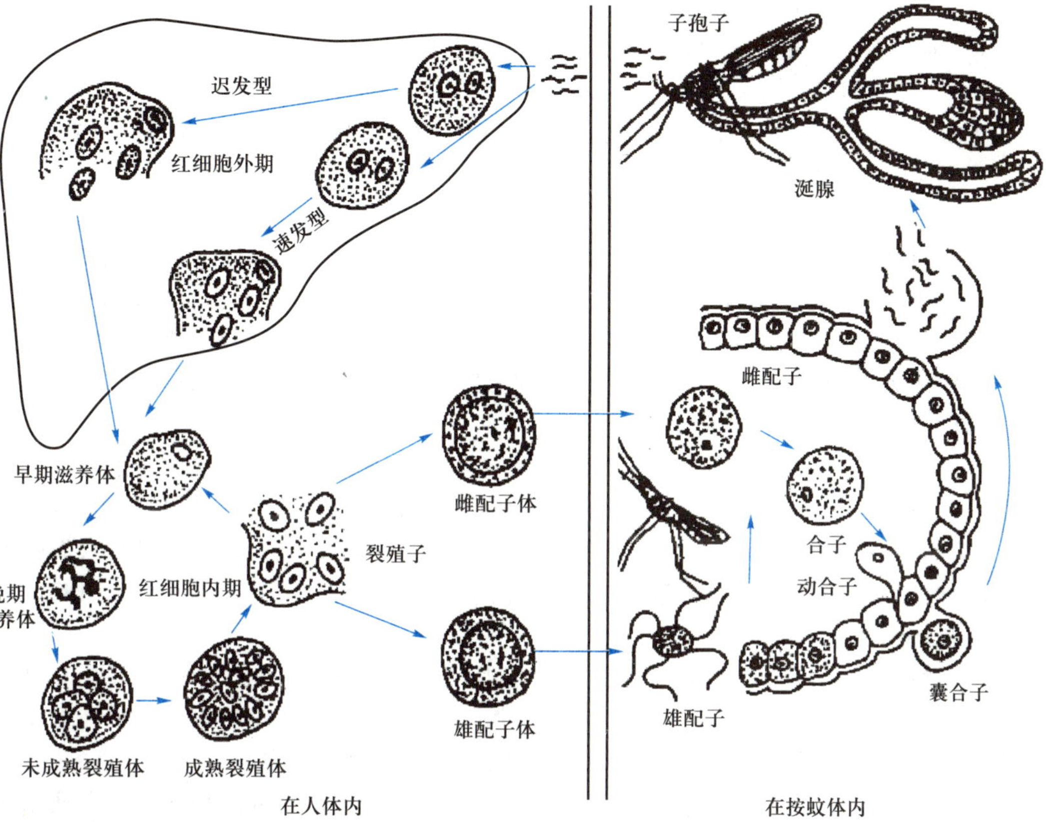

图 12－14　间日疟原虫生活史

1. 在人体内的发育

（1）红细胞外期　当含有感染性子孢子的雌性按蚊刺吸人血时，子孢子随蚊唾液进入人体，约 30 min 后随血液循环进入肝细胞，在肝细胞内进行裂体增殖，形成红细胞外期裂殖体。成熟的红细胞外期裂殖体内含有大量的裂殖子，裂殖子胀破肝细胞后释出，一部分裂殖子被吞噬细胞吞噬，一部分则侵入红细胞，开始红细胞内期的发育。发育时间：间日疟原虫为 8 天，恶性疟原虫约 6 天，三日疟原虫为 11 天。间日疟原虫子孢子具有两种遗传类型，即速发型子孢子和迟发型子孢子。在肝细胞内，速发型子孢子先完成红细胞外期裂体增殖；迟发型子孢子则经过一段时间的休眠后，完成红细胞外期裂体增殖。处于休眠期的疟原虫称休眠体，肝细胞内休眠体与疟原虫的复发有关。

（2）红细胞内期　肝细胞破裂时红细胞外期的裂殖子入血侵入红细胞内，先形成环状体，逐渐发育为大滋养体、未成熟裂殖体、成熟裂殖体。裂殖体成熟后红细胞胀破，释放裂殖子。一部分裂殖子被吞噬细胞消灭，另一部分裂殖子进入新的红细胞内，重复进行裂体增殖。裂体增殖的周期：间日疟原虫为 48 h，恶性疟原虫为 36～48 h，三日疟原虫为 72 h，卵形疟原虫为 48 h。

2. 在蚊体内发育 当雌性按蚊吸食疟疾患者血时，将各期疟原虫吸入蚊胃，只有雌、雄配子体可继续发育为雌雄配子，受精成为合子。合子变长能动，发育为动合子，穿过蚊胃上皮细胞间隙，在蚊胃壁的弹性纤维膜下形成囊合子（卵囊）。囊内核不断分裂，进行孢子增殖，形成 1 000 ~ 10 000 个子孢子。子孢子是疟原虫的感染阶段。孢子破囊而出，随血液循环、淋巴循环进入蚊唾液腺，当蚊再次叮咬人时感染人体。

（三）致病性

疟原虫的致病阶段是红细胞内期。裂体增殖可引起周期性发作：寒战、发热、贫血、肝脾大、疟性肾病。疟原虫子孢子侵入人体到出现疟疾症状的时间为潜伏期。间日疟潜伏期为 11 ~ 25 天，长达 6 ~ 12 个月，甚至更长。恶性疟的潜伏期为 7 ~ 27 天。

1. 疟疾发作 疟原虫裂殖体在红细胞内发育成熟后，胀破红细胞，放出大量裂殖子，疟原虫的代谢产物及红细胞碎片一并进入血液循环，一部分被巨噬细胞和中性粒细胞吞噬，产生内源性致热源，与疟原虫代谢产物一同作用于下丘脑的体温调节中枢，典型的疟疾发作表现为周期性的寒战、发热、出汗退热三个连续阶段。典型的间日疟原虫隔日发作一次，三日疟隔两天发作一次，恶性疟发作不规则。

2. 再燃与复发 疟疾发作停止后，少量残存的红细胞内期疟原虫在一定条件下会重新增殖，再次疟疾发作，称再燃。当红细胞内疟原虫经一段时间的治疗或通过宿主免疫作用被消灭后，疟疾发作停止。但肝内迟发型子孢子，经过一段休眠期后继续发育增殖，而引起疟疾发作称复发。间日疟原虫和卵形疟原虫可出现复发和再燃。恶性疟原虫和三日疟原虫只有再燃而无复发。

3. 贫血与脾大 疟疾发作数次后，由于疟原虫直接破坏红细胞，脾功能亢进，免疫病理损伤，骨髓造血功能抑制可引起贫血。发作次数越多，贫血程度就越重。由于脾充血和单核 - 巨噬细胞增生可导致脾大。脾可出现纤维组织增生，质地变硬。

4. 凶险型疟疾 机体免疫力低下，血中疟原虫量多，可出现凶险型发作。发病来势凶猛，病情严重，病死率高，表现为高热、抽搐、昏迷、肾衰竭。常见于恶性疟脑型。

（四）实验室诊断

病原学诊断取外周血作厚、薄血膜涂片，以瑞氏、姬姆萨染色镜检，检出疟原虫确诊。免疫学诊断常用方法有免疫荧光试验和酶联免疫吸附试验。

（五）防治原则

切断传播途径，灭蚊、防蚊是消灭疟疾的重要措施。对现症患者和复发者进行治疗，常用药物有氯喹、甲氟喹、青蒿素等。对健康人群可采取预防服药，涂擦防护剂，使用蚊帐或纱窗、纱门等。接种子孢子、裂殖子、配子体疫苗可获得特异性免疫。

第三节 医学节肢动物

医学节肢动物（medical arthropod）是一类直接或间接对人畜有危害的节肢动物。可分为昆虫纲、蛛形纲、唇足纲、甲壳纲、倍足纲。

一、蚊

蚊属医学节肢动物，与人类疾病有关的蚊有按蚊、库蚊、伊蚊三属。蚊属于小体昆虫，呈灰褐色、棕褐色、黑色。分头、胸、腹三部分。头呈球形,有复眼和触角各一对,喙一根,为刺吸式口器;胸分前、中、后胸三节,有翅一对,足三对;腹分 11 节,最后三节特化为外生殖器。雌蚊腹部末端有一对尾须。雄蚊外生殖器复杂,为鉴定蚊种的依据(图 12 - 15)。

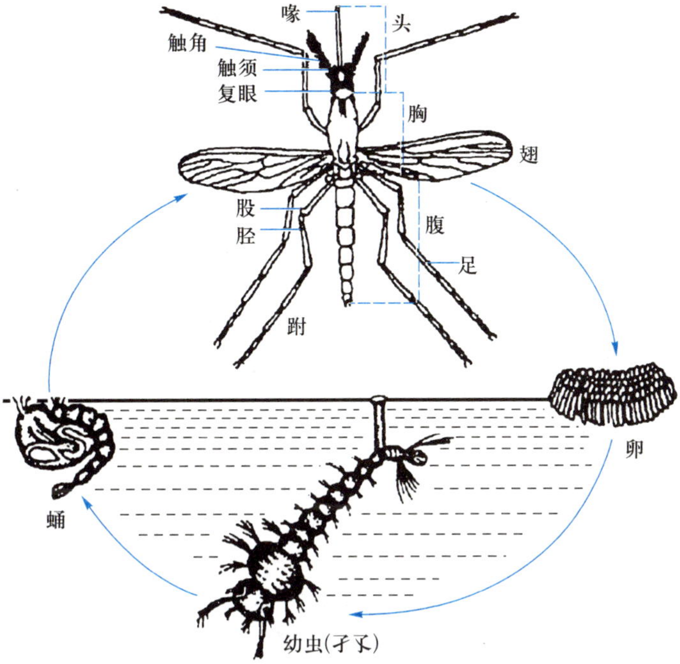

图 12 - 15　蚊形态与生活史

蚊全变态发育,经卵、幼虫、蛹、成虫 4 个时期。蚊卵需在水中孵化为幼虫,幼虫化蛹,羽化为成虫。卵、幼虫、蛹均生活在水中,成虫生活在陆地。成虫羽化后 1 ~ 2 天进行交配。雄蚊以植物汁液为食,交配后死亡。雌蚊多需吸血卵巢才发育可产卵。雌蚊在 10 ℃以上叮人吸血,被蚊叮后搔抓可影响工作。蚊也是某些疾病的传播媒介,传播的疾病主要有流行性乙型脑炎、疟疾、丝虫病、登革热等。

二、蝇

蝇属双翅目,环裂亚目。与人类疾病有关的多属于蝇科、丽蝇科、麻蝇科及狂蝇科。成蝇体形大小差别较大,多呈黑色、黄褐色、暗褐色、棕色等。躯体多棕毛,分头、胸、腹部分。头呈半球形,有触角一对,复眼一对,触须一对,口器多为舐吸式,有基喙、中喙和唇瓣组成;胸部有翅一对,足三对,足跗节末端有爪和爪垫,密布黏毛分泌黏液,可携带病原菌;腹部圆筒形,分 10 节(图 12 - 16)。蝇为全变态发育,经卵、幼虫、蛹、成虫四个时期。完成一代需 8 ~ 10 天,成蝇寿命 1 ~ 2 个月。舐吸式口器的蝇类为杂食性,常舐吸各种腐败的动植物有机物、动物分泌物与排泄物;蝇取食频繁,有边吃、边吐、边排便的习性,能携带病原菌污染食物传播疾病。蝇所传播的疾病有伤寒、痢疾、霍乱、结核、沙眼、阿米巴、蠕虫病等。蝇类幼虫寄生于组织可引起蝇蛆病。搞好环境卫生,灭蝇是预防疾病的关键。

三、疥螨

（一）形态与生活史

疥螨微小呈圆形或椭圆形，背面隆起，腹面扁平。大小为0.2～0.5 mm。乳白色或浅黄色。由颚体和躯体组成。颚体短小，各有一对钳形螯肢和须肢，体表有波状横纹。背面有盾板一块及锥状皮棘，成对的粗刺、刚毛和长鬃。腹面有足四对。雌雄螨前二对足末端均有长柄吸垫，雌虫后二对足为长刚毛，雄虫第三对足为长刚毛，第四对为长柄吸垫。

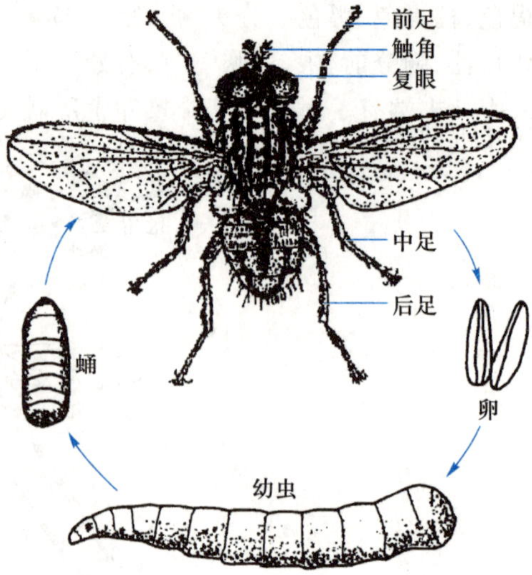

图 12－16　蝇形态及生活史

生活史包括卵、幼虫、前若虫、后若虫和成虫5个时期。疥螨寄生于人体皮肤薄嫩处。以螯肢啮食角质层组织和渗出的淋巴液为营养，并以其螯肢和前跗爪在皮下凿隧道。雌虫在隧道内产卵，卵经3～5天变为幼虫。幼虫蜕皮经前若虫、后若虫发育为成虫。从虫卵发育为成虫约15天。

（二）致病性与防治原则

疥螨的致病性主要是凿隧道造成表皮损伤及其代谢产物、分泌物引起的超敏反应。临床表现奇痒。患者搔痒时皮肤破溃，继发感染形成脓疮和疖痈。人疥螨主要是接触传播。注意个人卫生，消毒污染衣物是重要防治措施。治疗常用药物有硫黄软膏、苯甲酸苄酯。

四、蠕形螨

蠕形螨俗称毛囊虫。虫体细小似蠕虫状，乳白色，由颚体和躯体组成。躯体又分足体和末体两部分。体表有环行体纹。

蠕形螨寄生于人体的毛囊和皮脂腺内，故分为毛囊蠕形螨和皮脂蠕形螨两种。为条件致病螨。可引起酒渣鼻、痤疮、脂溢性皮炎、睑缘炎等。

挤压溢出物涂片或透明胶纸法，查出蠕形螨为诊断依据。注意个人卫生是防止蠕形螨感染的关键。

治疗常用药物有硫黄软膏、甲硝唑、新呋螨灵霜。

五、虱

虱是体表永久性寄生虫，寄生于人体的虱有人虱和耻阴虱。人虱体细长，灰白色，分头、胸、腹三部分。头菱形，有触角一对、复眼一对，刺吸式口器；胸部三节融合，足三对，末端为爪，与足胫突相拢形成抓握器，握于宿主毛发及纤维物；腹分节，雄虱腹部“V”形，雌虱腹部“W”形。耻阴虱宽短似蟹状，腹部侧缘呈锥状突起，上有刚毛。虱半变态发育，经卵、若虫、成虫三个时期。体虱寄生于人毛发根部。耻阴虱寄生于阴毛及肛周毛处。虱叮咬吸血，边吸血边排泄。临床表现局部瘙痒，抓破皮肤可继发感染。虱传播疾病，主要有流行性斑疹伤寒、回归热、战壕热等。被阴虱感染后，应勤洗澡、勤换衣。治疗常用20%百部乙醇、0.2%二氯醚菊酯清洗涂擦皮肤毛发。

本章小结

常见的人体寄生虫及所致疾病

	虫种	感染阶段	寄生部位	传播或所致疾病
医学蠕虫	蛔虫	感染性虫卵	小肠	蛔蚴性肺炎、营养不良、胆道蛔虫病
	蛲虫	感染性虫卵	回盲部	蛲虫病
	钩虫	丝状蚴	小肠	钩蚴性皮炎、钩蚴性肺炎、贫血、异嗜症
	鞭虫	感染性虫卵	回盲部	慢性炎症、肠炎、失血性贫血
	丝虫	丝状蚴	淋巴管、结	丝虫病、鞘膜积液、象皮肿、乳糜尿
	肝吸虫	囊蚴	肝胆管	肝吸虫病、肝硬化、肝胆管结石
	肺吸虫	囊蚴	肺	肺吸虫病(脑型、皮肤型)
	血吸虫	尾蚴	肠系膜静脉	血吸虫病、尾蚴性皮炎、门脉高压、肝硬化
	姜片虫	囊蚴	小肠	营养不良、肠梗阻
	猪肉绦虫	囊尾蚴、虫卵	肠道、组织	猪肉绦虫病、囊虫病
	牛肉绦虫	囊尾蚴	肠道	牛肉绦虫病
	短膜壳绦虫	虫卵	小肠	短膜壳绦虫病
	包生绦虫	虫卵	组织	包虫病
医学原虫	阿米巴原虫	四核包囊	肠道	阿米巴痢疾,肝、肺、脑脓肿
	贾第虫	四核包囊	小肠	贾第虫病
	疟原虫	子孢子	肝、红细胞	疟疾
	阴道毛滴虫	滋养体	阴道、尿道	滴虫性阴道炎、滴虫性尿道炎
医学节肢动物	疥螨	体表皮肤		疥疮
	蠕形螨	毛囊、皮脂腺		痤疮
	虱	体表		流行性斑疹伤寒、回归热、战壕热
	蚊			乙脑、疟疾、丝虫病、登革热
	蝇			伤寒、痢疾、霍乱、结核等

思考题

1. 为什么蛲虫感染易在儿童中流行?
2. 为什么血吸虫虫卵对人的危害大?
3. 哪些吸虫不寄生于肠道,但可在粪便中查到虫卵?为什么?
4. 为什么妊娠期、月经期滴虫性阴道炎症状加重?

(高　锐)

第三篇　实训项目

实验室规则

病原生物与免疫学实验室的实验材料和工具多为具有感染性的材料，为了使学生能顺利完成实验项目，保证实验者的安全，特制定如下规则。

1. 进入实验室前必须穿好白大衣，离开实验室后脱下、反折。必要时佩戴口罩。

2. 书包和衣物等不得带入实验室，必要的用具应放在指定的位置。

3. 实验室内严禁吸烟、饮食，以免感染。

4. 保持实验室内安静，不得高声谈笑或随便走动，以利集中精力完成实验操作。

5. 实验操作时，若不慎将菌液等污染桌面、衣物、书本、手指及地面等，应立即报告带教老师，及时作出处理。

6. 用过的吸管、滴管、试管和玻片等应放在指定的污物缸或盛有消毒液的搪瓷缸内，不得放在桌面上或水槽内，不得随便冲洗。

7. 实验完毕后清理桌面，将需要培养的物品放入指定的培养箱中。显微镜要擦干净后方可归还显微镜室，用过物品归还原处（如接种环、染色液、擦镜纸、香柏油、火柴等），并清洁和消毒桌面；双手应在消毒液中浸泡 5 min 消毒后，再用肥皂和清水冲洗干净。

8. 值日生要认真清扫实验室，关闭门、窗、水、电后方可离开实验室。

第十三章

免疫学实训项目

项目一　凝 集 反 应

一、直接凝集反应

［实验目的］

（1）了解直接凝集反应的原理、结果判断和应用。

（2）初步掌握直接凝集反应（玻片法）的操作方法。

［实验材料］

（1）1∶10 稀释的伤寒杆菌诊断血清，伤寒杆菌、大肠埃希菌 24 h 琼脂斜面培养物，生理盐水。

（2）载玻片、毛细吸管、记号笔等。

［实验步骤］

（1）取载玻片一张，用记号笔划分为 3 格，并标明 1、2、3。

（2）取吸管一支，套上乳胶皮头后，吸取 1∶10 稀释的伤寒杆菌诊断血清 1 ~2 滴于第 1、2 格内，第 3 格内加 1 ~2 滴生理盐水。

（3）将接种环在酒精灯火焰烧灼灭菌，冷却后取少许伤寒杆菌培养物分别与第 1 格内的诊断血清、第 3 格内的生理盐水混合并涂抹成均匀悬液。然后用同样方法取少许大肠埃希菌培养物与第 2 格内的诊断血清混合。静置数分钟后观察结果。

（4）结果：如上述混悬液由均匀混浊状变为澄清透明，并出现大小不等的乳白色凝集块者即为阳性（+）；如混悬液仍呈均匀混浊状则为阴性（-）。如肉眼观察不够清楚，可将玻片置显微镜下用低倍镜观察。

二、间接凝集抑制试验

［实验目的］

了解间接凝集抑制试验的原理及应用。

［实验材料］

（1）孕妇 HCG 阳性尿液、生理盐水、待检尿液。

（2）HCG 致敏乳胶抗原、兔抗人 HCG 诊断血清。

（3）载玻片（或黑色反应板）、毛细滴管、牙签、记号笔等。

［实验步骤］

（1）取载玻片或黑色反应板置实验台上，用记号笔将其划分为3格，并标明1、2、3。

（2）用毛细滴管分别吸取待检尿液、孕妇HCG阳性尿液、生理盐水1滴，分别加至第1、2、3格中。

（3）于上述3格内各滴加HCG诊断血清1滴，分别用牙签充分混匀，轻轻连续摇动1～2 min。

（4）于上述3格内各滴加胶乳抗原1滴，分别用牙签混匀后，轻轻连续摇动2～3 min后观察结果。阴性对照格应出现均匀一致的凝集颗粒，液体澄清，否则实验无效；阳性对照格应显现均匀一致的乳白色液状物；待检样品格如出现明显的凝集颗粒，为阴性反应，即HCG阴性，为非妊娠尿；不出现凝集者，则为阳性反应，即HCG阳性，为妊娠尿。

项目二　沉淀反应

可溶性抗原（血清蛋白质、组织浸出液、细菌裂解物等）与相应抗体在适当的条件下发生特异性结合后，形成肉眼可见的沉淀物，称为沉淀反应。该反应常用半固体琼脂作介质进行琼脂扩散（免疫扩散）试验，即可溶抗原与抗体在凝胶中扩散，两者比例合适时出现白色沉淀。

一、单向琼脂扩散试验

［实验原理］

单向琼脂扩散试验指抗原和抗体这两种成分只有其中的一种成分扩散。预先将一定量的抗体混于琼脂内，倾注于玻璃板上，凝固后打孔，将标准抗原与未知抗原分别加入孔中，使其向四周扩散，抗原与相应抗体在琼脂板内结合后形成白色沉淀环。沉淀环直径的大小与抗原的浓度成正比。用不同浓度的标准抗原（参考血清）制成标准曲线，测未知抗原的含量，根据所测沉淀环的直径即可从标准曲线中求出。本试验为一种定量的免疫学试验，主要用于检查血清中各种免疫球蛋白或补体C3、C4的含量。

［实验目的］

了解琼脂扩散试验的原理、方法、结果观察及其用途。

［实验材料］

（1）羊抗人IgG诊断血清（抗血清）。

（2）冰冻干燥的正常人混合血清（标准抗原）。

（3）待检血清、2%～3%生理盐水琼脂、生理盐水、微量加样器、打孔器、玻璃板、温箱等。

［实验步骤］

1. 制备含抗IgG抗体的琼脂板　将2%～3%生理盐水琼脂加热溶化，待冷至56 ℃时，吸取1.5 ml琼脂与等量适当稀释的抗IgG抗体（稀释度视每批抗血清的效价而异）混合均匀后，倾注于放置水平台面上的载玻片上，制成薄厚均匀的免疫板。待琼脂凝固后用打孔器在免疫板上打孔，孔径为3 mm，孔距为8～10 mm。

2. 加样 将待检测血清用生理盐水稀释成1∶50,用微量加样器准确吸取10 μl样品,按编号顺序加入各个琼脂孔内。同样将参考蛋白稀释成一系列不同浓度(20、25、50、100倍),各取10 μl加入同一免疫板的下排各孔内。

3. 反应 将加好样品的免疫板平放在保持一定湿度的密闭容器内,置37 ℃温箱中进行反应,24 h后取出观察结果。

4. 观察结果及IgG含量计算法 ① 分别测量待检测血清样品及不同浓度参考蛋白产生的沉淀直径(精确至0.1 mm);② 绘制标准曲线:以已知参考蛋白IgG产生的沉淀环直径为纵坐标,不同浓度(U/ml)IgG为横坐标,在半对数纸上绘制出标准曲线;③ 根据待检测样品的沉淀环直径,从标准曲线上查处相应IgG的含量,再乘以血清稀释倍数,即可得知该样品中IgG的实际含量。正常成人血清IgG的含量为:12.00±2.62 mg/ml(150±32.5 U/ml)。

有些生物制品研究所现已制成(IgG、IgA、IgM)单向免疫扩散板出售,本品系用国产优质琼脂经净化后加热溶化,加入一定浓度的马抗人IgG、IgA和兔抗人IgM诊断血清,混合均匀后倒板制成。供定量测定待检品中的3种免疫球蛋白使用。

二、双向琼脂扩散试验

[实验原理]

双向琼脂扩散试验是将抗原和抗体分别加入到含电解质的琼脂板上相应的孔中,二者各自向四周扩散,若抗原与抗体相对应,可在比例合适处形成白色的沉淀线。一对抗原抗体系统只能形成一条沉淀线。若含有若干对抗原抗体系统,则因其分子大小不同,扩散速度不同,可在琼脂中出现多条沉淀线。

[实验材料]

(1) 1%生理盐水琼脂。

(2) 待检血清,肝癌病人阳性血清(或正常人胚肝组织浸液,脐带血清)。

(3) 甲胎蛋白(AFP)诊断血清,载玻片,打孔器(直径3 mm),毛细滴管。

[实验步骤]

1. 制备琼脂板 将1%生理盐水琼脂在水浴锅中加热溶化。取洁净载玻片一张,放水平台上,将已溶化的琼脂2.5 mL趁热用毛细滴管注于玻片上,让其自然流成水平面,避免出现气泡。待琼脂凝固后,选好一定的位置用打孔器打一中心孔,再按顺时针方向围绕中心孔打6个孔(图13-1),孔与孔之间要保持一定而相等的距离。

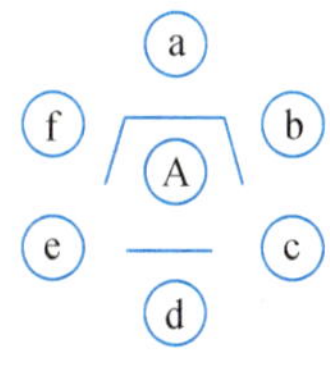

图13-1 双向琼脂扩散试验示意图

2. 加样 在中心孔A内加入AFP诊断血清(已知抗体)。a、d孔加入肝癌病人阳性血清作为对照,b、c、e、f孔中分别加入待检血清(未知抗原)。滴入时注意不可有气泡溢出表面,以加满不外溢为度。

3. 反应 将加样后的琼脂板放入能保持一定湿度的密闭容器内,置37 ℃温箱中,24 h后观察结果。

[实验结果]

(1) 阳性对照血清的a、d两孔与中心孔之间应出现清晰的乳白色沉淀线。

(2) 其余各孔待检测血清中如与中心孔间也出现了沉淀线,且一端与相邻的阳性对照血清形成的沉淀线相吻合,则该待检血清为阳性反应;如出现了沉淀线但与阳性对照血清的沉淀线相互交叉,则表明二者的抗原性不同,为另一种抗原抗体反应,不应判断为阳性。如待检血清24h内与中心孔间无沉淀线形成为阴性反应。

项目三 吞噬细胞的吞噬功能测定

机体内具有吞噬功能的细胞群称吞噬细胞,按其形态大小为分为两类:一类是小吞噬细胞,主要是中性粒细胞;另一类是大吞噬细胞即单核吞噬细胞系统,包括血液中的单核细胞和组织中的巨噬细胞、树突状细胞等,以中性粒细胞为例,进行吞噬功能检测。

[实验目的]

了解吞噬细胞的形态及吞噬功能。

[实验材料]

(1) 白色葡萄球菌。

(2) 肉汤培养基。

(3) 瑞氏染液。

[实验步骤]

1. 菌液的制备 将白色葡萄球菌接种于肉汤培养基中,置37 ℃温箱内培养12 h左右;于水浴锅中加热100 ℃ 10 min杀死细菌,用无菌生理盐水稀释成6×10^8个/mL备用。

2. 加样 用血红蛋白吸管吸取待测者耳垂或指尖血约40 μL,立即加入盛有20 μL肝素(浓度为20 U/mL)的洁净凹玻片的凹孔内,轻轻搅动混匀,再加上述葡萄球菌菌液20 μL充分混匀。然后置铺有湿纱布经37 ℃温箱中预温的有盖容器内,再放置37 ℃温箱中作用30 min,其间每隔10 min摇匀一次。

3. 结果观察 取1小滴混合液置洁净无油污的载玻片一端,推成薄片。待干后,用甲醇固定4~5 min,瑞氏染液染5~10 min,油镜下观察。记录发生吞噬和未吞噬的白细胞数(一般计数200个白细胞),对有吞噬作用的白细胞,应同时记录所吞噬的细菌数。按下式计算吞噬率和吞噬指数。

$$吞噬率=\frac{200个中性粒细胞中吞噬细菌的细胞数}{200}\times100\%$$

$$吞噬指数=\frac{200个中性粒细胞中吞噬细菌的总数}{200}\times100\%$$

(杨增茹)

第十四章

病原生物学实训项目

项目一　细菌的形态与结构观察

［实验目的］

（1）熟悉显微镜的使用方法及保养。

（2）了解细菌的基本形态和特殊结构。

（3）熟悉革兰染色的基本操作步骤及临床意义。

［实验器材］

（1）显微镜、标本片、香柏油、擦镜纸、二甲苯等。

（2）革兰染色液、接种环、大肠埃希菌、葡萄球菌、大肠埃希菌琼脂平板或斜面培养物，生理盐水等。

一、显微镜油镜的使用与保养

［实验步骤］

（1）双手托持显微镜平放于桌面，用油镜时，勿将镜壁弯曲倾斜，以免油滴或菌液流淌外溢，影响结果观察或造成周围污染。

（2）用低倍镜对光，自然光线用平面镜，人工光源用凹面镜，同时调节集光器和光圈以获得最适亮度。染色标本用油镜检查时，应将光圈完全打开，集光器上升与载物台相平，增加光亮度。

（3）标本片放在载物台上，用标本推进器或压片夹固定。

（4）低倍镜找出标本的范围，然后在待检部位上加 1 滴香柏油，转动镜头转换器，将油镜头置于工作位置，从侧面观察并缓慢转动粗调节器，使油镜头浸没在油镜内，当油镜头几乎接触玻片时停止转动，然后眼睛移至目镜，小心缓慢移动粗调节器，以免压碎标本或损坏镜头，待看到模糊物象时，再用细调节器转动至物象完全清晰为止。

（5）观察完毕，取下标本片，立即用擦镜纸顺一个方向旋转擦拭镜头上的油。若油已干，应先用二甲苯滴在擦镜纸上擦净镜头，再用另一干净擦镜纸拭去镜头上沾有的二甲苯。

（6）显微镜擦净后，降低物镜并将其转成八字形，集光器下降，反光镜推平，光圈关上，归还显微镜室或盖上显微镜罩。

二、细菌的基本形态与特殊结构

1. 细菌的基本形态观察 观察葡萄球菌、大肠埃希菌、霍乱弧菌的形态。

2. 细菌的特殊结构 观察肺炎球菌荚膜的所在位置；观察霍乱弧菌、伤寒杆菌鞭毛的位置、鞭毛的多少；观察破伤风杆菌、产气荚膜梭菌芽胞的大小和位置。

三、革兰染色

［实验原理］

革兰染色法的原理尚不完全清楚，主要有三种学说。

1. 等电学说 革兰阳性菌等电点（pH 2～3）比革兰阴性菌（pH 4～5）低，一般染色时染液的酸碱度在 pH 7.0 左右，电离后阳性菌带的负电荷比阴性菌多，因此与带正电荷的结晶紫染料结合得牢固，故不易被酒精脱色。

2. 通透性学说 革兰阳性菌细胞壁结构比较致密，肽聚糖层厚，脂质含量少，乙醇不易透入，反而可使细胞壁脱水而形成一道屏障，阻止染料向细胞外渗。革兰阴性菌细胞壁疏松，肽聚糖层很薄，而外膜、脂蛋白及脂多糖均含有大量脂质，易被乙醇溶解，致使细胞壁通透性增高，细胞内的结晶紫－碘复合物容易被乙醇溶解而脱出。

3. 化学学说 革兰阳性菌细胞内含有某种特殊化学成分，一般认为是核糖核酸镁盐与多糖的复合物，它和染料－媒染剂复合物相互结合，使已着色的细菌不易脱色。

［实验步骤］

1. 制备标本片

（1）涂片 取洁净玻片一张，两端各加 1～2 滴生理盐水。接种环灭菌后，分别取大肠埃希菌和葡萄球菌培养物少许于两处盐水中，然后混匀。

（2）干燥 一般采用自然干燥，天气较冷时也可于酒精灯火焰上方 30～40 cm 处适当加热干燥。

（3）固定 手持玻片一端将干燥好的细菌薄膜面朝上，背面在酒精灯火焰上来回通过数次，略做加热，以不烫手背为度。

2. 染色

（1）初染 在已固定的细菌涂片上滴加结晶紫染液 3～5 滴室温下 1 min 后，用细流水轻轻冲洗，甩去玻片上的水滴。

（2）媒染 滴加媒染剂碘液数滴，室温作用 1 min，用细流水冲洗，甩去玻片上的水滴。

（3）脱色 滴加 95% 乙醇数滴，轻轻摇动玻片几秒钟，使均匀脱色，然后斜持玻片，使脱色的染料随乙醇流去，再滴加乙醇，直到流下的乙醇无色或稍淡紫色为止，立即用细流水将乙醇冲掉。

（4）复染 滴加稀释苯酚复红液复染约 30 s 后用细流水冲洗。

3. 镜检 标本染色后，晾干，滴 1～2 滴香柏油，用油镜观察，革兰阳性菌染成紫色，革兰阴性菌染成红色。

项目二　细菌的培养与生长现象观察

一、培养基的制备

［实验目的］

（1）掌握常用培养基的制备方法。

（2）熟悉常用培养基的用途。

（3）了解细菌生长的基本营养条件。

［实验器材］

1. 试剂及材料　牛肉膏、蛋白胨、氯化钠、琼脂、脱纤维羊血、1 mol/L 的 NaOH 溶液、酚红指示剂等。

2. 器具　比色架、标准比色管、量筒、吸管、试管、无菌平皿、天平、脱脂棉、高压蒸汽灭菌器等。

［实验步骤］

不同培养基制备的程序不尽相同，但配制一般培养基的主要程序基本相似，可分为：调配→溶化→矫正 pH→过滤澄清→分装→灭菌→鉴定等步骤。下面介绍几种常用培养基的制备。

1. 液体培养基肉膏汤的制备

培养基成分：牛肉膏 3 g，氯化钠 5 g，蛋白胨 10 g，蒸馏 1 000 mL。

制法：在三角烧瓶中加入 1 000 mL 蒸馏水，称取上述各成分混悬于水中，加温溶解。调节 pH 7.6～7.8，通常矫正前的培养基均呈酸性，故常用 1 mol/L 的 NaOH 溶液进行矫正。然后过滤、分装至试管或烧瓶内，塞上棉塞并用纸包好，高压蒸汽灭菌，15 磅 20 min 后取出，待凉后置冰箱保存备用。

2. 普通琼脂平板及斜面培养基的制备

培养基成分：肉膏汤（pH 7.6～7.8）100 mL，琼脂 2～3 g。

制法：将上述各成分混合加热融化后分装试管及烧瓶内，塞上棉塞并用纸包好，15 磅 20 min高压蒸汽灭菌。

高压灭菌后趁热将试管斜置，冷凝后即成琼脂斜面培养基。取三角烧瓶中灭菌后的普通琼脂培养基，待 50～60 ℃时，以无菌操作的方法将其倾入无菌平皿内，待凉凝固后即成普通琼脂培养基。

3. 半固体培养基的制备

培养基成分：肉膏汤 100 mL，琼脂 0.5 g。

制法：将上述各种成分混合加热溶解后，分装入试管，待高压蒸汽灭菌后，取出直立，琼脂凝固后即成半固体培养基。

4. 血液琼脂培养基

培养基成分：普通琼脂培养基（pH 7.2）100 mL，脱纤维羊血 5～10 mL。

制法：将普通琼脂培养基定量分装于三角烧瓶内。高压蒸汽灭菌，15 磅 20 min。灭菌后的琼脂培养基冷却至 50 ℃左右，然后在无菌的环境中加入 5%～10% 的血液。轻轻摇匀（避免产生气泡），再制成平板或斜面培养基。

二、细菌的接种方法

[实验目的]

(1) 初步掌握细菌的分离培养方法及无菌操作技术。

(2) 熟悉细菌常见的培养方法。

(3) 了解细菌的生长现象。

[实验材料]

1. 器械 接种环、接种针、酒精灯、火柴、恒温培养箱。

2. 培养基 普通琼脂平板、琼脂斜面、肉汤培养基、固体培养基、血琼脂平板。

3. 菌种 葡萄球菌、大肠埃希菌菌液各一支,混合菌液一支。

[实验步骤]

1. 分区划线接种法 对于混有多种细菌的待检材料,如粪便、尿液、脓液进行某种细菌培养时,应先将待检材料进行分离培养。常用的分离接种法为琼脂平板分区划线法,借划线将混杂的细菌在琼脂平板表面分散开,使个别细菌能固定在某一点,经培养后形成单个菌落,以达到分离获得纯种细菌的目的,具体操作方法如下。

(1) 烧灼接种环,待冷,取葡萄球菌和大肠埃希菌混合液各一环。

(2) 左手约45°斜持琼脂平板,略开盖,在酒精灯火焰左前上方5~6 cm处,将接种环上的菌液涂布于平板表面边缘一小部分,约占培养基面积的1/4(第一区)。

(3) 烧灼接种环,转动平皿于合适位置,接种环通过第一区3~4次,连续划线,约占培养基1/4,划线要密但线与线之间尽量不要重叠(第二区),充分利用平板的面积,不要划破琼脂(图14-1)。

(4) 烧灼接种环,通过第二区3~4次,划剩余培养基的1/2(第三区);烧灼接种环,通过第三区3~4次,划剩余培训基(第四区)。

(5) 接种完毕,盖好皿盖。在皿底注明标本名称、接种日期、接种者或组别等。将培养平皿倒放,置37 ℃温箱内孵育24 h。

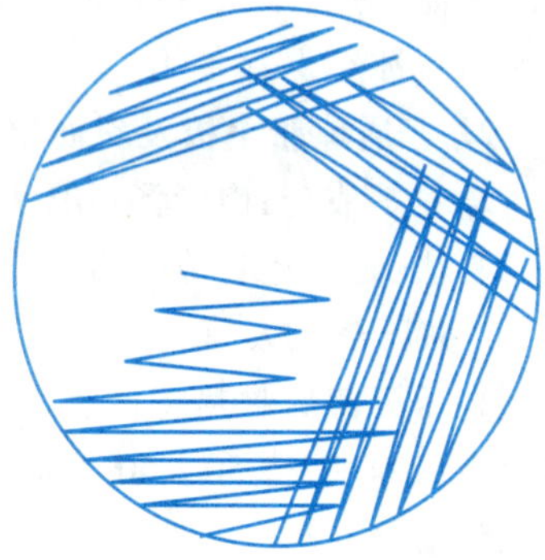

图14-1 平板培养基划线接种法

2. 纯种细菌接种法 细菌经分离培养后形成单个菌落,用接种针挑取单个菌落,接种入新的培养基,培养后即可获得大量纯种细菌,以供进一步进行细菌的鉴定或作为菌种保存或研究。常用的纯种接种法有以下几种。

(1) 琼脂斜面培养基接种法 ① 左手紧握菌种管(如葡萄球菌、大肠埃希菌培养管等)的下端,两管口平齐,菌种管口在外,斜面培养基管口在内,右手持接种环并以无名指与小指夹住菌种管棉塞,小指与手掌夹住斜面培养基管棉塞,在火焰旁拔出,并将两管口通过火焰3次进行灭菌;② 将烧灼灭菌过的接种环插入菌种管内,待冷却后,挑取菌液一环,立即移入斜面培养管内,从斜面底部向上轻轻来回做连续划线,划线时注意勿划破琼脂,接种环进出试管时避免触及试管内壁及管口(图14-2);③ 接种完毕,将接种环烧灼灭菌后放回原处,试管口通过火焰灭菌,塞好棉塞,置37 ℃温箱内培养18~

24 h 后，观察其斜面上菌苔生长情况。

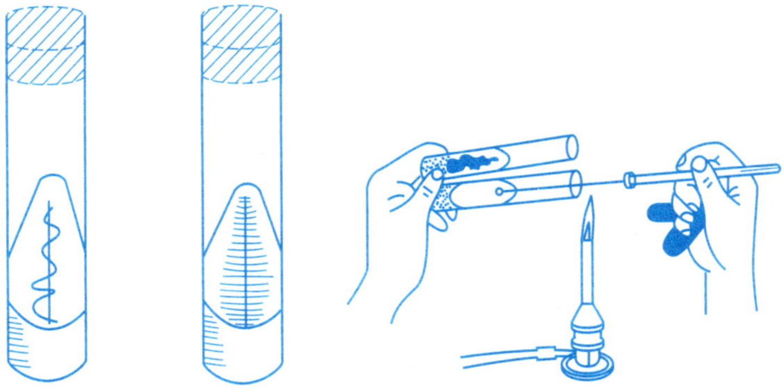

图 14－2　琼脂斜面培养基接种法

A. 斜面接种法　B. 双管移植法

(2) 液体培养基接种法　与琼脂斜面接种法相同，左手握持两支试管(大肠埃希菌液体培养管、待接种的肉汤管)。以无菌操作技术用接种环取菌液少许，于肉汤管内接近液面的管壁上轻轻研磨，并蘸取少许肉汤调和混匀，使菌液混入肉汤中(图 14－3)。

(3) 半固体培养基接种法　① 与琼脂斜面接种法相同，左手握持菌种管(大肠杆菌液体培养管)及待接种的半固体琼脂培养基管；② 右手持接种针，将其灭菌并冷却后，蘸取大肠埃希菌菌液少许，垂直插入半固体琼脂培养基的中心，注意接种针勿插入试管底部，然后从原处退出试管；③ 接种完毕，将接种针灭菌后放入试管架，将试管口灭菌后塞好棉塞，置 37 ℃温箱内培养 18～24 h，取出后对光观察穿刺线上细菌生长情况，细菌有无向周围扩散生长，穿刺线是否清晰等，借以判断该细菌是否有动力(图 14－4)。半固体培养基常用来进行观察细菌的动力或保存菌种。

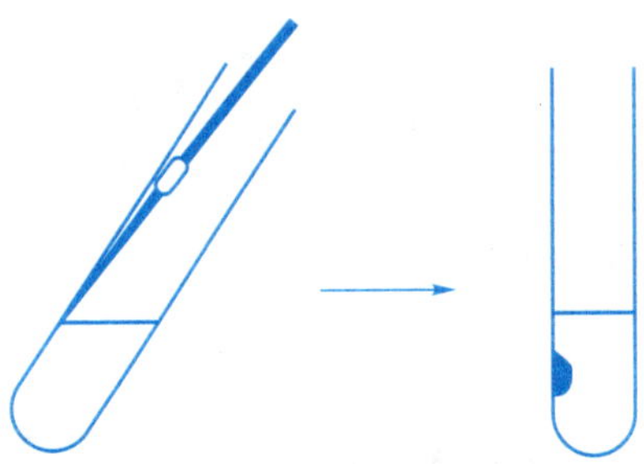

图 14－3　液体培养基接种法

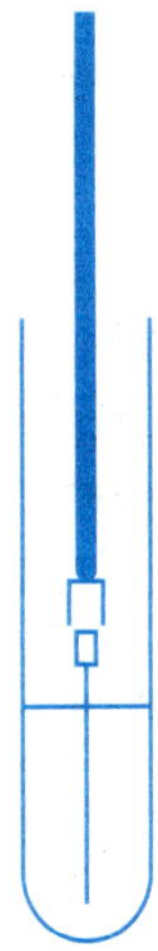

图 14－4　半固体培养基穿刺接种法

三、观察细菌的生长现象

1. 斜面培养基 斜面上有均匀一致的菌苔或菌落，如有不同的菌落出现，则表明菌种不纯。

2. 液体培养基 大肠埃希菌在液体培养基中呈均匀混浊生长；有的细菌呈沉淀生长（如乙型溶血性链球菌）；有的细菌在液体表面形成菌膜（如枯草杆菌）。

3. 半固体培养基 有鞭毛的细菌，自原接种部位向四周扩撒，培养基呈现混浊状态，无鞭毛的细菌仅在接种部位生长，培养基不出现混浊。

4. 固体培养基 在固体培养基上可观察菌落。不同细菌的菌落各有其特点，有助于细菌的鉴别（注意观察菌落的大小、颜色、隆起度、边缘的光滑度、透明度及有无溶血现象等）。

项目三 细菌的分布与消毒灭菌

一、细菌的分布

[实验目的]

了解细菌在自然界和人体的分布，增强消毒灭菌和无菌操作的观念。

[实验材料]

（1）普通琼脂平板、肉汤培养基。

（2）地表泥土，无菌生理盐水、小试管、接种环、小吸管、未净化的地表水和自来水、酒精灯等。

（一）空气中细菌的检查

[实验步骤]

将普通琼脂平板置室内不同地方，打开盖子；暴露于空气中 5 ~ 10 min，盖好培养基皿盖，放 37 ℃温箱，培养 24 h；观察平板上细菌的生长现象并计数菌落的数目。

（二）土壤中细菌的检查

[实验步骤]

（1）取 1 g 地表泥土放入 10 mL 无菌生理盐水中混成悬液。

（2）取其混悬液 0.1 mL 于肉汤培养基内，37 ℃培养 24 h。

（3）观察细菌生长现象。

（三）水中细菌的检查

[实验步骤]

（1）取未净化的地表水和自来水各 1 mL 放入两个空皿中。

（2）将高压灭菌后的营养琼脂冷却至 48 ℃左右时，分别倾入两平皿中充分摇匀混合，37 ℃培养 24 h。

（3）取出培养基，观察培养基上细菌的生长现象并计数菌落的数目。

二、消毒灭菌

[实验目的]

了解常用的消毒方法，熟悉高压蒸汽灭菌器的使用。

［实验器材］

普通琼脂平板，酒精灯，碘酒，75%乙醇、高压蒸汽灭菌。

［实验步骤］

（一）皮肤消毒试验

（1）将普通琼脂平板外底部先进行划分标记“消毒前”、“消毒后”和“对照区”，一手指先在标记“消毒前”的平板上轻轻擦拭。

（2）然后用碘酒、75%乙醇由内向外进行皮肤消毒后，待干后在标记“消毒后”平板上轻轻擦拭，37 ℃培养24 h。

（3）取出琼脂平板观察平板上手指“消毒前”和“消毒后”擦拭部位细菌的生长情况。

（二）紫外线杀菌试验

［实验原理］

波长200～300 nm的紫外线具有杀菌作用，其中以265～266 nm最强，这与DNA的吸收光谱范围一致。紫外线主要作用于细菌的DNA，是一条DNA链上相邻的两个胸腺嘧啶共价结合而形成的二聚体，从而干扰DNA的复制与转录，导致细菌的变异或死亡。此外，紫外线还可使分子氧变成臭氧，臭氧亦具有杀菌作用，但紫外线穿透力较弱，普通玻璃、纸张、尘埃、水蒸气等均能阻挡紫外线，故紫外线只能用于手术室、传染病房、细菌实验室的空气消毒或用于不耐热物品的表面消毒。

［实验步骤］

（1）将细菌接种在普通琼脂平板上。

（2）在平板任意地方加贴一张黑色灭菌纸片，置紫外灯下照射30 min。

（3）用镊子将平板上黑色纸片弃去放入消毒液中，平板置37 ℃培养24 h。

（4）取出平板观察，无黑色纸片遮盖的部分细菌被杀死，无细菌生长；被黑色纸片盖的地方有细菌生长。

（三）高压蒸汽灭菌

高压蒸汽灭菌所用的高压蒸汽灭菌器是一密闭、能耐高温和高压的双层金属筒，附有加水、贮水、排水、加热、排气阀门、安全阀门和压力表等装置，型号较多。临床上耐高热的普通培养基、药品、手术器械、外科敷料等常用高压蒸汽灭菌的方法进行灭菌。

高压蒸汽灭菌器的使用方法如下。

（1）先向桶内注水，然后把要灭菌的物品装入内筒（筒内物品不要过于挤压），加盖后再把盖上的螺旋对称同时拧紧，打开排气阀门，开始加热。

（2）水沸腾后，排气阀门开始排出气体，待桶内冷空气全部排出后，关闭排气阀门，此时桶内压力逐渐上升。

（3）一般灭菌物品或器械所需蒸汽的压力为103.4 kPa（相应温度为121.3 ℃）20～30 min，即可达到灭菌的目的。

（4）达到灭菌所需时间后，关闭热源，自然放凉，待压力表指针下降到“0”时，方可开盖取物。

（四）药物敏感性试验

药物敏感性试验有纸片法和试管法，临床实验室常用的方法为纸片法。

［实验器材］

（1）金黄色葡萄球菌6～8 h培养物。

（2）普通琼脂平板（直径 9 cm）。

（3）抗生素（如氨苄西林、庆大霉素、诺氟沙星等）滤纸片。

（4）接种环、酒精灯、无菌小镊子、培养箱等。

［实验步骤］

（1）用无菌接种环挑取已培养好的金黄色葡萄球菌培养物少许，先在平板琼脂表面中央划一条线，垂直该线作平行密度划线，划满平板。再将平板转动 90°，作平行密集划线，划满平板为止。

（2）用无菌小镊子取含氨苄西林、庆大霉素、诺氟沙星的滤纸片（临床实验室可根据患者需要选取不同抗生素），贴在平板琼脂表面，滤纸片之间距离应基本相等，一般每个平板贴 4～5个滤纸片为宜。注意每次取滤纸片之前，小镊子均须烧灼灭菌和冷却。

（3）将平板置 37 ℃温箱培养 24 h 后取出，观察滤纸片周围的抑菌环（图 14－5），用尺子测量其直径，然后对照细菌对该抗生素的敏感度判断表，做出药敏结果的判断。

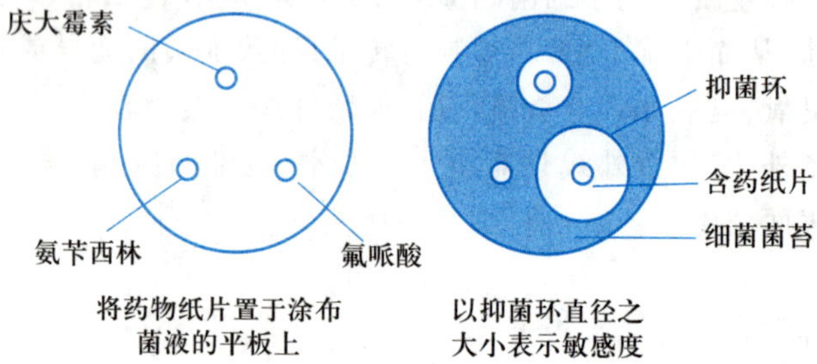

图 14－5　药物敏感试验

项目四　常见病原菌

［实验目的］

（1）掌握常见病原性细菌的形态观察；了解血浆凝固酶试验的原理。

（2）了解抗链球菌溶血素“O”试验的原理及临床应用。

（3）了解抗酸染色法。

一、常见病原菌形态

［实验器材］

（1）葡萄球菌、链球菌、肺炎球菌、脑膜炎球菌、淋球菌、痢疾杆菌、破伤风杆菌、结核杆菌标本片，显微镜、香柏油、擦镜纸、二甲苯等。

（2）葡萄球菌培养物、人血浆或兔血浆、生理盐水、洁净玻片、接种环、记号笔等。

［实验步骤］

1. 观察病原菌形态特点　葡萄球菌、链球菌、肺炎球菌、脑膜炎球菌、淋球菌、痢疾杆菌、破伤风杆菌、结核杆菌形态特点。

2. 血浆凝固酶试验

（1）取洁净玻片一张，用记号笔将玻片划成两格，其中一格加 2 滴生理盐水，另一格加

1∶2人血浆或兔血浆1滴。

（2）用接种环挑取葡萄球菌培养物与生理盐水制成的混悬液；灭菌后再取1环与血浆混匀。

（3）5 min内观察结果，若有凝块出现，即为阳性；若无凝块出现，则为阴性。

二、抗链球菌溶血素“O”试验

［实验原理］

链球菌溶血素“O”是溶血性链球菌的代谢产物之一，具有溶血作用和抗原性。当患者感染溶血性链球菌后2～3周，体内可产生抗链球菌溶血素“O”的抗体。如患者血清中此抗体效价明显升高，可认为患者近期感染过溶血性链球菌，以作为风湿热及其活动性的辅助诊断。目前抗链球菌溶血素“O”（ASO）的测定，常用胶乳凝集法，方法简便快捷。ASO胶乳凝集法的原理为高滴度的病人血清被适量的溶血素中和后，ASO还有剩余，这些剩余的抗体即与ASO胶乳试剂发生凝集反应而出现清晰、均匀的颗粒。ASO胶乳试剂系羧化聚苯乙烯胶乳与溶血素“O”共价交联的产物。

［实验器材］

（1）待检血清。

（2）溶血素“O”、ASO胶乳试剂、阳性控制血清、阴性控制血清。

（3）试管、吸管、反应板、水浴箱。

［实验步骤］

（1）血清标本56 ℃ 30 min灭活，然后用生理盐水做1∶50、1∶80、1∶100稀释。

（2）在反应板上分别滴加稀释灭活的血清以及阳性控制血清和阴性控制血清各一滴。

（3）每孔再分别滴加溶血素“O”溶液一滴，轻轻摇动，使其充分混匀。

（4）各滴加ASO胶乳试剂一滴，轻轻摇动3～5 min。

（5）结果观察：有清晰凝集者为阳性，不出现清晰凝集者为阴性。出现凝集的血清稀释度和ASO滴度间的关系大致为：1∶50为≥500；1∶80为≥800；1∶100为≥1 000。

三、抗酸染色法

［实验材料］

（1）患者阳性痰标本。

（2）抗酸染液、接种环、酒精灯、玻片夹、显微镜等。

［实验步骤］

1. 标记 取患者痰液，涂片较厚为宜，自然干燥，通过火焰固定，涂片周围可用蜡笔划圈，作为标记。

2. 初染 用玻片夹夹持涂片标本，滴加苯酚复红2～3滴，在火焰高处徐徐加热，切勿沸腾，出现蒸汽即暂时离开，若染液蒸发减少，应再加染液，以免干涸，加热3～5 min，待标本冷却后用水冲洗。

3. 脱色 3%盐酸酒精脱色30 s～1 min，用水冲洗。

4. 复染 用碱性美兰溶液复染1 min，水洗，用吸水纸吸干后用油镜观察。结核分枝杆菌为红色，其他细菌和细胞成蓝色。

项目五　常见人体寄生虫

一、实验目的

（1）了解常见寄生虫虫卵（或幼虫）的形态；观察常见寄生虫成虫的大体标本。

（2）了解常见吸虫的中间宿主。

（3）掌握蠕形螨透明胶带粘贴法的检查。

［实验器材］

常见寄生虫虫卵或幼虫、成虫标本、显微镜。

［实验步骤］

（一）线虫虫卵及成虫形态观察

1. 蛔虫

（1）镜下观察　虫卵的形态、大小、颜色、卵壳厚薄，蛋白质膜的颜色、厚薄及卵内细胞的特点，并注意受精卵与未受精卵的区别。

（2）成虫大体标本　用肉眼观察虫体外形、大小、颜色、侧线和雌、雄虫的区别。

2. 钩虫

（1）镜下观察虫卵形态、大小、卵壳厚薄、卵内容物　钩虫卵卵壳薄、无色透明、卵壳与卵细胞之间有一周明显空隙，此点可与脱蛋白质膜的蛔虫受精卵鉴别。

（2）十二指肠钩口线虫和美洲板口线口囊切片标本　镜下观察两种钩虫口囊内钩齿和板齿的形状、数目及雄虫尾部交合伞和交合刺的特征。

（3）成虫大体标本　肉眼观察两种钩虫的体态、长度、雄虫尾部特征以及雌、雄虫的区别。

3. 蛲虫

（1）蛲虫卵　镜下观察其形态、大小、颜色、卵壳厚薄及卵内幼虫的形态。

（2）成虫玻片标本　低倍镜观察，注意其头翼、食道球的结构，区别雌性和雄性蛲虫。

（二）吸虫虫卵及成虫形态观察

1. 肝吸虫

（1）镜下观察　其形态、大小、颜色、卵壳厚薄、卵盖特征及卵内毛蚴等。肝吸虫虫卵是最小的蠕虫卵，外形似芝麻粒，易被粪渣掩盖，应仔细查找。

（2）成虫玻片标本　用低倍镜观察虫体的口吸盘、腹吸盘、子宫、受精囊和睾丸的形状、位置等特点。

（3）成虫大体标本　肉眼观察虫体的形态、大小、颜色、透明度及葵花籽样的外形特点。

（4）中间宿主　肉眼观察豆螺及淡水鱼、淡水虾的形态特征。

2. 布氏姜片吸虫

（1）姜片虫卵玻片标本　姜片虫卵是寄生在人体内蠕虫卵中最大的虫卵，镜下观察虫卵形态、大小、颜色、卵壳、卵盖、卵内细胞的特点等。

（2）成虫玻片标本　低倍镜下观察其口吸盘、腹吸盘的位置、形态特征、消化器官和生殖器官，注意睾丸的位置和特点。

(3) 成虫大体标本　肉眼观察虫体的形态、大小、厚度、颜色及外形。

(4) 中间宿主及媒介植物　认识布氏姜片吸虫中间宿主扁卷螺及媒介植物菱角、荸荠、茭白等水生植物。

3. 肺吸虫

(1) 肺吸虫卵玻片标本　镜下观察肺吸虫卵的形态、大小、颜色。注意卵盖、卵壳厚薄不均、两侧不对称和卵内细胞的特征。

(2) 成虫玻片标本　低倍镜下观察其口吸盘、腹吸盘的大小、位置、生殖器官并列等特征。

(3) 成虫大体标本　肉眼观察虫体外形、大小、颜色及如半粒黄豆状的外形特征。

(4) 中间宿主　肉眼观察川卷螺、石蟹、蝲蛄的形态特征。

4. 日本血吸虫

(1) 血吸虫卵玻片标本　镜下观察日本血吸虫卵的形态、大小、颜色、卵壳、卵内容物，注意卵壳周围有无黏附的坏死组织、卵壳的侧棘和卵内的毛蚴。

(2) 成虫雌雄合抱大体标本　肉眼观察成虫的雌雄合抱状态，虫体外形、口吸盘、腹吸盘的特点，雄虫抱雌沟和雌、雄虫的区别。

(3) 尾蚴玻片标本　观察尾蚴形态、尾叉。

(4) 中间宿主　肉眼观察钉螺的形态、大小、颜色、表面结构特征。

（三）绦虫囊尾蚴及成虫形态观察

1. 猪带绦虫

(1) 猪带绦虫卵　镜下观察其形态、大小及颜色，胚膜上的放射性条纹、卵内六钩蚴的形态特征。

(2) 猪囊尾蚴浸制标本和玻片标本　肉眼观察猪囊尾蚴浸制标本，注意其形状、大小、颜色等；低倍镜下观察囊尾蚴头节，注意其顶突、吸盘、小钩的形态特征。

(3) 孕节染色玻片标本　用肉眼或放大镜观察孕节的形状、子宫侧支数。

(4) 成虫大体标本　肉眼观察虫体长度、节片数、节片厚薄、头节形状及链体幼节、成节、孕节的特征。

(5) 受染动物病理标本　观察被囊尾蚴寄生的猪肉固定的标本，注意观察囊尾蚴的形状、大小、透明度以及囊内白色小结节状头节的特点。

2. 牛带绦虫

(1) 囊尾蚴浸制标本和玻片标本　肉眼观察牛囊尾蚴浸制标本，注意其形状、大小、颜色等；低倍镜下观察牛囊尾蚴头节，注意其仅有吸盘而无顶突和小钩。

(2) 孕节染色玻片标本　用肉眼或放大镜观察牛带绦虫孕节，注意孕节肥大、子宫侧支数比猪带绦孕节子宫侧支多的特点。

(3) 成虫大体标本　肉眼观察虫体长度、节片数、节片厚薄。

(4) 受染动物病理标本　观察被囊尾蚴寄生的牛肉标本。

（杨增茹）

参考文献

[1] 肖洋. 病原生物与免疫学基础. 2 版. 北京:高等教育出版社,2010.
[2] 任云青. 病原生物学与免疫学. 2 版. 北京:高等教育出版社,2009.
[3] 许正敏,杨朝晔. 病原生物与免疫学. 2 版. 北京:人民卫生出版社,2012.
[4] 周密. 病原生物与免疫学基础. 北京:人民卫生出版社,2010.
[5] 景涛,史大中. 病原生物学. 北京:清华大学出版社,2009.
[6] 罗恩杰. 病原生物学. 4 版. 北京:科学出版社,2011.
[7] 夏克栋. 医学微生物学. 北京:高等教育出版社,2013.
[8] 曹雪涛. 医学免疫学. 6 版. 北京:人民卫生出版社,2013.
[9] 诸欣平,苏川. 人体寄生虫学. 8 版. 北京:人民卫生出版社,2013.
[10] 陈璐. 医学免疫学与病原生物学. 北京:化学工业出版社,2013.
[11] 郑韵芳,王剑. 微生物学与免疫学. 北京:人民卫生出版社,2012.

附录：新形态一体化教材资源链接索引

护理微信教学平台

护理专业教材配套建设基于微信的学习平台。您可以打开手机微信，查找公众号“护理专业资源库”，或者扫描教材封底的二维码添加关注。

该微信平台融医护最新信息推送与护理专业资源库教学内容于一身，对应护理专业多门主干课程，可直接查询课程各知识点、技能点对应的微课、图片、动画、视频、虚拟仿真等全媒体资源，并支持学生在线自测以及错题汇总，能有效服务于移动教学的需求。

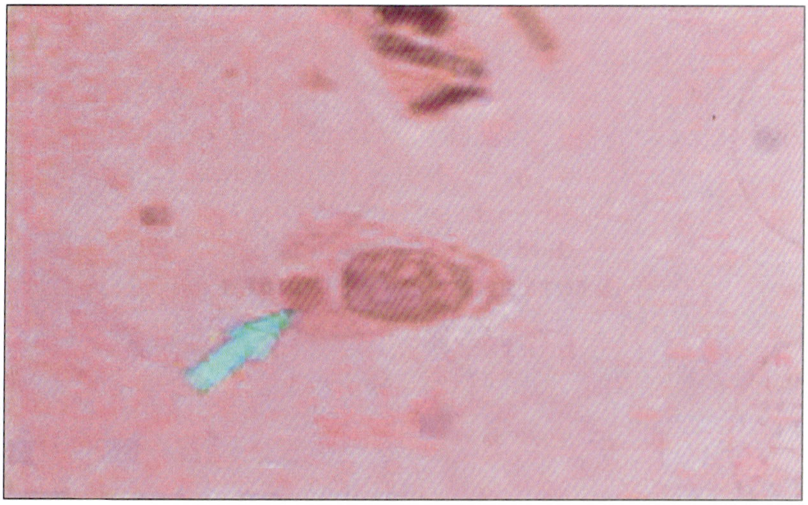

彩图 1　狂犬病毒内氏小体

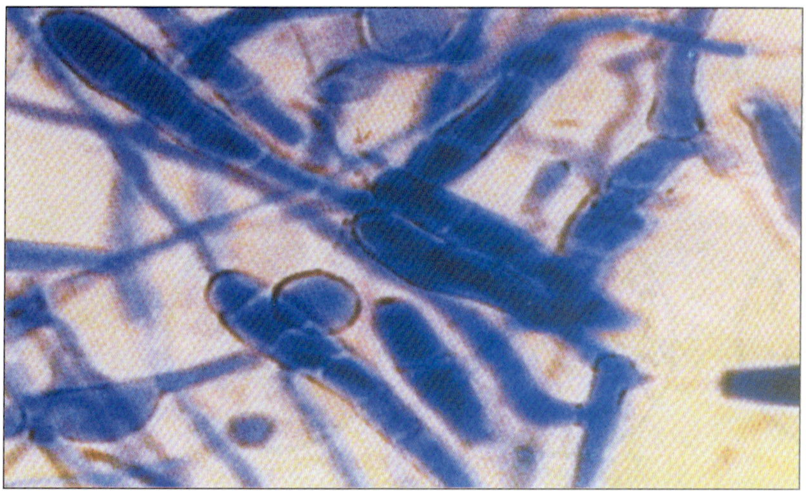

彩图 2　皮肤癣菌的孢子和菌丝

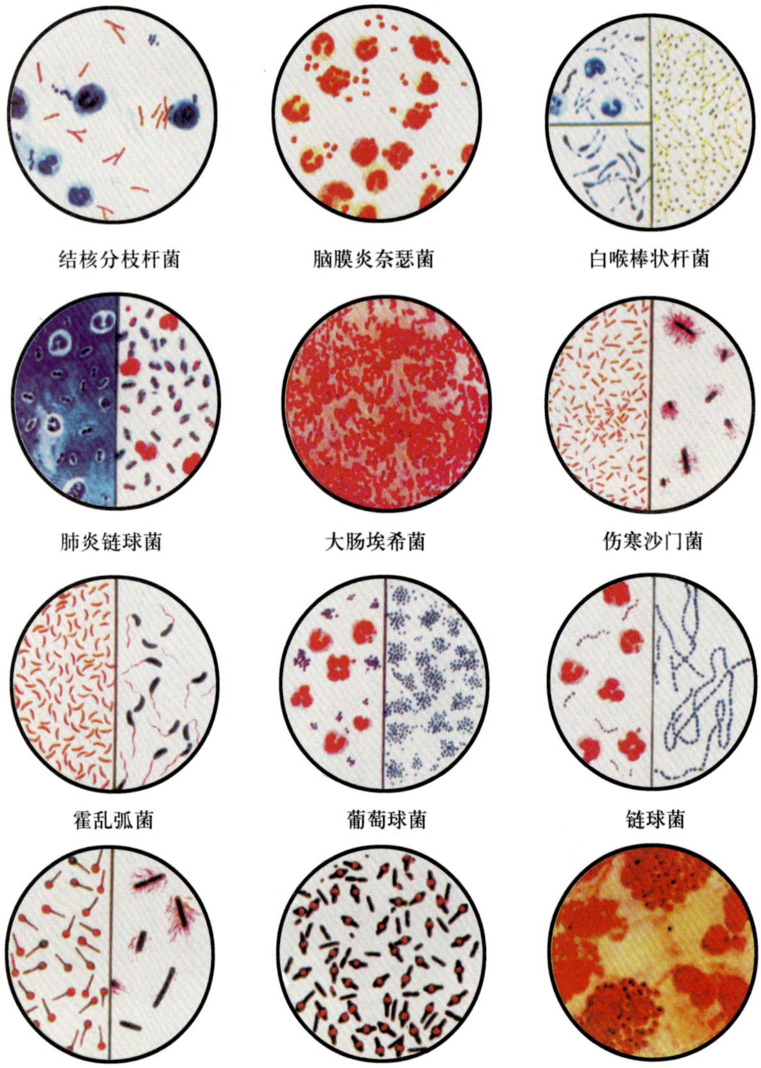
结核分枝杆菌
脑膜炎奈瑟菌
白喉棒状杆菌
肺炎链球菌
大肠埃希菌
伤寒沙门菌
霍乱弧菌
葡萄球菌
链球菌
破伤风梭菌
肉毒梭菌
淋球菌

彩图 3　常见细菌的形态

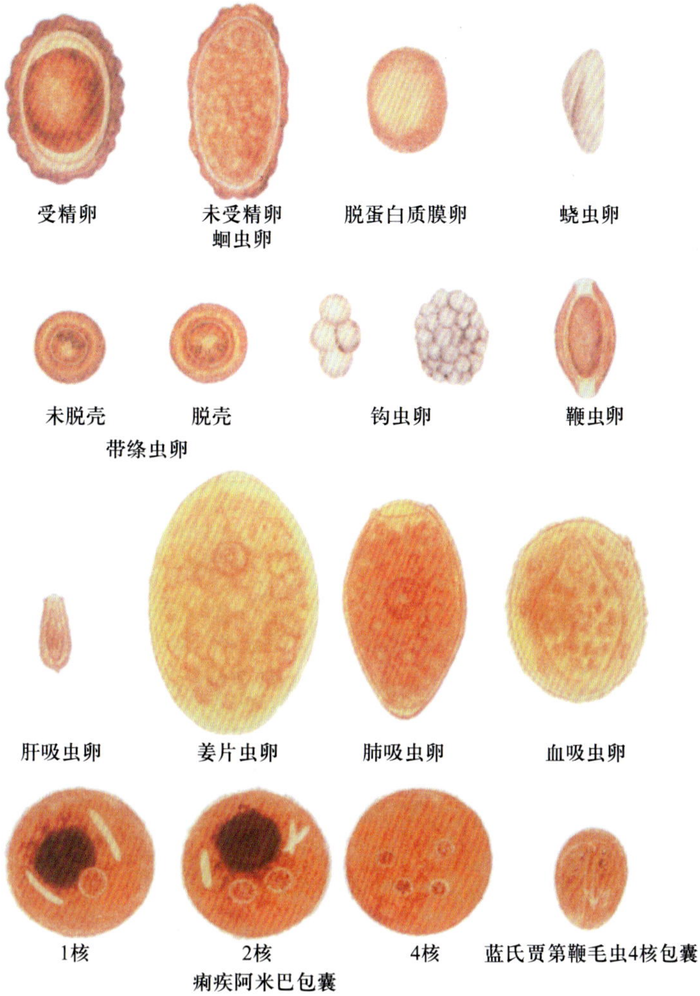

彩图 4　人体常见寄生虫卵及包囊

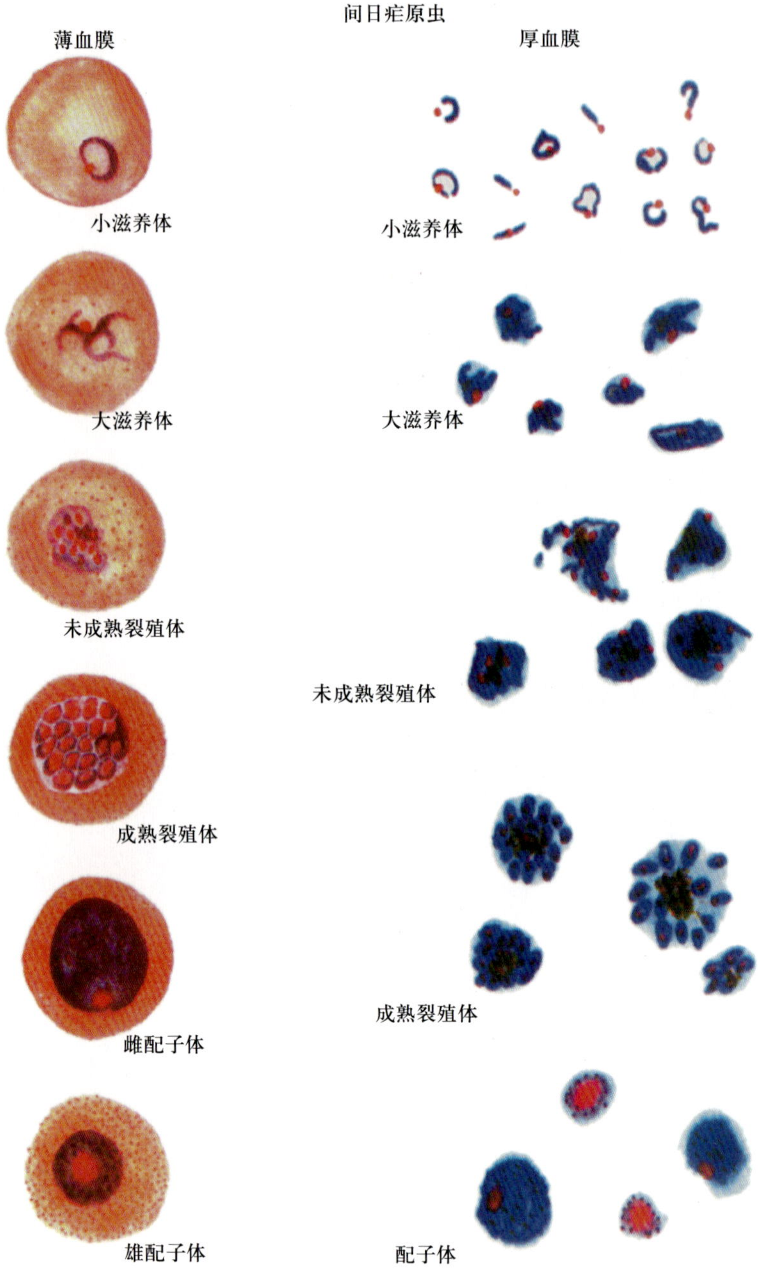

彩图5　间日疟原虫厚、薄血膜中各期形态